Beiträge zur Sexualforschung
Organ der Deutschen Gesellschaft für Sexualforschung

Begründet von Hans Bürger-Prinz und Hans Giese
Herausgegeben von Hans Bürger-Prinz, Gunter Schmidt,
Eberhard Schorsch, Volkmar Sigusch

Band 52

Jugendsexualität

Dokumentation einer Untersuchung

Von Volkmar Sigusch und Gunter Schmidt

Ferdinand Enke Verlag Stuttgart 1973

Prof. Dr. med. V. Sigusch
Abt. für Sexualwissenschaft
Klinikum der Universität
6000 Frankfurt/M. 70
Theodor-Stern-Kai 7

Priv.-Doz. Dr. phil. G. Schmidt
Inst. für Sexualforschung
2000 Hamburg 20
Martinistr. 52

ISBN 3 432 01835 5

Druck: Offsetdruckerei Karl Grammlich KG, Pliezhausen

Inhalt

Einleitung

Diese Einleitung ist Selbstkritik und sicherlich auch Alibi. Sie bringt wirklich einleitende Gedanken und hat für uns tatsächlich eine Funktion. Denn das vorliegende Buch ist vorzüglich geeignet, treffende Kritik und einfach ärgerliche Mißverständnisse, Zustimmung von der unerwünschten und Ablehnung von der präferierten Seite zu provozieren. Vor dieser Dokumentation muß daher gewarnt werden.

Die erste Warnung hat mit den Kategorien Wesen und Erscheinung zu tun. Mit der vorliegenden Untersuchung haben wir nur partiell gegenwärtige Erscheinungen von Jugendsexualität erfaßt und sehr viel eher beschreibende als begründende Aspekte der aktuellen Zuschneidung von Sexualität allgemein untersucht – und das noch weitgehend statisch nach Maßgabe der zur Verfügung stehenden Fachmethoden und Spezialtechniken. (Allerdings handelt es sich um die erste an dieser Altersgruppe in der BRD durchgeführte repräsentative sexualwissenschaftliche Untersuchung.)

Diese Einschränkung ist bereits von erheblichem Gewicht. Sie sagt der Seite, deren Tadel uns nicht trifft und auf deren Lob wir verzichten, daß – beispielsweise – die von uns erfaßte Vorverlegung des Alters bei der Aufnahme von Koitusbeziehungen keineswegs als Teil einer wirklichen Befreiung der Sexualität angesehen werden darf, daß sie vielmehr, ganz einfach gesagt, als effizientere gesellschaftliche Indienstnahme sexueller Triebwünsche und Bedürfnisse angesehen werden muß. Hier geht es auch um das sofortige Zurückweisen des unreflektierten „Nun haben doch die Jugendlichen alles, was sie wollen".

Der anderen Seite, deren Kritik uns trifft, soll diese erste Einschränkung deutlich machen, daß unser empirisches Vorgehen nicht einfach so interpretiert werden kann, als leugneten wir übergeordnete gesellschaftliche, ökonomische und historische Entwicklungen und Zusammenhänge. Dieser Seite ist auch ebenso klar zu sagen, daß uns an dem Erfassen der „sexuellen Oberfläche" gelegen war: Wer – beispielsweise – praktische Sexualmedizin oder Sexualpädagogik betreiben will, wer über das Wesen von Entwicklungen und Zusammenhängen theoretisch und politisch arbeiten will, der muß die Erscheinungen untersuchen. Und wer so tut, als seien alle – oder unsere – sexualwissenschaftlich-empirischen Forschungsberichte Totgeburten, ohne gesellschaftskritische Relevanz oder bar der Absicht, Voraussetzungen für bewußte, verändernde gesellschaftliche Praxis zu schaffen, der ignoriert, daß wissenschaftliche Erkenntnisse (noch) quasi unvermittelt selber Parteinahme sind, und der sieht nicht, daß selbst die Begrenzung auf das Erforschen quantitativer Veränderungen für bestimmte Phasen des Erkenntnisprozesses völlig legitim ist – selbst und gerade wenn man einen dialektisch-materialistischen Wissenschaftsbegriff zugrunde legt, der im übrigen mit einer methodischen Zensur unvereinbar ist. Daß man sich des Stellenwertes und der Funktion einer derartig eingeschränkten Forschung bewußt ist, daß man die hier wiedergegebene Untersuchung nicht als irgendein Ganzes nimmt, bleibt einzig von Belang.

Um das auf jeden Fall zu vermeiden, haben wir dieses Buch im Untertitel „Dokumentation einer Untersuchung" genannt. Damit ist zunächst und vor allem auf den von uns sehr wohl registrierten Mangel an Einordnung und Interpretation verwiesen. Hier ist der Punkt, an dem die treffende Kritik ansetzen könnte.

Zur Entgegnung bieten sich Umstände an, die teils eher subjektiv, teils eher objektiv sind. Die eher subjektiven Umstände sind, daß wir selber nach wie vor in Diskussionen stehen, die bisher nicht zu einer hinreichenden Vereinheitlichung der Standpunkte geführt haben, wodurch bereits das Vorlegen von Interpretationen und Diskussionszusammenhängen, die beide Autoren vollinhaltlich tragen, sehr erschwert ist. Daß wir trotzdem dieses Buch geschrieben haben, geht vielleicht auch auf den „bürgerlichen" Stachel zurück, der dafür sorgt, daß eine Untersuchung, die zudem zeitlich und finanziell sehr aufwendig war, gefälligst „solide" abzuschließen ist – und sei es nur in der präsentierten Weise.

Als eher objektiver Umstand ist sicherlich zu werten, wenn nicht nur wir, sondern, soweit uns bekannt, alle in Frage kommenden Wissenschaftler gegenwärtig außerstande sind, auf die Fragen eine theoretisch und politisch einigermaßen zufriedenstellende Antwort zu geben, die im Zusammenhang und im Anschluß an eine Untersuchung zu stellen sind, wie es die hier dokumentierte ist. Das gilt am deutlichsten für die Interpretation des sog. sexuellen Liberalisierungsprozesses, den wir ausschnittweise erfaßt haben. In früheren Aufsätzen haben wir einige Interpretationen versucht, die wir in diesem Buch jedoch nicht wieder aufnehmen wollten, vor allem weil die Diskussion inzwischen begonnen hat.

Schließlich müssen einige Bemerkungen zu unserem Gebrauch der Begriffe „Schüler", „Jugendlicher" und „Jugendsexualität" gemacht werden. Als wir vor jetzt ungefähr drei Jahren die vorliegende Erhebung planten, ging es uns darum, im Sinne von Survey-Forschung erstmalig einen allgemeinen Überblick über wichtige Bereiche der Sexualität Jugendlicher zu erhalten. Diesen Ansatz halten wir auch heute noch für legitim. Allerdings ist uns heute sehr viel klarer, daß „Jugend" oder „Schüler" nicht mit biologischen, psychologischen, juristischen oder demographischen Kriterien hinreichend definiert werden kann. Solche Bestimmungen lassen erhebliche Bereiche der sozialen Wirklichkeit außer acht und sind unhistorisch. Nach unserer Auffassung müssen vielmehr sozioökonomische Kategorien angewandt werden, wenn man die wirkliche Lage der von uns Untersuchten erfassen will, die alle *formal* 16- und 17jährige „Jugendliche" oder „Schüler" sind und in einem Ausbildungsprozeß stehen. Schon oberflächlich ist zu begreifen, daß es einen erheblichen Unterschied macht, ob man als 17jähriger in der Lehre ist, zur Berufsschule geht und eine entsprechende Lebensperspektive hat oder ob man als 17jähriger ein Gymnasium besucht und später einmal Medizin oder Kunstgeschichte studiert. Es gibt also nicht *die* Schüler oder *die* Jugendlichen, ebensowenig wie es *die* Schülersexualität oder *die* Jugendsexualität gibt. Die soziale und emotionale Situation Jugendlicher und ihre Perspektiven sind in unserer Gesellschaft im wesentlichen abhängig von der Art der Produktionsverhältnisse und vom Charakter der Arbeit.

Wenn wir in dieser Untersuchung nur geringe Differenzen im Verhalten von Haupt- bzw. Berufsschülern einerseits und Gymnasiasten andererseits festgestellt haben, dann heißt das lediglich, daß wir mit unseren Methoden und unserer Art der Darstellung nicht mehr erfassen und wiedergeben konnten. Die beiden im Anhang abgedruckten Interviews zeigen demgegenüber bereits fast prototypisch, wie die soziale Situation eines Jugendlichen seine Sexualität bestimmt.

Wir sind der Auffassung, daß diesen Fragen jetzt, nachdem wir orientierende Befunde vorgelegt haben, mit speziellen Methoden anhand genauerer Hypothesen nachgegangen werden sollte. Da wir keine Archivare der sexuellen Erscheinungen sein wollen, werden wir uns zu dieser Thematik ganz bestimmt wieder zu Wort melden.

Methodik

Die Stichprobe, auf der die Daten dieser Arbeit beruhen, umfaßt 602 Schüler und Schülerinnen der Geburtsjahrgänge 1953 und 1954. Alle Probanden waren zum Zeitpunkt der Untersuchung 16 oder 17 Jahre alt, ledig, wohnten in westdeutschen Großstädten und besuchten (oder hatten besucht) eine Hauptschule, eine Realschule oder ein Gymnasium.

Die Interviews wurden im Mai und Juni 1970 durchgeführt. Jeweils ungefähr 60 Schüler und 60 Schülerinnen wurden in fünf Großstadtgebieten der Bundesrepublik befragt, und zwar in Hamburg, Frankfurt/M., Köln, Stuttgart/Tübingen sowie München (vgl. Tab. 1).

Die Probanden wurden nach der Quota-Technik seligiert. Neben den vorgegebenen Stichprobenkriterien Alter, Befragungsort und Familienstand wurden die Merkmale Geschlecht und Schulbildung gequotet, und zwar war ungefähr die Hälfte der Probanden männlichen bzw. weiblichen Geschlechts, ungefähr jeweils ein Drittel war Hauptschüler, Realschüler bzw. Gymnasiast. Da die meisten Hauptschüler (etwa sieben Zehntel) und einige Realschüler (etwa ein Fünftel) bereits mit 15 oder 16 Jahren die Schule verlassen hatten, waren sie zum Zeitpunkt der Befragung schon in der Berufsausbildung bzw. im Beruf (vgl. Tab. 2).

Die Stichprobe umfaßt im einzelnen 302 Schüler, davon 94 Hauptschüler oder Hauptschulabgänger, 100 Realschüler oder Realschulabgänger und 108 Gymnasiasten sowie 300 Schülerinnen, davon 89 Hauptschülerinnen oder Hauptschulabgängerinnen, 103 Realschülerinnen oder Realschulabgängerinnen und 108 Gymnasiastinnen. Weitere Hintergrunddaten, u. a. zur Altersverteilung und zum religiösen sowie politischen Hintergrund, können den Tabellen 1 und 3 entnommen werden.

Die Feldarbeit führten wir in Zusammenarbeit mit einem Institut für Meinungs- und Motivforschung durch*. In jeder Stadt wurden 10 bis 15 Interviewer eingesetzt. Schüler wurden von männlichen, Schülerinnen von weiblichen Interviewern befragt. Die Interviewer waren im Alter zwischen 21 und 25 Jahren und hatten als Studenten der Psychologie oder der Sozialwissenschaften alle – z. T. eine umfangreiche – Interviewerfahrung. Außerdem wurden alle Interviewer von uns für diese Untersuchung speziell geschult, vor allem mit dem Fragebogen und den besonderen Schwierigkeiten einer Sexualbefragung vertraut gemacht.

Die Probanden wurden von den Interviewern anhand der bereits erwähnten Stichprobenkriterien selbst ausgewählt. Die Schüler wurden in der Regel nach Schulschluß außerhalb des Schulgeländes von den Interviewern angesprochen und gebeten, an einem Interview über „Freizeit, Ehe und Familie“ teilzunehmen. Hauptschul- und Realschulabgänger wurden ganz entsprechend vor allem über die Berufsschulen kontaktiert. Insgesamt sollten nicht mehr als fünf Schüler aus einer Schule befragt werden, damit Probanden aus möglichst vielen Schulen einer Stadt erfaßt werden konnten.

Mit der Angabe, daß es sich um eine Befragung zum Thema „Freizeit, Ehe und Familie“ handele, wollten wir möglichst vermeiden, daß Jugendliche die Teilnahme an der Untersuchung aus Motiven verweigern, die vorwiegend mit dem eigentlichen Thema der Erhebung zusammenhängen.

---

* Horst T. H. Meier danken wir für die Organisation und Beaufsichtigung der Feldarbeit. Seine große Erfahrung mit sozialwissenschaftlichen Erhebungen war uns eine außerordentliche Hilfe.

Die strukturierten Interviews wurden anhand eines von uns eigens für diese Untersuchung entwickelten Fragebogens vorgenommen und fanden in jedem Fall unter vier Augen in einem abgeschlossenen Raum statt. Den Probanden wurde ausdrücklich völlige Anonymität zugesichert. Ein Interview dauerte durchschnittlich 1 1/2 bis 2 Stunden. Als Aufwandsentschädigung waren für jeden Probanden 8 DM vorgesehen.

Der von uns entwickelte Fragebogen (vgl. Anhang), der in einer Fassung für männliche und in einer Fassung für weibliche Probanden als Vorlage und als Protokoll für die strukturierten Interviews diente, enthält 157 Einzelfragen bzw. Fragenkomplexe u. a. – in dieser Reihenfolge – zu folgenden Themen: Kontrolle durch die Eltern; Aufklärung; heterosexuelle Erfahrungen; erster Koitus bzw. Koitusabstinenz; Pettingverhalten in den letzten zwölf Monaten vor der Erhebung; Koitusverhalten in den letzten zwölf Monaten vor der Erhebung; feste Freundschaften; Einstellungen zur Sexualität bei Jugendlichen, zur Funktion der Sexualität, zur sexuellen Treue, zu sexuellen Geschlechtsrollen, zu Ehe und Familie, zur Masturbation; Masturbationsverhalten; Haschischkonsum; persönlicher Hintergrund.

Eine Vorform des Fragebogens wurde in 17 ausführlichen Vorinterviews, die wir selber durchführten, und in Diskussionen mit Schülern geprüft und nach erheblichen Veränderungen zur endgültigen Fassung umgearbeitet.

Für die Merkmale des Sexualverhaltens und der Einstellungen zur Sexualität, die wir erfaßt haben, berechneten wir relative Häufigkeitsverteilungen. Bei Fragen nach dem Alter bei der Aufnahme einer bestimmten Sexualbetätigung berechneten wir kumulative Prozentverteilungen. Als statistisches Maß für mittlere Tendenzen wählten wir den Median.

Alle statistischen Berechnungen sind durchweg für Jungen und Mädchen getrennt durchgeführt worden. Die beobachteten Geschlechtsunterschiede in den Prozentverteilungen wurden mit der chi-Quadrat-Methode auf statistische Signifikanz geprüft. Eine Aufschlüsselung der Ergebnisse nach dem Merkmal Schulbildung haben wir, von Ausnahmen abgesehen, nur in dem entsprechenden Kapitel vorgenommen. Da die Schulbildung wegen der von uns vorgenommenen Quotierung (jeweils ungefähr ein Drittel Hauptschüler, Realschüler und Gymnasiasten) in unserer Stichprobe anders verteilt ist als in der Population, hätte man strenggenommen bei der Zusammenfassung der Daten mit gewichteten Werten rechnen müssen. Da – allein schon wegen des nur geringen bis mäßigen Einflusses der Schulbildung auf die Sexualität – die gewichteten von den ungewichteten Gesamtwerten lediglich geringfügig abweichen, haben wir auf die umständliche und aufwendige Prozedur der Gewichtung verzichtet.

Die Prozentzahlen oder Mediane, die in den folgenden Kapiteln angegeben werden, beziehen sich entweder auf die Gesamtgruppe der Jungen bzw. der Mädchen oder nur auf die sog. aktiven Gruppen. Die *aktiven Gruppen* umfassen nur solche Probanden, die innerhalb eines bestimmten Zeitraumes vor der Erhebung – in der Regel innerhalb der letzten zwölf Monate – eine bestimmte Sexualbetätigung praktiziert hatten. So beziehen sich die Angaben über die aktiven Koitusgruppen auf diejenigen Probanden, die in den letzten zwölf Monaten vor der Untersuchung zumindest einmal Koitus gehabt hatten. Welche Bezugsgruppe jeweils gewählt wurde, wird in den Tabellen bzw. im Text angegeben.

Bei der Beschreibung der Ergebnisse werden einige deskriptiv-statistische Termini benutzt, die wir folgendermaßen definieren:

Vorkommen = Praktizieren einer bestimmten sexuellen Betätigung zumindest einmal innerhalb eines bestimmten Zeitraumes vor der Erhebung (in der Regel in den letzten zwölf Monaten); beispielsweise ist das Koitusvorkommen definiert durch den Prozentsatz der Probanden, die im Jahr vor der Befragung Koitus hatten.

Kumulative Verbreitung, kumulativer Prozentsatz = Prozentsatz der Probanden, die eine bestimmte sexuelle Betätigung bis zu einem bestimmten Alter zumindest einmal praktiziert hatten, also eine entsprechende *Erfahrung* haben; beispielsweise gibt die kumulative Koitusverbreitung an, wieviel Prozent der Probanden im Alter von 15, 16, 17 usw. Jahren koituserfahren sind.

Häufigkeit, Frequenz = Häufigkeit einer bestimmten sexuellen Betätigung pro Zeiteinheit; beispielsweise die monatliche Koitushäufigkeit.

Die Verweigerungsquote läßt sich nicht genau abschätzen, weil die Jugendlichen manchmal in Gruppen – beim Verlassen der Schule – danach gefragt wurden, ob sie an unserer Untersuchung teilnehmen möchten. Wir können jedoch angeben, daß kein einziger Proband, der seine Teilnahme an einer Untersuchung über „Freizeit, Ehe und Familie" zugesagt hatte, das Interview abbrach, auch dann nicht, als Fragen nach der Sexualität gestellt wurden. Die Abbruchquote ist somit gleich Null.

In dieser Arbeit wollen wir Aussagen machen über die Zielpopulation 16- und 17jähriger Schüler und Schülerinnen, die im Jahr 1970 die drei wichtigsten Schultypen (Hauptschule, Realschule und Gymnasium) in westdeutschen Großstädten besuchten. Für diese Zielpopulation ist unsere Untersuchung hinlänglich repräsentativ.

Heterosexuelle Entwicklung

In diesem Kapitel stellen wir dar, welche heterosexuellen Erfahrungen Jugendliche haben und in welchem Alter sie mit bestimmten soziosexuellen Aktivitäten beginnen. In Tabelle 4 sind die entsprechenden Daten zusammengefaßt.

Wenn wir im folgenden davon sprechen, daß ein Jugendlicher mit einer bestimmten Praktik Erfahrung hat, dann heißt das, daß er diese Praktik zumindest einmal in seinem Leben gemacht hat. Diese Angabe sagt also nichts darüber aus, ob und wie häufig der Jugendliche die Praktik gegenwärtig ausübt.

Im Alter von 13 Jahren (genauer vor dem 14. Geburtstag) sind die Erfahrungen mit dem anderen Geschlecht noch ausgesprochen begrenzt. Am ehesten kommt es in dieser Altersgruppe zu Verabredungen: *Mit 13 Jahren hat sich jedes zweite Mädchen und jeder zweite Junge schon einmal verabredet.* Jeder dritte bis vierte 13jährige hat schon einmal geküßt, jeder sechste war schon einmal verliebt und fest befreundet. Petting und Koitus kommen extrem selten in diesem Alter vor. Selbst leichtes Petting, wie das Berühren der nackten Brust, hat nur jeder Zwanzigste erlebt.

Mit 14 Jahren (genauer vor dem 15. Geburtstag) *haben die meisten Mädchen und Jungen schon einmal geküßt.* In diesem Alter haben bereits viele Jugendliche soziosexuelle Beziehungen, während sexuelle Kontakte im engeren Sinne noch recht selten vorkommen. Verabredet haben sich in diesem Alter vier Fünftel der Jungen und Mädchen, engere Bindungen an das andere Geschlecht, wie feste Freundschaften und Verliebtsein, haben ein Viertel bis ein Drittel erlebt. Über das Küssen hinaus kommt es kaum zu körperlich-sexuellen Kontakten. Nur jeder Fünfte hat schon einmal die nackte Brust angefaßt oder anfassen lassen, nur jeder Zehnte hat die Geschlechtsteile des Partners gestreichelt oder die eigenen Genitalien vom Partner streicheln lassen, und nur ganz wenige – zwei von 100 Mädchen und fünf von 100 Jungen – haben Koitus gehabt.

Mit 15 Jahren (genauer vor dem 16. Geburtstag) *ist jedes zweite Mädchen und jeder zweite Junge schon einmal fest befreundet und verliebt gewesen und hat Brustpetting gemacht.* Fast alle Mädchen und Jungen hatten sich in diesem Alter schon einmal verabredet. Die überwiegende Mehrheit hat schon einmal geküßt. Auch intensivere sexuelle Praktiken nehmen in diesem Alter deutlich zu, die meisten Jugendlichen sind aber noch ohne solche Erfahrungen: Nur ein Viertel bis ein Drittel der Jugendlichen hat die Geschlechtsteile berührt und gestreichelt oder berühren und streicheln lassen, und nur zehn von 100 Mädchen sowie 14 von 100 Jungen haben Geschlechtsverkehr gehabt.

Mit 16 Jahren (genauer vor dem 17. Geburtstag) *hat jedes zweite Mädchen und jeder zweite Junge schon einmal Genitalpetting erlebt.* Ebenso wie im Alter von 15 Jahren entwickelt sich auch im Alter von 16 Jahren das sexuelle Verhalten sehr schnell: In diesem Alter haben drei Viertel der Jungen und Mädchen schon einmal Brustpetting gemacht. Die Hälfte hat, wie gesagt, Petting gemacht, bei dem die Genitalien berührt, gestreichelt und gereizt wurden. Jedes dritte Mädchen und jeder dritte Junge hat Koitus erlebt. Selbstverständlich haben sich fast alle 16jährigen Mädchen und Jungen schon einmal verabredet und geküßt. Die meisten waren auch schon fest befreundet und verliebt.

Mit 17 Jahren (ganz genau bis zum Alter von 17 1/2 bzw. 17 3/4 Jahren) *hat jedes zweite Mädchen und jeder zweite Junge Koitus gehabt.* In diesem Alter haben die meisten Mädchen und Jungen Erfahrungen mit intensiven sexuellen Praktiken. Drei bis vier Fünftel haben Genitalpetting erlebt. Die anderen sozialen und sexuellen Kontakte und Erfahrungen haben fast alle (Verabredungen, Küssen) oder sehr viele (feste Freundschaft, Verliebtsein, Brustpetting) gemacht.

Unsere Untersuchung läßt nur genaue Aussagen über die sexuelle Entwicklung bis zum Alter von 17 Jahren zu. Dennoch können wir die weitere Entwicklung aufgrund der Trends der vorliegenden Untersuchung und aufgrund anderer Arbeiten (*Israel* et al. 1970; *Schmidt* und *Sigusch* 1971) prognostizieren. *Alles spricht dafür, daß von den 16- und 17jährigen Mädchen und Jungen, die wir interviewt haben, mit 19 Jahren* (genauer bevor sie 20 Jahre alt sind) *ungefähr vier Fünftel Koitus erlebt haben werden.*

Untersuchungen über die *sexuelle Entwicklung* (u. a. *Schofield* 1965; *Israel* et al. 1970; *Schmidt* 1971; *Schmidt* und *Sigusch* 1971) haben übereinstimmend gezeigt, daß bei der sexuellen Entwicklung von Jungen und Mädchen im allgemeinen in erstaunlich uniformer Weise bestimmte *Stufen* durchlaufen werden. Auch die vorliegende Untersuchung bestätigt das: Jungen und Mädchen beginnen mit Verabredungen; danach kommt es zum ersten Kuß; dann gehen sie eine feste Freundschaft ein, und fast gleichzeitig verlieben sie sich; anschließend erleben sie ihr erstes Brustpetting; dann kommt es zum Petting, bei dem der Junge die Genitalien des Mädchens anfaßt; dann zum Petting, bei dem das Mädchen die Genitalien des Jungen aktiv stimuliert; und schließlich erleben Jungen und Mädchen ihren ersten Koitus und danach oral-genitale Praktiken.

Nach unseren Ergebnissen sieht der zeitliche Ablauf der heterosexuellen Entwicklung im einzelnen folgendermaßen aus:

Das *„durchschnittliche" Mädchen*
verabredet sich zum ersten Mal
mit 13 Jahren und 9 Monaten,
küßt zum ersten Mal
mit 14 Jahren und 5 Monaten,
verliebt sich zum ersten Mal
mit 15 Jahren und 6 Monaten,
hat ihren ersten festen Freund
mit 15 Jahren und 6 Monaten,
erlebt zum ersten Mal Brustpetting
mit 15 Jahren und 11 Monaten
hat zum ersten Mal passives Genitalpetting
mit 16 Jahren und 9 Monaten,
hat zum ersten Mal aktives Genitalpetting
mit 17 Jahren und 1 Monat,
erlebt ihren ersten Koitus
mit 17 Jahren und 9 Monaten.

Der *„durchschnittliche" Junge*
verabredet sich zum ersten Mal
mit 14 Jahren und 2 Monaten,

küßt zum ersten Mal
mit 14 Jahren und 11 Monaten,
hat seine erste feste Freundin
mit 15 Jahren und 9 Monaten,
verliebt sich zum ersten Mal
mit 16 Jahren und 2 Monaten,
macht zum ersten Mal Brustpetting
mit 16 Jahren und 2 Monaten,
hat zum ersten Mal aktives Genitalpetting
mit 16 Jahren und 10 Monaten,
hat zum ersten Mal passives Genitalpetting
mit 17 Jahren und 2 Monaten,
erlebt seinen ersten Koitus
mit 17 Jahren und 6 Monaten.

Diese Angaben über das „durchschnittliche" Mädchen und über den „durchschnittlichen" Jungen sind Mediane. Das bedeutet, daß bis zu dem jeweils genannten Alter genau die Hälfte der Jungen oder Mädchen die jeweils genannte Praktik oder Erfahrung zumindest einmal gemacht hat. Es handelt sich also um Durchschnittswerte. Es ist selbstverständlich, daß von diesen Werten viele Mädchen und Jungen bei ihrer sexuellen Entwicklung deutlich abweichen.

Der sexuelle Lernprozeß wird künstlich verlängert und erschwert: Zwischen der ersten Verabredung und dem ersten Koitus liegen heute bei Jungen durchschnittlich 3 1/3 und bei Mädchen durchschnittlich 4 Jahre. Mit der biologischen und sozialen Aktivierung der Sexualität in der Pubertätszeit werden selbstverständlich viele Lernprozesse erforderlich: So ist z. B. zu lernen, wie man neue soziale Erfahrungen (z. B. Verabredungen, feste Freundschaften) macht, wie man mit neuartigen emotionalen Erlebnissen (z. B. sexuelle Erregung, Liebe, Eifersucht) umgeht, wie man seine eigenen sexuellen Wünsche und Bedürfnisse dem Partner mitteilt und wie man auf die Wünsche des Partners eingeht und sie überhaupt erkennt, wie man dem Partner lustvolle Empfindungen verschafft, wie man neue soziale, emotionale und sexuelle Erfahrungen integriert usw. Bei diesem Lernen werden Jugendliche in aller Regel nicht unterstützt und vernünftig beraten, sondern behindert, verunsichert, entmutigt und bestraft. Die soziosexuellen Lernprozesse werden ständig gestört und unterbrochen und damit künstlich prolongiert.

Wir fragten die Probanden nicht nur danach, welche sexuellen Erfahrungen sie bisher gemacht hatten, sondern auch, warum sie sexuell nicht weitergegangen waren und wie sie darüber dachten. Die genauen Daten sind in den Tabellen 5 und 6 wiedergegeben.

Unsicherheit ist ein wichtiger Grund dafür, daß Mädchen und Jungen sexuell unerfahren sind: Gar nicht selten geben Jugendliche Schüchternheit und Angst davor, daß man sich ungeschickt anstellt, als Grund dafür an, daß sie bisher über Küssen oder Petting nicht hinausgegangen sind. Unsicherheit geben diese Jungen und Mädchen auch dadurch zu erkennen, daß sie Angst vor einer zu festen Bindung an einen Partner haben oder vor den Reaktionen der Eltern.

Selbstverständlich müssen solche Aussagen über Beweggründe und Emotionen sehr vorsichtig interpretiert werden, weil die Probanden im allgemeinen durch Selbstreflexion nicht in der Lage sind, das eigene Verhalten zu durchschauen und auf die tatsächlichen Gründe zurückzuführen. So können sicherlich nur wenige Jugendliche erkennen, daß ihre sexuelle „Zurückhaltung" nicht auf eine freie Entscheidung zurückgeht oder „in der Natur der Sache" liegt, sondern gesellschaftlich bedingt ist. Das muß auch bei anderen Aussagen über Motivationen und Emotionen, die wir in diesem Buch machen, bedacht werden.

Viele Mädchen und Jungen sind beunruhigt, manche sind unglücklich darüber, daß sie sexuell unerfahren sind. Zumindest jeder zweite Junge und jedes zweite Mädchen macht sich viele Gedanken, wenn sexuelle Erfahrungen fehlen oder wenn sie gering sind. Ein Drittel der Jungen fühlt sich unter Zeitdruck, ein Viertel ist unglücklich über die geringen Erfahrungen, und ein Zehntel hat Angst davor, von anderen ausgelacht zu werden. Bei Mädchen kommen diese Reaktionen wesentlich seltener vor. Hier zeigt sich, daß von Jungen in stärkerem Maße als von Mädchen sexuelle Leistungen gefordert werden. Allerdings geben sich Mehrheiten der Jungen und Mädchen gelassen und meinen, daß sich eine größere sexuelle Erfahrung schon mit der Zeit ergeben werde oder daß es „ganz natürlich" sei, wenn man in diesem Alter noch nicht so viele sexuelle Erfahrungen hat.

Nur drei von 100 Jungen und vier von 100 Mädchen sind wegen moralischer Bedenken bisher sexuell nicht weitergegangen. *Moralische Überzeugungen sind also praktisch kein Grund mehr dafür, daß Mädchen und Jungen sexuell zurückhaltend und unerfahren sind.* Praktisch alle Jugendlichen gehen davon aus, daß Koitus in diesem Alter zulässig oder selbstverständlich ist, aber überhaupt nicht „unmoralisch" oder „sündhaft". Die Moral der Kirchen und vieler Eltern und Erzieher dient nicht einmal mehr der Rechtfertigung sexueller Enthaltsamkeit.

Ebensowenig wie moralische Bedenken spielt ein zu geringes sexuelles Interesse bei geringer sexueller Erfahrung eine Rolle. Nur bei den Mädchen scheint geringes Verlangen eine gewisse Bedeutung zu haben. Aber auch von ihnen geben nur drei von zehn diesen Beweggrund an. Am häufigsten meinen dagegen sowohl Mädchen als auch Jungen, daß sie sexuell unerfahren sind, weil sie bisher den „richtigen" Partner noch nicht gefunden hätten.

Die Unerfahrenen und „Zurückhaltenden" verstehen sich nicht als „moralische Elite". Diese Jugendlichen sagen von sich nicht, daß sie besser seien als die, die sexuell aktiver sind. Außerdem ist nur jeder zehnte Junge stolz darauf oder froh darüber, daß er sexuell unerfahren ist. Bei den Mädchen sind es jedoch immerhin ein Viertel bis zwei Fünftel, die ihre sexuelle „Zurückhaltung" in dieser Richtung positiv beurteilen. Aber auch hier ist die Mehrheit nicht der Ansicht, daß sexuelle „Zurückhaltung" oder Unerfahrenheit ein Grund für Freude oder Stolz ist: *Sexuelle „Zurückhaltung" ist für Jugendliche keine Überzeugung, sondern ein Übergangsstadium, das sie bald verlassen werden.*

Partnersexualität

Im vorigen Kapitel haben wir die sexuelle Entwicklung beschrieben, in diesem Kapitel wollen wir die *gegenwärtige* Partnersexualität von 16- und 17jährigen Mädchen und Jungen im Grundriß darstellen. Wir fragen hier also nicht nur danach, wann Jugendliche irgendeine sexuelle Betätigung zum ersten Mal gemacht haben, sondern wir fragen danach, wie sie sich gegenwärtig sexuell verhalten, d. h. genau: in den zwölf Monaten vor unserer Untersuchung.

Wenn man die homosexuellen Kontakte, die sehr selten vorkommen, zunächst einmal unberücksichtigt läßt, dann kann man die Jugendlichen unter dem Aspekt der Partnersexualität in drei etwa gleich große Gruppen einteilen (vgl. Tab. 7):

Gut *ein Drittel* aller 16- und 17jährigen Mädchen und Jungen hatte weder Petting noch Verkehr, verhielt sich also *heterosexuell enthaltsam.* Gut *ein Drittel* der 16- und 17jährigen Mädchen und knapp ein Drittel der gleichaltrigen Jungen machte *Petting,* zumindest Brustpetting. Diese Jugendlichen hatten in den letzten zwölf Monaten keinen Geschlechtsverkehr. Knapp *ein Drittel* der 16- und 17jährigen Mädchen und gut ein Drittel der gleichaltrigen Jungen hatte zumindest gelegentlich *Koitus.*

Ein Vergleich der 16- und 17jährigen (vgl. Tab. 7) zeigt erwartungsgemäß große Unterschiede: Bei den 16jährigen ist die Gruppe der Abstinenten am größten; bei den 17jährigen hingegen ist die Gruppe der Koitusaktiven am größten. Im Alter zwischen 16 und 17 Jahren machen besonders viele Jungen und Mädchen besonders viele neue sexuelle Erfahrungen.

Heterosexuell Abstinente

Im folgenden wollen wir die drei genannten Gruppen – heterosexuell Abstinente, Pettingaktive und Koitusaktive – kurz charakterisieren.

Wenn Jugendliche weder Petting noch Verkehr haben, dann heißt das *nicht,* daß sie *völlig abstinent* leben. Jedes fünfte Mädchen und neun von zehn, also fast alle Jungen masturbieren, um sexuelle Spannungen abzubauen (vgl. Tab. 17). Nebenbei gesagt hatten im Jahr vor der Untersuchung nur 5% *von allen* 16- und 17jährigen Jungen, die wir interviewt haben, weder Petting noch Koitus noch Masturbation. Bei den Mädchen waren es jedoch drei von zehn.

Die homosexuelle Erfahrung von heterosexuell abstinenten Jugendlichen ist sehr gering (vgl. Tab. 13): Nur wenige Mädchen (2%) und Jungen (13%) haben zumindest einmal in ihrem Leben einen homosexuellen Kontakt gehabt. *Koitusaktive Jugendliche haben demgegenüber eine deutlich größere homosexuelle Erfahrung* (27% bei den Jungen, 11% bei den Mädchen). Es ist also offenbar so, daß mit dem Ausmaß der gesamten sexuellen Erfahrung die Wahrscheinlichkeit zunimmt, daß jemand unterschiedliche sexuelle Erlebnisse, darunter auch homosexuelle, gehabt hat.

Fast alle Mädchen und Jungen, die weder Petting noch Koitus hatten, *waren fest befreundet oder wollten es sein* (vgl. Tab. 58). Fast jedes zweite Mädchen und jeder dritte Junge war zur Zeit der Untersuchung fest befreundet. Beinahe alle übrigen wünschten sich, fest befreundet zu sein. Obwohl sie selber keinen Geschlechtsverkehr hatten, waren diese Jugendlichen *fast durchweg* (etwa 90%) *für Koitus vor der*

Ehe und lehnten die Auffassung ab, daß man mit dem Geschlechtsverkehr bis zur Ehe warten sollte (vgl. Tab. 52). Sie leiteten also aus ihrem eigenen Verhalten keine moralischen Ansprüche oder Vorschriften ab. Zur Hauptbedingung für die Aufnahme von Koitus vor der Ehe machten sie aber in noch stärkerem Maße als heterosexuell erfahrene Jugendliche das Vorhandensein einer Liebesbeziehung.

Heterosexuell enthaltsame Jugendliche werden von den Eltern strenger kontrolliert als heterosexuell aktive. Die meisten müssen z. B. um Erlaubnis fragen, wenn sie abends weggehen wollen oder bekommen eine Zeit gesagt, zu der sie wieder zu Hause sein sollen, oder sind Maßregelungen ausgesetzt, wenn sie einmal sehr spät nach Hause kommen (vgl. Tab. 12). Die deutliche Korrelation zwischen Ausgangskontrolle durch die Eltern und Ausmaß der heterosexuellen Erfahrung läßt sich auch dann noch nachweisen, wenn das Alter konstant gehalten wird.

Die Gruppe der heterosexuell enthaltsamen Jugendlichen ist nicht nur durch ein strenges Elternhaus gekennzeichnet, sondern auch – nach unseren Daten damit signifikant korrelierend – durch politischen Konservativismus und religiöse Bindung (vgl. Tab. 12). *Jugendliche, die weder Petting noch Koitus machen, sind politisch uninteressierter als sexuell aktive und halten mehr von CDU und Kirche.* Von denjenigen Jugendlichen, die die CDU für die beste politische Partei hielten und die mehr oder weniger regelmäßig in die Kirche gingen, waren die meisten heterosexuell enthaltsam. Ebenso hatten von denjenigen, die sich als religiös überzeugt oder zumindest unentschieden bezeichneten, viele weder Petting noch Geschlechtsverkehr. Diese Ergebnisse belegen wieder einmal die seit langem bekannte Tatsache, daß politischer Konservativismus und religiöse Überzeugung mit einer geringeren sexuellen Aktivität und größeren sexuellen Hemmungen einhergehen (vgl. u. a. *Kinsey* et al. 1948, 1953; *Burgess* und *Wallin* 1953; *von Friedeburg* 1953; *Ehrmann* 1959; *Schofield* 1965; *Vetter* 1965; *Giese* und *Schmidt* 1968; *Christensen* 1971; *Schmidt* und *Sigusch* 1971).

Neben der strengen Ausgangskontrolle und dem politischen sowie religiösen Konservativismus ist auch das Merkmal „körperliche Attraktivität" zur Charakterisierung heterosexuell abstinenter Jugendlicher von Bedeutung. Wir haben die „körperliche Attraktivität" jedes Jugendlichen vom Interviewer nach den üblichen Vorstellung beurteilen lassen. Selbst diese grobe Klassifizierung ergab, *daß enthaltsame Mädchen und Jungen im Verhältnis zu sexuell aktiven häufiger als „unterdurchschnittlich attraktiv" eingestuft werden.* Dieses Ergebnis fanden wir bereits in einer Untersuchung an jungen Industriearbeitern und -arbeiterinnen. Damals haben wir unsere Befunde – und das gilt auch hier – so kommentiert: „Ganz offensichtlich hängt die sexuelle Selbstverwirklichung des einzelnen entscheidend von vorherrschenden Attraktivitätsnormen ab. Unsere Befunde geben dabei lediglich einen Hinweis darauf, wie sehr kulturell vorgegebene und ständig propagierte Schönheitsideale zumindest eine heterosexuelle Entwicklung begünstigen oder beeinträchtigen, im Extrem ganz sicher sogar verhindern können. Die so vorfabrizierte sexuelle Chancendivergenz ist nichts anderes als eine besondere Form soziosexuellen Terrors" (*Schmidt* und *Sigusch* 1971, S. 40 ff.)

Die heterosexuell abstinenten Jugendlichen sind oft unzufrieden darüber, daß sie nicht mehr Erfahrung haben: Drei Fünftel der abstinenten Jungen und ein Drittel der abstinenten Mädchen möchten gern mehr sexuelle Erfahrungen haben. Ein Fünftel bzw. die Hälfte äußert diesen Wunsch nicht. Häufig, wie wir im vorigen Kapitel erörtert haben, sind Jugendliche enthaltsam, weil sie nicht den „richtigen" Partner haben; manchmal, weil sie sich zu jung fühlen oder meinen, kein großes sexuelles Verlangen zu haben; ganz selten, weil moralische Bedenken eine Rolle spielen. Die restlichen Jungen und Mädchen – jeweils rund ein Fünftel – sind unentschieden, ob sie mehr sexuelle Erfahrungen haben möchten oder nicht.

Pettingaktive

Fast alle Jugendlichen, die in den letzten 12 Monaten vor der Untersuchung Petting, aber keinen Geschlechtsverkehr hatten, *waren fest befreundet oder wollten es sein.* Tatsächlich befreundet waren zwei Drittel der Jungen und der Mädchen (vgl. Tab. 58). Obwohl sie selber keinen Koitus hatten, waren so gut wie alle der Ansicht, daß man mit dem Geschlechtsverkehr nicht bis zur Ehe zu warten braucht (vgl. Tab. 52). Die Hauptbedingung für Koitus vor der Ehe war wieder das Vorhandensein einer Liebesbeziehung.

Im Durchschnitt hatten die Jugendlichen dieser Gruppe *pro Monat zweimal Petting,* also sehr selten. *Der Pettingpartner war am häufigsten der feste Freund oder die feste Freundin.* „Gelegenheitspartner", mit denen man nicht befreundet ist oder die man nicht näher kennt, spielten bei den Mädchen praktisch keine Rolle, während immerhin fast jeder dritte Junge über derartige Kontakte berichtete. In dem Jahr vor unserer Untersuchung hatten die meisten Mädchen und Jungen nur mit einem oder zwei Partnern Petting gemacht. *Häufiger Partnerwechsel kam praktisch nicht vor* (vgl. Tab. 8).

Wenn man nach den speziellen Pettingpraktiken fragt (vgl. Tab. 9), dann zeigt sich, daß so gut wie alle zumindest gelegentlich Brustpetting gemacht hatten, daß drei Viertel der Mädchen und der Jungen Genitalpetting erlebt hatten, bei dem der Junge aktiv war, und daß die Hälfte der Mädchen und Jungen genitales Petting gemacht hatte, bei dem das Mädchen aktiv war. Über Nacktheit beider Partner beim Petting berichtete ebenfalls rund die Hälfte der Jugendlichen. *Insgesamt ist das Petting als wenig intensiv zu bezeichnen.* Für diese Aussage spricht auch, daß jedes zweite Mädchen und etwas mehr als jeder dritte Junge niemals beim Petting einen Orgasmus erlebt hat. Häufig, d. h. in über 50% der Pettings, ist nur ein Fünftel der Jugendlichen zum Orgasmus bzw. zur Ejakulation gekommen (vgl. Tab. 9).

Auf die Frage, was sie nach dem Petting dachten und fühlten (vgl. Tab. 10), gaben die meisten Jungen und Mädchen, nämlich zwei Drittel bis über neun Zehntel, positive Reaktionen an. Sie fanden, daß Petting „Spaß macht" und „sexuell befriedigt" und freuten sich schon „auf das nächste Mal". *Ausgesprochen negative Reaktionen waren sehr selten:* Nur 2% der Jungen und Mädchen fanden das Petting unangenehm. Während bei den Jungen ebenfalls nur 2% ein „schlechtes Gewissen" beim Petting angaben, zeigte immerhin noch eins von sechs Mädchen diese Reaktion.

Obwohl die überwiegende Mehrheit der Jugendlichen soweit wir das mit unseren groben Untersuchungsmethoden erfassen konnten – Petting weitgehend konfliktfrei und ohne Schuldgefühle erlebt, *gaben doch gut zwei Fünftel der Jungen und Mädchen an, daß sie nach dem Petting oft sexuell erregter waren als vorher.* Weil Jugendliche Petting oft so machen, daß sie zwar stark erregt werden, aber nicht zum Orgasmus oder zu einer sexuellen Entspannung kommen, weil sie oft beim Petting

Angst haben, gestört und überrascht zu werden, kann man sagen, daß das Petting im Jugendalter *insgesamt nur geringe sexuelle Befriedigungsmöglichkeiten bietet.*

Acht von zehn Jungen, die pettingaktiv, aber koitusabstinent waren, *masturbierten außerdem.* Bei den Mädchen waren es nur vier von zehn (vgl. Tab. 17). Homosexuelle Erfahrung hatten wiederum nur einige Jugendliche, genau 13% der Jungen und 7% der Mädchen (vgl. Tab. 13).

Die *Kontrolle durch die Eltern* ist bei den pettingaktiven Mädchen und Jungen *etwas weniger streng* als bei den abstinenten Jugendlichen. Von denjenigen Jugendlichen, die die SPD für die beste politische Partei hielten, machten die meisten Petting. Allerdings fanden sich auch noch unter den CDU-Anhängern und unter denjenigen, die alle politischen Parteien schlecht fanden, verhältnismäßig viele, die Petting machten. Hinsichtlich der Beziehung zwischen Kirchenbesuch und religiöser Überzeugung einerseits und dem Ausmaß der sexuellen Aktivität andererseits lassen sich für diejenigen Jugendlichen, die Petting hatten, nicht so eindeutige Aussagen machen. Sie liegen am ehesten zwischen den heterosexuell abstinenten und den koitusaktiven Jugendlichen (vgl. Tab. 12).

Zwei Drittel der pettingaktiven Jungen und fast die Hälfte der pettingaktiven Mädchen wollten mehr sexuelle Erfahrung haben, also entweder intensiveres Petting oder – meistens – Geschlechtsverkehr. *Petting ist jedoch ohnehin ein Übergangsstadium der sexuellen Entwicklung:* Die Hälfte der 16jährigen Jungen und Mädchen, die im Jahr vor der Untersuchung Petting machte, wird ein Jahr später, also mit 17 Jahren, bereits Geschlechtsverkehr haben.

Koitusaktive

Noch häufiger als die heterosexuell abstinenten und pettingaktiven Jugendlichen waren die koitusaktiven Mädchen und Jungen *fest befreundet:* genau acht von zehn Mädchen und sieben von zehn Jungen. Nur rund ein Zehntel der Mädchen und Jungen war nicht befreundet und wollte es auch nicht sein (vgl. Tab. 58). *99% waren für Koitus vor der Ehe.* Die meisten setzten wieder eine Liebesbeziehung voraus, aber nicht ganz so streng und fordernd wie die enthaltsamen und pettingaktiven Jugendlichen (vgl. Tab. 52).

Im Durchschnitt hatten die Jugendlichen dieser Gruppe zweimal pro Monat Geschlechtsverkehr, die Mädchen etwas häufiger, die Jungen etwas seltener. *Insgesamt hatten die Jugendlichen also sporadisch und keineswegs regelmäßig Koitus.* Im allgemeinen machten Mädchen und Jungen Geschlechtsverkehr mit ihrem festen Partner. „Gelegenheitspartner“ spielten bei den Mädchen wieder so gut wie keine Rolle, kamen aber bei den Jungen durchaus vor. *Die meisten Jugendlichen hatten im letzten Jahr nur insgesamt einen oder zwei Koituspartner.* Mit sechs oder mehr Partnern hatten nur ganz wenige Mädchen und ein Zehntel der Jungen Geschlechtsverkehr gehabt (vgl. Tab. 8).

Die Hälfte der Mädchen erreichte beim Koitus häufig oder immer einen Orgasmus. Ein Zehntel kam nie zum Höhepunkt, und knapp ein Zehntel konnte nicht mit Sicherheit sagen, ob es zum Orgasmus gekommen war oder nicht. Der Rest erreichte selten oder manchmal den Höhepunkt (vgl. Tab. 11). Die *durchschnittliche Orgasmushäufigkeit* dieser 16- und 17jährigen Mädchen entspricht recht genau derjenigen, die wir in früheren Untersuchungen bei 20- bis 30jährigen Studentinnen (*Giese* und *Schmidt* 1968) und 20- bis 21jährigen Industriearbeiterinnen (*Schmidt* und *Sigusch* 1971) gefunden haben. Mit hoher Wahrscheinlichkeit werden die Mädchen des Jahres 1970, über die wir hier berichten, häufiger einen Orgasmus erreichen als die Studentinnen und Arbeiterinnen, wenn sie in deren Alter sind. Sie haben nämlich jetzt schon die Orgasmusfähigkeit, die die Studentinnen und Arbeiterinnen erst im frühen Erwachsenenalter hatten. Für diese Annahme spricht auch die positive Korrelation zwischen Orgasmushäufigkeit und Dauer der Koituserfahrung (*Gebhard* 1966). Die Studentinnen und Arbeiterinnen hatten aber schon längere Zeit Koitus als die Schülerinnen, die wir zuletzt untersucht haben.

Diejenigen Mädchen, die im Jahr vor der Untersuchung Koitusbeziehungen hatten und nicht immer zum Orgasmus gekommen waren (N = 75), fragten wir, was sie dachten und fühlten, wenn sie beim Verkehr den sexuellen Höhepunkt nicht erreicht hatten (vgl. die „freie" Frage 60 im Anhang).

Sieben Zehntel der Mädchen reagierten auf das Nichterreichen des Orgasmus negativ. Dabei war die Intensität ihrer Enttäuschung und Unzufriedenheit sehr unterschiedlich. Drei Siebtel der Mädchen reagierten eher neutral; sie waren mehr oder weniger gleichgültig und gelassen. Diese Haltung war aber so gut wie nie Ausdruck von Resignation oder Lethargie.

Von denjenigen Mädchen, die auf das Ausbleiben des Orgasmus negativ reagierten, verarbeitete ungefähr ein Fünftel diese Frustration *intrapunitiv,* d. h. machte für das Nichterreichen des Orgasmus eher sich selber als den Partner oder äußere Umstände verantwortlich. Ebenfalls ungefähr ein Fünftel der Mädchen reagierte *extrapunitiv,* d. h. machte eher äußere Umstände oder den Partner für das Nichterreichen des Orgasmus verantwortlich. Bei knapp einem Fünftel ließen sich sowohl extra- als auch intrapunitive Reaktionen feststellen. Die Reaktionen der restlichen zwei Fünftel konnten wir anhand der Merkmale „extrapunitiv" und „intrapunitiv" nicht klassifizieren.

Insgesamt sind die Reaktionen der Schülerinnen auf das Ausbleiben des Orgasmus beim Geschlechtsverkehr ganz ähnlich denjenigen, die wir bei jungen Industriearbeiterinnen in einer früheren Untersuchung festgestellt haben (*Schmidt* und *Sigusch* 1971). Wir verzichten auch aus diesem Grund auf die Wiedergabe wörtlicher Protokolle.

Die *allgemeinen emotionalen Reaktionen* von Jungen und Mädchen auf den Geschlechtsverkehr im Jahr vor der Untersuchung können der Tabelle 10 entnommen werden. Danach überwiegen beim Koitus noch stärker als beim Petting die positiven gegenüber den negativen Reaktionen. Auf die Frage, was sie nach dem Koitus dachten und fühlten, antworteten die meisten Jugendlichen (75% bis 90%), daß es „Spaß macht", „sexuell befriedigt" und daß sie sich schon „auf das nächste Mal freuen". Jeweils weniger als ein Zehntel fand den Koitus unangenehm, hatte ein schlechtes Gewissen oder Schuldgefühle. Die einzige negative Reaktion, die relativ häufig, nämlich bei gut zwei Fünfteln der Jungen und Mädchen, vorkam, war *Angst vor einer Schwangerschaft.* Angesichts des kontrazeptionellen Verhaltens der Jugendlichen (vgl. das entsprechende Kapitel) können solche Ängste nur als realitätsgerecht bezeichnet werden.

Viele koitusaktive Jungen – rund sieben Zehntel – und etliche koitusaktive Mädchen – rund drei Zehntel – machten in dem Jahr vor der Untersuchung auch

Selbstbefriedigung (vgl. Tab. 17) – sicherlich oft allein schon deshalb, weil sie viel zu selten Geschlechtsverkehr hatten, jedenfalls ganz ohne Frage seltener als ihrer sexuellen Appetenz entspricht. Die *homosexuelle Erfahrung* der koitusaktiven Jugendlichen war etwas größer als die der heterosexuell enthaltsamen und der pettingaktiven: Ein Zehntel der Mädchen und fast drei Zehntel der Jungen hatten schon einmal Sex mit einem Partner des gleichen Geschlechts gemacht (vgl. Tab. 13).

Von ihren Eltern werden die koitusaktiven Jugendlichen *nicht so streng kontrolliert* wie die Mädchen und Jungen, die weniger sexuell aktiv sind (vgl. Tab. 12). Mädchen und Jungen, die Geschlechtsverkehr haben, sind außerdem *politisch interessierter* als heterosexuell weniger erfahrene. Von den CDU- und auch SPD-Anhängern gehören die wenigsten zur Gruppe derjenigen, die Koitus haben. Demgegenüber ist diese Gruppe unter denjenigen, die alle Parteien „schlecht", d. h. im allgemeinen zu konservativ finden, insgesamt am stärksten vertreten. Ganz entsprechend sind auch koitusaktive Jugendliche *am seltesten unter den Kirchgängern und unter den religiös Überzeugten anzufinden.* Schließlich ist noch anzumerken, daß Jugendliche, die Verkehr haben, im Verhältnis zu Jugendlichen, die heterosexuell weniger aktiv sind, *seltener als unterdurchschnittlich körperlich attraktiv angesehen* werden. Auf die Bedeutung dieser Beurteilung für die Entwicklung eines Jugendlichen haben wir bereits kurz hingewiesen.

Homosexuelle Kontakte

Wenn man über das homosexuelle Verhalten Jugendlicher genaue Angaben machen will, dann muß man unserer Ansicht nach spezielle Untersuchungen durchführen. Das haben wir nicht gemacht. Daher sind unsere Ergebnisse über homosexuelle Reaktionen bei männlichen und weiblichen Jugendlichen auch nur als sehr grobe Schätzungen der tatsächlichen Verhältnisse anzusehen. Derartige Ergebnisse hatten wir bei der Planung der vorliegenden Untersuchung auch nur im Auge; wir wollten nämlich diesen wichtigen Bereich der Sexualität nicht vollständig unberücksichtigt lassen. Vorweg ist noch zu sagen, daß wir unter „homosexuellen Kontakten" sehr allgemein verstehen, daß zwei Jungen oder zwei Mädchen „Sex mit einander gemacht" haben.

Nach unseren Ergebnissen hatten 18% aller 16- und 17jährigen Jungen und 6% aller gleichaltrigen Mädchen zumindest einmal ein homosexuelles Erlebnis gehabt (vgl. Tab. 13). *Ungefähr jeder fünfte Junge und ungefähr jedes sechzehnte Mädchen hat also homosexuelle Erfahrung.* Außerdem zeigt dieses Ergebnis wieder einmal, daß Jungen sich eher als Mädchen homosexuell betätigen (vgl. u. a. *Kinsey* et al. 1948, 1953; *Giese* und *Schmidt* 1968).

Die Intensität der homosexuellen Erlebnisse kann man am leichtesten daran messen, ob es bei dem homosexuellen Kontakt zu einem Orgasmus gekommen ist oder nicht. 10% der Jungen und 1% der Mädchen hatten bei einem homosexuellen Kontakt zumindest einmal eine Ejakulation bzw. einen Orgasmus erlebt (vgl. Tab. 14).

In den letzten 12 Monaten vor der Untersuchung hatten nur noch 4% der Jungen und 1% der Mädchen homosexuelle Erlebnisse mit oder ohne Orgasmus (vgl. Tab. 14). Dieser Befund läßt den Schluß zu, daß es sich bei dem, was wir „homosexuelle Erfahrung" genannt haben, oft nur um passagere körperliche Kontakte mit einem Angehörigen des gleichen Geschlechts handelt, aber nicht um Homosexualität im engeren Sinne. *Jungen und Mädchen, die sich überhaupt in irgendeiner Weise homosexuell betätigen, hören damit oft wieder auf, wenn sie heterosexuelle Beziehungen haben.*

Insgesamt scheinen homosexuelle Kontakte bei Jugendlichen recht selten vorzukommen, obwohl zu bedenken ist, daß unsere Zahlen sicherlich niedriger liegen als der tatsächlichen homosexuellen Erfahrung entspricht. Trotzdem fällt auf, daß dieses Ergebnis ungefähr mit demjenigen übereinstimmt, das wir früher bei einer Untersuchung an westdeutschen Studenten und Studentinnen gefunden haben (*Giese* und *Schmidt* 1968). Die Jugendlichen des Jahres 1970 haben sogar eine etwas größere homosexuelle Erfahrung als die Studenten des Jahres 1966 als diese im gleichen Alter waren. Wahrscheinlich ist es aber in den letzten Jahren nicht zu einer eindeutigen Zunahme von homosexuellen Kontakten im Jugendalter gekommen, weil Mädchen und Jungen inzwischen verhältnismäßig leichter heterosexuelle Koitusbeziehungen haben können und auch tatsächlich eher haben als früher. Die größere Permissivität gegenüber dem anderen Geschlecht hat, so gesehen, eine größere Permissivität gegenüber dem eigenen Geschlecht verhindert.

Die meisten Jugendlichen haben heute zur Homosexualität, jedenfalls oberflächlich betrachtet, *eine freizügige Einstellung,* deutlich freizügiger als die Studenten des Jahres 1966 (vgl. *Giese* und *Schmidt* 1968). Die meisten Mädchen und Jungen – genau die Hälfte bis sechs Zehntel – finden es richtig, wenn sich erwachsene Männer und Frauen, die homosexuell sind, auch tatsächlich homosexuell betätigen. Weitere zwei Zehntel der Mädchen und Jungen setzen dafür bestimmte Bedingungen voraus, indem sie sagen „kommt darauf an“, und zwei bis drei Zehntel finden es nicht richtig, wenn sich Homosexuelle auch tatsächlich homosexuell verhalten (vgl. Tab. 15). Dieser zuletzt genannte Befund zeigt deutlich, daß Vorurteile gegenüber der Homosexualität auch heute noch bei Jugendlichen keineswegs selten sind.

Masturbation

Für die meisten Jugendlichen stellt die Masturbation die erste bewußte und direkte sexuelle Betätigung dar. Sie ist – zumindest bei Jungen – die wichtigste sexuelle Praktik, wenn man von Verbreitung und Häufigkeit ausgeht. Für viele Jugendliche ist sie die einzige Möglichkeit, überhaupt sexuelle Befriedigung und Entspannung zu erleben.

Im Alter von 13 Jahren (genauer vor dem 14. Geburtstag) *hatten sechs Zehntel der Jungen und drei Zehntel der Mädchen Masturbationserfahrung* (vgl. Tab. 16), d. h. sie hatten zumindest einmal in ihrem Leben ihre Geschlechtsteile mit der Hand, durch Zusammenpressen der Oberschenkel, Reiben an Gegenständen oder andere Praktiken absichtlich gereizt, um Lustempfindungen zu haben und sexuelle Spannungen zu reduzieren.

Mit 14 Jahren hatten acht Zehntel der Jungen und vier Zehntel der Mädchen schon einmal Selbstbefriedigung gemacht, und *mit 15 Jahren hatten sich neun Zehntel, also fast alle Jungen, und die Hälfte der Mädchen zumindest gelegentlich selbst befriedigt.* Mit 16 und 17 Jahren war die Verbreitung nur etwas größer: Nur wenige Jugendliche hatten erstmals in diesem Alter Erfahrung mit Selbstbefriedigung gemacht.

Alle sexualwissenschaftlichen Verhaltensuntersuchungen, die auch die Masturbation erfaßt haben, zeigen übereinstimmend, daß Selbstbefriedigung bei Jungen sehr viel verbreiteter ist als bei Mädchen. Auch die vorliegende Untersuchung bestätigt das. Wir möchten aber bereits an dieser Stelle darauf hinweisen, *daß sich nach unseren Ergebnissen die Geschlechter zum ersten Mal deutlich angenähert haben,* weil in den letzten zehn Jahren die Verbreitung der Masturbation bei den Mädchen sehr viel stärker zugenommen hat als bei den Jungen (vgl. Tab. 83). Viele Mädchen – das gilt jedoch strenggenommen nur für Gymnasiastinnen – scheinen heute erstmalig in der Lage zu sein, mit ihrem eigenen Körper sexuell und lustvoll umzugehen.

In den letzten zwölf Monaten vor der Untersuchung hatten acht Zehntel der Jungen und ein Viertel der Mädchen Selbstbefriedigung gemacht (vgl. Tab. 17). Einige Jungen und viele Mädchen mit Masturbationserfahrung hatten also diese Praktik *inzwischen schon wieder aufgegeben.* Ein Grund dafür ist sicherlich, daß diese Jugendlichen jetzt Petting oder Koitus mit der Freundin bzw. dem Freund machten. Das läßt sich für die Jungen auch direkt zeigen: Von denjenigen, die im letzten Jahr keine heterosexuelle Beziehung hatten, masturbierten mehr als von den Pettingaktiven oder Koitusaktiven und von den Pettingaktiven wieder mehr als von denjenigen, die Geschlechtsverkehr hatten. Festzuhalten ist aber, daß von den Jungen, die Koitus hatten, immerhin noch sieben Zehntel mehr oder weniger regelmäßig Selbstbefriedigung machten. *Daß die Selbstbefriedigung mit der heterosexuellen Aktivität abnimm ließ sich demgegenüber für die Mädchen nicht mit statistischer Sicherheit nachweisen;* es deutete sich vielmehr ein umgekehrter Trend an: Von den petting- oder koitusaktiven Mädchen masturbierten mehr als von denjenigen, die keine heterosexuellen Kontakte hatten. Hier zeigt sich, daß Mädchen oft erst dann, wenn sie mit einem Partner sexuelle Erlebnisse gehabt haben, auch motiviert und in der Lage sind, ihren eigenen Körper sexuell zu stimulieren.

Die 16- und 17jährigen Jungen, die im letzten Jahr vor der Untersuchung überhaup masturbierten, machten das durchschnittlich pro Monat fünfmal, während sich die Mä chen durchschnittlich nur etwas mehr als einmal pro Monat selbst befriedigten (vgl. Tab. 18). Diese Häufigkeiten weisen eindeutig darauf hin, *daß sich Mädchen nur sporadisch und Jungen auch nur in größeren Abständen selbst befriedigen.* Höhere Frequenzen, wie z. B. mehr als einmal täglich, kamen bei beiden Geschlechtern nur ganz selten vor: Lediglich 1% der Mädchen und 3% der Jungen berichteten darüber.

Während Jungen, wenn sie es wollen, fast immer beim Masturbieren einen sexuellen Höhepunkt erreichen, kommen Mädchen oft nicht zum Orgasmus: zwei Zehntel der Mädchen, die im Jahr vor der Untersuchung masturbiert hatten, haben nie, gut ein Zehntel hat nur selten einen Höhepunkt erreicht. *Durchschnittlich kamen die 16- und 17jährigen Mädchen aber bei jeder zweiten Selbstbefriedigung zum Orgasmus.* Eine große Gruppe, fast vier Zehntel, hatte sogar fast immer oder immer beim Masturbieren einen Orgasmus (vgl. Tab. 19).

Die meisten Jungen und Mädchen fanden, daß Selbstbefriedigung Spaß macht und befriedigt, wollten aber lieber Geschlechtsverkehr haben. Auf unsere Frage, was sie nach der Masturbation gedacht und gefühlt hatten, antworteten viele Jungen und viele Mädchen, genau jeweils sieben Zehntel: „es machte Spaß" und „es war sexuell befriedigend". Einige freuten sich schon auf die nächste Masturbation, und einige meinten, daß die Selbstbefriedigung zu den Dingen gehört, die ihnen am meisten Freude bereiten. Viele Jungen und Mädchen – sieben bis neun Zehntel – waren froh darüber, daß es diese Möglichkeit gibt, sexuelle Spannungen zu beseitigen (vgl. Tab. 10). Hier deutet sich aber bereits an, daß die Masturbation für die meisten Jugendlichen nur ein Ersatz, ein Hilfsmittel, eben eine „Möglichkeit" ist. Sechs Zehntel der Mädchen und sogar neun Zehntel der Jungen würden lieber Geschlechtsverkehr als Selbstbefriedigung machen.

Die Masturbation war bei einigen Jungen und Mädchen noch immer mit Ängsten und Schuldgefühlen verbunden. Während die meisten Jugendlichen, soweit wir das aufgrund unserer Daten beurteilen können, die Masturbation heute einigermaßen lustvoll und eher konfliktfrei erleben, reagieren etliche noch immer offen mit Angst, Reue und Gewissensbissen. So fürchteten ein bis zwei Zehntel der Jungen und Mädchen nach dem Masturbieren, daß es ungesund war, bedauerten, daß sie es getan hatten oder hatten ein schlechtes Gewissen.

Die meisten Jungen und Mädchen haben gegen Selbstbefriedigung im Jugendalter grundsätzlich nichts einzuwenden. Wenn man Jugendliche danach fragt, ob sie es richtig oder nicht richtig finden, wenn ein Junge oder ein Mädchen Selbstbefriedigung macht, dann antworten sie am häufigsten „richtig". Sechs Zehntel der Jungen äußerten sich so über die Masturbation von Jungen, fünf Zehntel über die Selbstbefriedigung von Mädchen. Von den Mädchen fanden es jeweils rund vier Zehntel richtig, wenn ein Junge oder ein Mädchen sich selbst befriedigt. Ein Zehntel der Jungen, die wir interviewt haben, war demgegenüber der Ansicht, daß es nicht richtig ist, wenn ein Junge oder ein Mädchen masturbiert. Bei den Mädchen waren es sogar zwei bis drei Zehntel, die die Selbstbefriedigung von Jungen bzw. Mädchen ablehnten. Drei Zehntel der Jungen und Mädchen schließlich sagten auf unsere Frage „kommt darauf an" und machten damit ihre Entscheidung von bestimmten Bedingungen abhängig. Die wichtigste dieser Bedingungen ist, ob man Koitus hat oder nicht (vgl. Tab. 20).

Viele Jungen und Mädchen lehnen Selbstbefriedigung bei Jugendlichen ab, die bereits Geschlechtsverkehr haben. Die Hälfte der Mädchen und ein Drittel der Jungen sieht offenbar in der Masturbation spätestens dann eine reine Ersatzhandlung, die man nicht mehr machen sollte, wenn sexuelle Erlebnisse mit einem Partner möglich sind (vgl. Tab. 20). Zwei bis drei Zehntel der Jungen und Mädchen finden demgegenüber nichts dabei, wenn ein Jugendlicher sich selbst befriedigt, obwohl er auch Geschlechtsverkehr hat. Rund drei Zehntel der Jungen und Mädchen machten ihre Entscheidung wieder von bestimmten Umständen abhängig.

Die meisten Jungen und Mädchen finden Selbstbefriedigung in jedem Fall völlig unschädlich. Von allen Jungen und Mädchen, die wir interviewt haben, also nicht nur von denjenigen, die Masturbationserfahrung hatten oder z. Z. der Untersuchung masturbierten, waren gut sechs Zehntel der Jungen und sechs Zehntel der Mädchen davon überzeugt, daß Selbstbefriedigung in jedem Fall völlig unschädlich ist (vgl. Tab. 21). Obwohl die Mehrheit der Jugendlichen diese permissive Haltung einnahm, blieben nach wie vor verhältnismäßig große Gruppen übrig – jeweils vier Zehntel –, die der Ansicht sind, daß Masturbation zumindest unter bestimmten Bedingungen schädlich sei. Dabei sprachen sich für die Annahme, daß Selbstbefriedigung in jedem Fall schädlich sei, nur sehr wenige aus: 2% der Jungen und 7% der Mädchen. Alle anderen – jeweils insgesamt ein Drittel der Jungen und ein Drittel der Mädchen – gingen davon aus, daß die Masturbation unter bestimmten Bedingungen schädliche Folgen habe. Nach unseren Ergebnissen heißt diese Bedingung „zu häufige" Masturbation. Das generelle Masturbationstabu ist also in diesen Fällen in Richtung auf die sogenannte exzessive Masturbation subtilisiert worden.

Alle Jugendlichen, die in den letzten zwölf Monaten vor der Untersuchung keine Selbstbefriedigung gemacht hatten, fragten wir nach ihren Motiven für die Masturbationsabstinenz (vgl. Tab. 22). *Jungen geben am häufigsten als Motiv für Masturbationsabstinenz sexuelle Kontakte mit der Freundin an, Mädchen meinen am häufigsten, sie hätten kein Verlangen danach.* Etwas mehr als die Hälfte der Jungen, aber nur zwei Zehntel der Mädchen gaben als Grund für die Masturbationsabstinenz eine bestehende Freundschaft und/oder die Möglichkeit zu Petting und Geschlechtsverkehr an. Umgekehrt sagten nur zwei Zehntel der Jungen, aber etwas mehr als vier Zehntel der Mädchen, vor allem diejenigen, die noch nie masturbiert hatten, daß sie das nicht gebraucht, daß sie kein Interesse daran oder kein Verlangen danach gehabt hätten.

Da Mädchen diese Antworten am häufigsten gegeben haben, wollen wir einige ihrer Aussagen wörtlich wiedergegeben:

„Ich habe eigentlich noch nie das Bedürfnis dazu gehabt. Ich glaube, daß bei vielen auch der Grund mitspielt, daß man immer wieder hört, Selbstbefriedigung sei etwas Schlimmes, Verworfenes."

„Ich will es nicht und habe kein Verlangen danach."

„Weil ich nichts davon halte, habe ich kein Verlangen danach."

„Ich habe kein Bedürfnis danach. Außerdem wüßte ich nicht, wie ich es anfangen sollte."

„Ich brauchte das nicht. Und ich habe von anderen Mädchen gehört, die das oft gemacht haben, daß sie nichts dabei fanden, wenn sie es dann mit Jungen gemacht haben. Ich will ja schließlich was davon haben."

„Weil es als unsittlich verschrien ist – leider noch – und weil man das Bedürfnis nach Selbstbefriedigung selbst hemmen kann."

Diese Antworten legen den Schluß nahe, daß diese Mädchen sicherlich nur selten mit der Masturbation aufgehört oder gar nicht erst angefangen haben, weil sie kein sexuelles Verlangen hatten. Unerfahrenheit, Vorurteile, Fehlinformationen, moralische Ablehnung und bewußte oder unbewußte Verleugnung oder Verdrängung sind offenbar die eigentlichen Gründe.

Tatsächlich gaben als Grund für die Masturbationsabstinenz zwei Zehntel der Jungen und fast drei Zehntel der Mädchen, vor allem derjenigen, die noch nie Selbstbefriedigung gemacht hatten, direkt *moralische Vorbehalte* oder eine *allgemeine Ablehnung* an. So sagten z. B. die Jugendlichen:

Mädchen: „Ich finde das ganz einfach blöd."

Mädchen: „Ich finde es unmoralisch, ekelhaft und widerlich. Wenn ein Junge es unbedingt machen muß, um sich abzureagieren, soll er es tun. Ich glaube, daß ein Mädchen nie in diese Situation kommt, Onanie als letzten Ausweg zu machen. Es ist einfach wider die Natur."

Mädchen: „Ich finde, der richtige Partner kommt sowieso. Man kann darauf warten, sich beherrschen. Dann finde ich, daß es überhaupt keinen Sinn hat."

Mädchen: „Bin dagegen, kann aber eigentlich keine Gründe sagen."

Mädchen: „Ich hab' mir's abgewöhnt, anfangs nur aus religiösen Gründen. Habe dann eine Entwöhnungskur gemacht. Jetzt ekelt es mich an."

Junge: „Ich kann das schlecht sagen. Ich fühl' mich schon erleichtert, aber auch nicht so wohl. So etwas übel ist einem dann. Ich weiß nicht, man kommt sich halt so komisch vor. Ich hab's nie gern gemacht."

Junge: „Moralische Scheu – man lebt ganz gut ohne Selbstbefriedigung. Die anderen tun es alle und wollen, daß man es auch tut, aber warum soll man mit der Masse gehen?"

Junge: „Ich finde es primitiv. Das ist zwar falsch, aber ich finde es so."

Angst vor negativen Folgen als Hauptgrund für Masturbationsenthaltsamkeit gaben weniger Jugendliche direkt an, als man nach den anderen Ergebnissen unserer Untersuchung vermuten könnte: knapp ein Zehntel der Jungen und genau 6% der Mädchen. Die Jugendlichen antworteten zum Beispiel:

Junge: „Das ist gefährlich und unnatürlich, wie ich gelesen habe, denn man wird davon impotent. Besser ist, wenn man mit Mädchen zusammen ist."

Junge: „Ich finde, daß man es gleich richtig machen sollte. Es gibt Beispiele: Leute kamen nicht davon weg und konnten nicht zu richtigem Geschlechtsverkehr kommen. Was mir die anderen so erzählen, ist es im Vergleich auch unbefriedigender."

Junge: „Ja, ich find' das eben lästig. Das kann zur Gewohnheit werden. Ich fürchte, daß es irgendwann dann nicht – also, daß man nachher nicht mit einer Frau sexuell sein kann, daß es Schranken gibt."

Mädchen: „Ich habe Angst, daß es schaden könnte oder daß mein Freund mich verachtet, wenn er es erfährt."

Mädchen: „Ich finde, daß man dann später beim Geschlechtsverkehr nicht mehr den Höhepunkt erreichen kann, weil man vielleicht mit dem Partner nicht mehr mit den Gefühlen übereinstimmt."

Mädchen: „Das ist schädlich. Manche Mittel sind gefährlich. Eine Frau hat das mal mit einer Flasche gemacht, die dann steckengeblieben ist."

Mädchen: „Ich finde, wenn man einen Freund hat und sich befriedigen will, sollte man es mit ihm machen. Ich finde es auch ungesund. Es hängt davon ab, wie man das macht – Bakterien z. B. an Spielzeugen und Gegenständen, die man dafür braucht."

Mädchen: „Da man sich durch Onanie nie befriedigen, sondern nur stimulieren kann, besteht die Gefahr, daß man schließlich von Gedanken an sexuelle Dinge so beherrscht wird, daß man später unter Umständen keine richtige Beziehung zu einem Partner finden kann. Es kann sogar zu psychischen Störungen kommen. Dennoch läßt es sich in der Pubertät nicht ganz vermeiden."

Die vorstehenden Antworten haben bereits gezeigt, daß einige Mädchen offensichtlich sehr wenig darüber wissen, wie Masturbation eigentlich gemacht wird. Tatsächlich haben uns 7% aller Mädchen auf die Frage, warum sie nicht masturbieren, geantwortet, *sie wüßten gar nicht, wie das gemacht wird.* Hier einige Zitate aus den Wortprotokollen:

„Weil ich nicht weiß, wie man das macht. Außerdem würde ich es auch dann nicht machen, wenn ich wüßte, wie man es macht, weil ich nicht das Bedürfnis habe, es zu tun. Ich habe noch nie genauer darüber nachgedacht."

„Ich wußte früher nicht, daß das überhaupt geht. Als ich es erfuhr, hatte ich schon Geschlechtsverkehr und hatte kein Bedürfnis mehr danach."

„Ich weiß nicht, was ich da mache. Es wird zwar oft beschrieben, aber ich weiß es trotzdem nicht genau. Ich fummle zwar herum – ich brauche es auch nicht."

„Ich bin nie auf die Idee gekommen, ich hab' erst durch Illustrierte erfahren, daß es so etwas gibt."

Zusammenfassend kann aufgrund unserer Ergebnisse gesagt werden: *Für etliche Jungen und Mädchen ist die Selbstbefriedigung auch heute noch ein Hauptproblem.* Recht viele Jungen und Mädchen haben Vorurteile gegenüber der Selbstbefriedigung oder einfach falsche Vorstellungen. So sind nur vier bis sechs von zehn Jungen oder Mädchen der Ansicht, daß gegen Masturbation im Jugendalter grundsätzlich nichts einzuwenden sei. Diejenigen, die Selbstbefriedigung nur eingeschränkt bejahen oder völlig ablehnen, argumentieren in der Regel zwar nicht mehr moralisch; sie werten aber die Masturbation trotzdem ab: als etwas Minderes, als etwas „Unreifes" oder einfach als „blöd". Entsprechend halten von zehn Jungen oder zehn Mädchen nur sechs die Masturbation in jedem Fall für völlig unschädlich. Aber selbst von diesen Jugendlichen werden viele zumindest eine Zeit lang geglaubt haben, daß Selbstbefriedigung irgendwelche negativen Auswirkungen habe. Ängste, Schuldgefühle und Konflikte im Zusammenhang mit der Masturbation kommen also sicherlich auch heute noch sehr oft vor. Sie konnten von uns bei ein bis zwei von zehn Jugendlichen im Alter von 16 oder 17 Jahren direkt festgestellt werden. Angesichts dieser Situation kann nicht davon gesprochen werden, daß Selbstbefriedigung für Jugendliche überhaupt kein Problem mehr sei.

Frustration, Kontrolle, Behinderung

In der Zeit zwischen Pubertät und dem Alter von 20–25 Jahren ist das sexuelle Verlangen besonders hoch, höher als in allen Altersstufen davor oder danach. Zugleich sind Jugendliche nach wie vor besonders starken Kontrollen und Behinderungen ausgesetzt; sie werden so stark wie keine andere Gruppe unserer Gesellschaft sexuell behindert. Von Jugendsexualität zu reden, heißt daher auch in besonderem Maße von sexuellen Frustrationen zu reden.

Mädchen und Jungen hätten im Monat drei- bis fünfmal so häufig einen Orgasmus wie sie ihn gegenwärtig haben, wenn sie sexuell weniger behindert würden. Ganz sicher ist die Anzahl aller Orgasmen in der Woche oder im Monat nicht das einzige und nicht einmal das wichtigste Kriterium für sexuelle Befriedigung bzw. sexuelle Frustration. Schon das „Zusammenzählen" von Orgasmen zu einer „Gesamtzahl pro Zeiteinheit" ist eine fragwürdige Angelegenheit, da Orgasmen einen sehr unterschiedlichen Erlebniswert und Befriedigungsgrad haben. Ein Junge, der täglich oder mehrmals täglich hastig, mit Angst vor Überraschtwerden, mit Angst vor Gesundheitsschäden und obendrein noch mit einem schlechten Gewissen masturbiert, ist sicherlich sexuell frustrierter als ein Junge, der einmal in der Woche ungestört und angstfrei Koitus hat. Dennoch ist die Anzahl der Orgasmen *ein* Kriterium, zudem ein objektivierbares und relativ leicht erfaßbares Kriterium für Befriedigung bzw. Frustration.

Wir haben die Anzahl aller Orgasmen, die auf Masturbation, Petting oder Koitus zurückgingen, für die von uns befragten Mädchen und Jungen pro Monat berechnet (vgl. Tab. 23). Die Jungen erlebten durchschnittlich sieben, die Mädchen durchschnittlich zwei bis drei Orgasmen monatlich. Selbstverständlich können wir nicht angeben, wie hoch die Anzahl aller Orgasmen bei diesen Jungen und Mädchen wäre, wenn sie sexuell weniger behindert würden. Zum Vergleich bietet sich jedoch eine von *Kinsey* et al. (1948, 1953) untersuchte Gruppe 16- bis 20jähriger Jugendlicher an, die verheiratet waren, also einen festen Sexualpartner und Gelegenheit zu regelmäßigem Koitus hatten. Ohne Frage sind diese Jugendlichen zum Vergleich besonders geeignet, weil sie direkt sexuell weniger behindert und kontrolliert waren als die von uns untersuchten Jugendlichen. *Kinsey* et al. fanden, daß die Jungen der genannten Gruppe durchschnittlich etwa 20, die Mädchen etwa 14 Orgasmen pro Monat hatten. Das sind monatlich über zehn Orgasmen mehr oder drei- bis fünfmal so viele Orgasmen wie bei den von uns interviewten Jugendlichen.

Mädchen und Jungen hätten vermutlich im Monat zehnmal so häufig Koitus wie sie gegenwärtig haben, wenn sie einen festen Partner und Gelegenheit zu regelmäßigem Geschlechtsverkehr hätten. Die von uns befragten Jungen und Mädchen hatten im Durchschnitt etwas mehr als einmal pro Monat Geschlechtsverkehr (vgl. Tab. 23). Die von *Kinsey* et al. interviewten Jugendlichen, die verheiratet waren, also einen festen Sexualpartner und regelmäßig Geschlechtsverkehr hatten, machten durchschnittlich 16mal pro Monat Koitus. Hier zeigt sich noch deutlicher als bei dem vorigen Beispiel die sexuelle Unterdrückung der von uns untersuchten Schüler: Jugendliche, die weniger kontrolliert und behindert werden, haben monatlich mehr als zehnmal so häufig Geschlechtsverkehr.

Diese Beispiele weisen bereits darauf hin, in welchem Ausmaß Jugendliche heute sexuell frustriert sind. Obwohl unserer Ansicht nach die von *Kinsey* beschriebenen Orgasmus- und Koitushäufigkeiten für Jugendliche keineswegs eine *notwendige* Voraussetzung dafür sind, sexuell *nicht* frustriert zu sein, lassen diese Zahlen aber doch ungefähr erkennen, was Jugendliche tun, wenn sie Ausmaß und Art ihrer sexuellen Aktivität einigermaßen selbständig bestimmen können. Im Vergleich zu den von *Kinsey* befragten Jugendlichen sind die sexuellen Möglichkeiten der von uns befragten 16- und 17jährigen ausgesprochen beschränkt: Nur 2% der Jungen und 1% der Mädchen hatten so oft Koitus wie der Durchschnittsjunge oder das Durchschnittsmädchen aus der Gruppe von *Kinsey*. Wer mit Hinweis auf die eingetretenen Verhaltensänderungen und auf eine größere gesellschaftliche „Akzeptierung“ sexueller Aktivitäten argumentiert, die sexuelle Situation Jugendlicher sei „gar nicht mehr so schlimm“, verkennt oder verschleiert somit die wirkliche Lage.

Die mitgeteilten Vergleiche stellen, wenn man so will, einen „objektiven“ Beleg für die sexuellen Einschränkungen und Frustrationen der von uns Befragten dar. Wir wollen nun der Frage nachgehen, ob und inwieweit die Jungen und Mädchen diese Einschränkungen auch subjektiv spüren und registrieren und ob sie sich mehr sexuelle Aktivität wünschen (vgl. Tab. 24).

Diejenigen Jungen und Mädchen, die noch keinen Geschlechtsverkehr hatten, fragten wir, ob sie mehr sexuelle Erfahrung haben möchten. Nur ungefähr ein Fünftel der Jungen und zwei Fünftel der Mädchen verneinten diese Frage ausdrücklich; jeweils ein Fünftel war unentschieden; drei Fünftel der Jungen und zwei Fünftel der Mädchen schließlich wünschten sich mehr sexuelle Erfahrungen, die meisten von ihnen Geschlechtsverkehr.

Diejenigen Jugendlichen, die in den letzten zwölf Monaten vor der Untersuchung Koitus hatten, fragten wir, ob sie mit der Häufigkeit des Geschlechtsverkehrs zufrieden waren oder nicht. Über die Hälfte der Jungen und fast ein Drittel der Mädchen verneinte dies; diese Jugendlichen wollten häufiger Koitus haben.

Die meisten Jungen und viele Mädchen möchten also gern mehr sexuelle Erfahrungen oder häufiger Geschlechtsverkehr haben; sie registrieren bewußt sexuelle Entbehrungen. Allerdings ist ihre Zahl geringer als man aufgrund unseres „objektiven“ Vergleichs erwarten könnte. Das kann einmal an der Differenz zwischen „optimaler“ Befriedigung und Frustrationsschwelle liegen; andererseits haben viele Jugendliche die gesellschaftlichen Sexualverbote und -standards so internalisiert, daß sie ihre Enthaltsamkeit oder Beinahe-Enthaltsamkeit gar nicht als solche erleben können, für altersangemessen oder überhaupt „normal“ halten, sich resignierend damit abfinden oder ihre sexuellen Ziele und Wünsche in die Zukunft abschieben.

Das Sexualverhalten Jugendlicher besteht vor allem aus Ersatzhandlungen. Die von uns befragten Jungen erlebten 80% aller Orgasmen bei der Masturbation, 6% beim Petting und nur 14% beim Koitus. Die Mädchen erlebten jeweils ein Drittel aller Orgasmen durch Selbstbefriedigung, Petting oder Geschlechtsverkehr (vgl. Tab. 23). Bei beiden Geschlechtern wird die Sexualität also in Ersatzhandlungen regelrecht abgedrängt: sechs Siebtel aller Orgasmen der Jungen und zwei Drittel aller Orgasmen der Mädchen wurden durch Selbstbefriedigung und Petting erreicht. Selbstverständlich haben diese sexuellen Verhaltensweisen vor allem für den sexuellen Lernprozeß eine erhebliche Bedeutung und könnten ebenso selbstverständlich eigenwertige Formen von Sexualität sein. Da bei uns jedoch koitale Sexualität eindeutig angestrebt und präferiert wird, ist das Ausufern und Dominieren von Petting und Masturbation über einen relativ langen Zeitraum, praktisch das gesamte Jugendalter hindurch, nur durch sexuelle Ängste, Verunsicherungen und Behinderungen zu erklären. Der Rückzug der Jugendlichen in diese Ersatzhandlungen ist nicht freiwillig.

Das kann wieder durch einen Vergleich unserer Schüler mit den von *Kinsey* befragten Jugendlichen, die einen festen Sexualpartner und Gelegenheit zu regelmäßigem Koitus hatten, besonders deutlich illustriert werden (vgl. Tab. 23): Bei den *Kinsey*-Jugendlichen wurden 85% aller Orgasmen durch Koitus herbeigeführt (bei uns 14% bis 33%) und lediglich 10% durch Masturbation (bei uns 33% bis 80%). Wenn sie die Möglichkeit dazu haben, ist auch für Jugendliche – wie in allen bekannten Kulturen (*Ford* und *Beach* 1951) - Koitus die vorherrschende Sexualbetätigung. Masturbation und Petting treten dahinter zurück, allerdings ohne bedeutungslos zu werden.

Für fast alle Jungen und die meisten Mädchen ist die Selbstbefriedigung ein Surrogat; sie hätten lieber Geschlechtsverkehr. Neun Zehntel der Jungen und drei Fünftel der Mädchen dachten nach der Masturbation zumindest manchmal: „ich hätte lieber Geschlechtsverkehr gehabt" (vgl. Tab. 24). Nach dem Petting dachten über die Hälfte der Jungen und ein Sechstel der Mädchen ganz entsprechend (vgl. Tab. 24).

Unsere bisherigen Ausführungen dürfen nicht den Eindruck hinterlassen, als entbehrten Jungen und Mädchen nur direkte sexuelle Betätigungen. *Jugendliche entbehren ebenso Freundschaft, Zärtlichkeit, Zuneigung und Liebe* (vgl. Tab. 25). Ungefähr die Hälfte der Jungen und ein Drittel der Mädchen hatte keine feste Freundin bzw. keinen festen Freund, als wir sie interviewten. Von diesen Jugendlichen wollten aber drei bis vier Fünftel gern befreundet sein. Auf die Frage, was sie am meisten vermißten und warum sie gern befreundet sein möchten, antworteten jeweils mehr als neun Zehntel dieser Jungen und Mädchen: „damit man jemanden hat, den man liebhaben kann", „damit man jemanden hat, mit dem man sich aussprechen kann", „damit man jemanden hat, mit dem man seine Freizeit verbringen kann". Zwei Drittel bis vier Fünftel sagten: „man ist dann nicht so allein" und „man hat dann jemanden, mit dem man schmusen und den man küssen kann". Verlangen nach Geschlechtsverkehr wurde als Motiv für den Wunsch nach einer festen Freundschaft seltener geäußert, nämlich von zwei Dritteln der Jungen und nur von einem Viertel der Mädchen. Das zeigt, wieweit die Frustration Jugendlicher über den direkt sexuellen Bereich in den sozialen und emotionalen Bereich hinausreicht. *Die psycho- und soziosexuelle Frustration der Jugendlichen ist nicht weniger einschneidend und bedeutsam als die direkt sexuelle.*

Oft ist auch die sexuelle Erlebnis- und Genußfähigkeit Jugendlicher eingeschränkt, und dies bedingt weitere Frustrationen. Nach unseren, mit relativ groben Untersuchungsmethoden erhobenen Befunden erlebten zwar die meisten Jugendlichen Sexualität weitgehend konfliktfrei, ohne Angst und Schuldgefühle sowie mit Befriedigung und Lust. Das gilt für den ersten Koitus ebenso wie für Geschlechtsverkehr überhaupt, für Petting und Masturbation (vgl. Tab. 10). Andererseits – und wir sagen das wiederum mit einem Hinweis auf unsere relativ groben Untersuchungsmethoden – ist für etliche Jungen und Mädchen *Sexualität nach wie vor mit Ängsten, Konflikten und negativen Emotionen verbunden.*

Am deutlichsten ist das beim ersten Koitus, und hier wiederum bei den Mädchen (vgl. Tab. 10). Jedes vierte Mädchen fand den ersten Geschlechtsverkehr unangenehm, jedes fünfte war danach enttäuscht, jedes sechste hatte ein schlechtes Gewissen, jedes zwanzigste bedauerte, es getan zu haben, und ebenfalls etwa jedes zwanzigste fand den ersten Koitus sogar ekelhaft und widerlich. Mindestens eine dieser fünf negativen Reaktionen nannte ein Drittel der Mädchen. Von den Jungen hatte jeder sechste ein schlechtes Gewissen, jeder achte war enttäuscht, jeder zwanzigste fand den ersten Koitus unangenehm und bedauerte, es getan zu haben, und einer von 100 bezeichnete den ersten Geschlechtsverkehr als ekelhaft und widerlich. Mindestens eine dieser fünf negativen Reaktionen fanden wir bei einem Viertel der Jungen.

Am zweithäufigsten sind negative Reaktionen bei der Selbstbefriedigung (vgl. Tab. 10). Jeweils ein Zehntel bis ein Fünftel der Mädchen und Jungen fürchtete sich vor Gesundheitsschäden, bedauerte, es getan zu haben und hatte ein schlechtes Gewissen. Jeder zwanzigste Junge und jedes zwanzigste Mädchen fand Selbstbefriedigung unangenehm.

Auf das Petting und den Koitus, den die Jugendlichen zur Zeit unserer Untersuchung hatten, reagierten nach ihren eigenen Angaben nur einige Jungen und ein Zehntel bis ein Sechstel der Mädchen mit Schuldgefühlen und anderen negativen Emotionen.

Wie sehr negative Erwartungen, falsche Informationen, Ängste und Schuldgefühle die sexuelle Erlebnisfähigkeit beeinträchtigen, wollen wir jetzt an einigen Beispielen verdeutlichen.

Mädchen und Jungen, die Selbstbefriedigung für schädlich halten, erleben sie konfliktreicher und weniger befriedigend (vgl. Tab. 26). Wir verglichen die Emotionen bei der Masturbation von Jugendlichen, die von der Unschädlichkeit der Selbstbefriedigung völlig überzeugt waren, mit den Emotionen von Jugendlichen, die Selbstbefriedigung für schädlich hielten, zumindest dann, wenn man sie „zu oft" macht. Die Mädchen und Jungen, die negative Folgen fürchteten, fanden seltener, daß Masturbation Spaß macht und sexuell befriedigt; sie freuten sich seltener „auf das nächste Mal" und äußerten häufiger Reue und ein schlechtes Gewissen. Ganz entsprechend erlebten Mädchen und Jungen, die Koitus, Petting oder Masturbation mit einem schlechten Gewissen machten, diese sexuellen Verhaltensweisen negativer als Jugendliche, die dabei keine Schuldgefühle hatten (vgl. Tab. 26 und 27). *Unsere Ergebnisse weisen eindeutig darauf hin, daß Schuldgefühle bzw. ein schlechtes Gewissen die sexuelle Befriedigung, den Lustgewinn sowie den Wunsch nach Wiederholung herabsetzen* und eine Beurteilung des sexuellen Erlebnisses als „unangenehm" begünstigen.

Die Frustrationen Jugendlicher gehen aber nicht nur auf internalisierte Moral- und Wertvorstellungen, auf Sexualhemmungen und -ängste zurück, sondern auch auf *direkte äußere Kontrollen,* die vor allem von den Eltern ausgeübt werden und auf die Abhängigkeit Jugendlicher von Erwachsenen hinweisen. Im folgenden wollen wir einige dieser direkten äußeren Kontrollen näher beschreiben und die daraus resultierenden besonderen sexuellen Frustrationen bezeichnen.

Über neun Zehntel der Jungen und Mädchen wohnten z. Z. unserer Untersuchung bei ihren Eltern bzw. beim Vater oder bei der Mutter. Jeder zwanzigste Jugendliche wohnte bei Verwandten oder im Heim bzw. in einem Internat, und *nur 1% bis 4% der 16- bis 17jährigen lebten ohne Aufsicht von Erwachsenen* (vgl. Tab. 28).

Fast alle Jungen und Mädchen unterliegen also der Kontrolle durch die Eltern oder andere Erwachsene, und diese Kontrolle ist oft sehr streng und einschränkend. Die meisten Jugendlichen müssen um Erlaubnis fragen oder zumindest Bescheid sagen, wenn sie abends weggehen wollen; sie bekommen dann eine feste Zeit vorgeschrieben, zu der sie wieder zu Hause sein müssen (vgl. Tab. 29). Immerhin kann heute aber ein Drittel der Mädchen und gut die Hälfte der Jungen wochentags bis 24 Uhr und länger, am Wochenende bis 2 Uhr und länger wegbleiben. Doch die Möglichkeit, bis in den frühen Morgen oder gar eine ganze Nacht von Hause wegbleiben zu können, haben nur wenige Jugendliche. *Nur Minderheiten der Jungen und Mädchen haben also Gelegenheit, mehr als einige wenige Stunden mit ihrem Sexualpartner zusammenzusein.*

Es fällt auf, daß Mädchen noch sehr viel strenger kontrolliert werden als Jungen (vgl. Tab. 29). Mehr Mädchen als Jungen müssen um Erlaubnis fragen, wenn sie abends weggehen wollen; Mädchen müssen früher zu Hause sein, und Wegbleiben bis zum frühen Morgen oder die ganze Nacht lang wird ihnen noch seltener erlaubt. Da Ausgangskontrolle vor allem sexuelle Kontrolle ist, zeigt sich auch hier, *daß die sexuelle Behinderung der Mädchen immer noch viel größer ist und immer noch viel konsequenter betrieben wird als die der Jungen.*

Sowohl bei den Mädchen als auch bei den Jungen werden die 17jährigen deutlich weniger kontrolliert als die 16jährigen (vgl. Tab. 29). Der Prozentsatz derjenigen, die keine Zeitbegrenzung mitbekommen, wenn sie abends weggehen, liegt bei den 17-jährigen beispielsweise zwei- bis dreimal so hoch wie bei den 16jährigen. In diesem Alter, zwischen 16 und 17 Jahren, erfolgt also ein verhältnismäßig großes Nachlassen der äußeren Kontrolle durch die Eltern.

Obwohl Jugendliche in ganz besonderem Maße der direkten sexuellen Kontrolle durch die Eltern unterliegen, haben sie in der Regel ihre sexuellen Kontakte zu Hause. *Weil sie keine andere Möglichkeit haben, müssen zwei Drittel der Mädchen und Jungen Petting und Koitus dort machen, wo sie am meisten kontrolliert werden – in der Wohnung der Eltern* (vgl. Tab. 30). Da viele Eltern nicht wollen oder nicht wissen, daß ihre Kinder „schon" Petting oder Koitus machen, sind Jugendliche in ihrer Sexualpraxis extrem von den Eltern abhängig: Sie können nicht dann Geschlechtsverkehr oder Petting machen, wenn sie Lust dazu oder das Bedürfnis danach haben, sondern nur dann, wenn ihre Eltern einmal ins Kino gehen, Bekannte besuchen oder im Urlaub sind. *Auf diese Weise wird die Sexualität Jugendlicher direkt durch die Lebensgewohnheiten der Eltern reglementiert.*

Diese Art der Behinderung läßt sich ganz besonders deutlich an den Umständen des ersten Koitus illustrieren. Häufig warten Jugendliche mehrere Wochen oder Monate, bis sie einmal einigermaßen sicher sein können, daß die Eltern mehrere Stunden lang weg sein werden und sie verhältnismäßig ungestört mit ihrer Freundin bzw. ihrem Freund den ersten Geschlechtsverkehr machen können. Wir fragten die Jugendlichen, wie es zum ersten Verkehr kam. Dabei erwähnte jedes vierte Mädchen und jeder vierte Junge *spontan,* also ohne direkt danach gefragt zu werden, daß es zum ersten Koitus kam, als die eigenen Eltern oder die Eltern des Partners nicht zu Hause waren. Wenn wir direkt danach gefragt hätten, ob die Abwesenheit der Eltern beim ersten Koitus eine Rolle gespielt hat, dann hätten die Prozentsätze sicherlich noch höher gelegen. Im folgenden bringen wir einige Auszüge aus den wörtlich protokollierten Aussagen der Jugendlichen über den ersten Koitus, in denen die Abwesenheit der Eltern besonders erwähnt wird.

Junge, damals 16 Jahre alt: „Wir waren sowieso viel zusammen, und mal waren wir allein in ihrem Zimmer, und die Eltern von ihr kamen nicht so bald wieder. Da ergab es sich halt, daß wir mehr machten als die übliche Knutscherei. Wir wollten es beide, und es lag schon lange in der Luft."

Junge, damals 14 Jahre alt: „Ihre Eltern waren nicht da. Wir hörten Musik. Dann ist es auf dem Sofa im Wohnzimmer passiert. Aus Liebe."

Junge, damals 16 Jahre alt: „Ich war mit meiner Freundin allein zu Hause. Wir hörten Platten und unterhielten uns. Wir waren in meinem Zimmer. Dann habe ich den Vorhang zugezogen und die Musik leiser gestellt, wir haben uns dann aufs Bett gelegt. Ich hatte sie gern. Wir hatten beide das Verlangen, uns näher kennenzulernen. Wir wollten mehr Vertrauen zueinander haben . . ."

Junge, damals 14 Jahre alt: „Bin in Beatschuppen gegangen und habe die Mädchen angepöbelt. Zum Tanzen hab' ich die getroffen und beim Tanzen an mich gezogen. Nachher habe ich sie zur Cola eingeladen. Dann hab' ich mich mit der wieder verabredet, hab' ihr gesagt, ich täte sie lieben und so. Sie sagte: 'Ich auch', und als ich sie küssen wollte, habe ich eine Ohrfeige gekriegt. Dann sind wir beide zu Hause hingegangen, weil die Eltern weg waren, und dann hat es geboingt."

Mädchen, damals 16 Jahre alt: „Es war heimlich, meine Eltern waren weg. Es war vorher 'ne gewisse Spannung. Wir waren alleine 'ne Weile im Zimmer. Und dann hat es sich entwickelt. Es war gut, daß es nicht geplant war . . . "

Mädchen, damals 16 Jahre alt: „Wir haben uns auf einer Klassenfahrt kennengelernt. Dann zwei Jahre lang Briefe geschrieben. Dann haben wir uns in Köln getroffen. Wir waren trotz der langen Trennung nicht enttäuscht voneinander. Wir haben uns unheimlich gefreut, daß wir uns trafen, trotz aller Schwierigkeiten . . . Dann ergab sich alles. Wir haben vorher darüber geredet. Er hat nicht darauf bestanden. Er hat es mir überlassen. Ich wollte es, weil ich ihn gern hatte und neugierig war . . . Meine Eltern waren weggegangen. Ich wußte nicht, wann sie zurücksein würden."

Mädchen, damals 14 Jahre alt: „Wir hatten vorher Petting. Wir waren bei ihm zu Hause, seine Eltern waren nicht da. Aber es war nicht so gut. Ich hatte damals noch keine Pille, und wir mußten unterbrechen. Es waren noch mehrere andere da, und wir sind dann auf sein Zimmer gegangen. Der Grund war einfach das sexuelle Bedürfnis."

Mädchen, damals 15 Jahre alt: „Mein derzeitiger Freund lud mich zu sich nach Hause ein. Ich wußte, daß die Eltern nicht da waren, und ging mit. Er hat mich gefragt, ob ich es machen will. Ich habe ja gesagt, weil ich Lust dazu hatte."

Selbst dann, wenn die Eltern nicht zu Hause sind, fühlen sich Jugendliche oft nicht sicher und ungestört. *Beim Petting fürchtete fast die Hälfte, beim Koitus mehr als ein Drittel der Mädchen und Jungen zumindest manchmal Überraschungen und Störungen.* Jeder zehnte Jugendliche hatte diese Ängste sogar meistens oder ständig bei Petting und Verkehr (vgl. Tab. 31). Jungen und Mädchen, die sich bei Petting oder Koitus nicht immer ungestört fühlten, fragten wir, wie sich die Angst vor Störungen oder Überraschtwerden auf ihr Sexualleben auswirkte. Insgesamt ergab sich, *daß Mädchen und Jungen, die sich nicht ungestört fühlten, oft sexuell unbefriedigt blieben und gelegentlich Orgasmusschwierigkeiten hatten* (vgl. Tab. 32). Nur jeder vierte Junge und jedes achte Mädchen gab an, daß die Angst, überrascht, gestört oder ertappt zu werden, keine negativen Auswirkungen hatte. Jungen sind offenbar in dieser Weise nicht so leicht zu beeinträchtigen wie Mädchen. Doch auch bei ihnen ist es, wie bei den Mädchen, die überwiegende Mehrheit, die sich durch ungünstige äußere Umstände gehemmt, abgelenkt, irritiert, gehetzt, ängstlich und „nervös", kurz: sexuell behindert und beeinträchtigt fühlt. Das sollen wiederum einige wörtliche Aussagen belegen:

Junge (beim Petting): „Man hat Angst, sich auszuziehen. Das wirkt auch etwas hemmend. Man muß sich so verhalten, daß es im Falle der Überraschung nach nichts aussieht. Das ist sehr störend."

Junge (beim Petting): „Verhinderte, das Mädchen sinnlich zu lieben und sich auf sie zu konzentrieren. Störungen wirkten schockierend und desillusionierend. Erregung und Liebe gingen flöten."

Junge (beim Koitus): „Man macht es schnell und gehetzt. Es war meistens ziemlich schlecht."

Junge (beim Koitus): „Ist nicht ganz so schön. Ich denke immer, hoffentlich finden wir bald mal wieder eine Gelegenheit, wo wir ganz ungestört sind. So ist es eigentlich Scheiße, nicht?"

Mädchen (beim Petting): „Hatte Angst. Hätte am liebsten gehabt, wir wären spazieren gegangen. Hätte lieber völlig verzichtet."

Mädchen (beim Petting): „Aus der Angst heraus konnte ich meine Gefühle nicht frei entfalten. Ich konnte meinen Freund nicht so liebhaben, wie ich es gern getan hätte . . . Ganz traurig machte mich der Gedanke, daß die Reizung des Jungen bis zur Ejakulation immer schnell vonstatten gehen mußte und etwas bloß Funktionscharakter hatte."

Mädchen (beim Koitus): „Man wird launisch und mürrisch. Der Geschlechtsverkehr ist dann nicht so intensiv. Man erlebt dann das ganze nicht so und ist nicht so bei der Sache."

Mädchen (beim Koitus): „Grauenvoll! Schnell und gehetzt. Man hat nicht viel davon."

Einige Mädchen sind anorgastisch, wenn sie Störungen und Überraschungen befürchten. *Von solchen, durch ungünstige äußere Umstände hervorgerufenen situativen Orgasmusschwierigkeiten beim Koitus berichteten 22% der Mädchen.* Demgegenüber erwähnten nur 2% der Mädchen derartige Orgasmusschwierigkeiten ausdrücklich beim Petting (vgl. Tab. 32). Diese niedrige Zahl ist wohl auch dadurch zu erklären, daß viele Mädchen dann, wenn sie Angst vor dem Überraschtwerden oder vor äußeren Störungen haben, gar nicht erst versuchen, durch Petting einen Orgasmus zu erreichen. Das Ausbleiben des Orgasmus kann dann auch nicht als Orgasmusstörung erlebt werden. Von den Jungen, die wir interviewt haben, gab kein einziger Potenz-, insbesondere Erektionsstörungen beim Petting oder beim Koitus, an. Einige wörtliche Aussagen der Mädchen, die über Orgasmusschwierigkeiten berichteten, sind im folgenden wiedergegeben:

Mädchen (beim Petting): „Am Anfang ist es mir immer egal. Dann plötzlich Angst, schnell anziehen, unbefriedigendes Ende, kein Orgasmus."

Mädchen (beim Koitus): „Wir sind nervös, und ich komme nicht zum Orgasmus."

Mädchen (beim Koitus): „Man fühlt sich gehemmt und unterdrückt die Gefühle. Vorspiel kann man nicht richtig ausspielen. Es kommt nicht zum Orgasmus."

Mädchen (beim Koitus): „. . . dann kommt es auch meistens nicht zum Orgasmus. Man hat Angst, daß man mittendrin aufhören muß. Das ist dann blöd. Da fühlt man sich dann auch so unbefriedigt."

Mädchen (beim Koitus): „Man hat dann nicht viel davon. Da bin ich noch nie gekommen. Mochte mich meistens nicht gern ausziehen. Wenn dann einer kommt, ist man am Knuddeln."

Bemerkenswert selten wenden sich Jugendliche aggressiv gegen diese frustrierenden äußeren Kontrollen. Von den 163 Jugendlichen, die bei Petting und Koitus zumindest manchmal Angst vor Gestört- und Überraschtwerden hatten, äußerte nur ein einziges Mädchen offen und deutlich diejenige Reaktion, die eigentlich am nächsten liegt, wenn man behindert wird, nämlich Wut: „Ich fühlte mich gehemmt. Ich hatte Wut auf die Bevölkerung und Wut auf den Vater."

Die meisten Mütter und Väter wissen nicht, daß ihre Töchter und Söhne Koitus haben (vgl. Tab. 33). Da viele Jugendliche die Eltern als die entscheidenden Kontrolleure ihrer Sexualität ansehen und erleben, liegt es nahe, daß sie ihr Sexualleben vor ihnen verheimlichen und sie manchmal wohl auch regelrecht falsch informieren. Von den koituserfahrenen Mädchen und Jungen hatte ein Drittel der Mutter und ein Sechstel bzw. ein Viertel dem Vater von selber oder auf Fragen hin gesagt, daß es zum Geschlechtsverkehr gekommen war. Ungefähr ein weiteres Fünftel der Jugendlichen nahm an, daß die Eltern „etwas ahnen", hatte aber mit ihnen nicht darüber gesprochen. Die Hälfte bis zwei Drittel der Jugendlichen waren schließlich ziemlich oder völlig sicher, daß die Eltern nichts wußten.

Jungen sind in dieser Hinsicht dem Vater und der Mutter gegenüber etwa gleichermaßen offen bzw. verschlossen (vgl. Tab. 33). Mädchen hingegen informieren ihren Vater noch seltener als ihre Mutter; sie haben in dieser Frage entweder mehr Vertrauen zu oder weniger Angst vor der Mutter. Diejenigen Jungen und Mädchen, die ihren Eltern gesagt hatten, daß sie Geschlechtsverkehr haben, fragten wir nach den Reaktionen der Eltern. Dabei ergab sich, daß viele Eltern toleranter und hilfsbereiter reagierten als sicherlich viele Jugendliche und auch wir erwarteten. Allerdings dürften die Antworten unserer Probanden nicht typisch sein für alle Eltern, sondern nur für diejenigen, zu denen Jugendliche immerhin ein so gutes Verhältnis haben, daß sie mit ihnen über Sexualität sprechen können. Wenn Jugendliche ihre Eltern als streng und verbietend in dieser Frage einschätzen und auch so erlebt haben, werden sie von vornherein vermeiden, mit ihnen über ihre sexuellen Erfahrungen zu sprechen.

Die häufigste Reaktion der Eltern auf die Koituserfahrung ihrer Kinder kann man als resignative Duldung beschreiben (vgl. Tab. 34). Viele Eltern akzeptieren stillschweigend, daß der Sohn oder die Tochter Koitus hat, weil sie es ohnehin nicht ändern können. Es wäre ihnen aber lieber, wenn es noch nicht zum Geschlechtsverkehr gekommen wäre. Diese resignativ-tolerante Haltung geht sehr oft einher mit praktischen Ratschlägen oder Hilfen, vor allem im Hinblick auf Kontrazeption. Viele Eltern sprechen jetzt erstmals oder noch einmal über Empfängnisverhütungsmethoden, und viele helfen sogar, orale Ovulationshemmer oder andere Kontrazeptiva zu besorgen. Insgesamt bleibt die Hilfe aber sehr begrenzt: Bei dem besonders wichtigen Problem „Raum und Gelegenheit" helfen Eltern nur sehr selten. Beispielsweise bieten sie ihren Söhnen und Töchtern nur ganz selten an, daß die Freundin oder der Freund bei ihnen übernachten kann. Ihr Ziel scheint es oft zu sein, die Häufigkeit des Koitus zumindest einzuschränken, wenn man den Geschlechtsverkehr schon nicht ganz verhindern kann. Einige wörtliche Zitate aus den Protokollen der von uns befragten Jungen und Mädchen sollen die erwähnte resignative Duldung durch die Eltern verdeutlichen:

Junge: „Sie haben gesagt, daß ich verdammt aufpassen soll. Sie könnten mir das nicht mehr verbieten, da ich das ja so oder so tue."

Junge: „Er hat zu mir gesagt, daß ich als Junge den Mädchen gegenüber für die ganze Sache die Verantwortung tragen muß. Es sei in gewissem Sinne leichtsinnig, es hätte ja etwas passieren können. Er riet mir, wenn ich wieder in eine solche Situation käme und das Mädchen würde sagen, es nähme die Pille, solle ich mich nicht unbedingt drauf verlassen, sondern unbedingt ein Präservativ nehmen. Dann hat er mir erklärt, was er mir erklärt hätte, sei aber noch kein grünes Licht, es weiterzutun."

Junge: „. . . Sie sagte, ich solle nicht mit einem Balg kommen. Dann hat sie mir die Verhütungsmittel erklärt: Gummi, Pille. So lange ich es so mache, habe sie nichts dagegen."

Mädchen: „Es hat sie getroffen, sie machte sich Sorgen. Wir haben uns darüber unterhalten, ob es richtig ist oder nicht. Sie meinte, wenn ich es weiter tun möchte, besorgt sie mir die Pille. Sie ist nicht für die Pille, aber es sei das kleinere Übel."

Mädchen: „Zuerst war sie erstaunt, schockiert. Dann Gespräch, dann Ratschläge bezüglich Schwangerschaftsverhütung. Ich solle mich nicht mit jedem einlassen."

Mädchen: „Sie lehnte es nicht direkt ab, war allerdings nicht begeistert, und damals haben wir dann gleich über Empfängnisverhütung gesprochen."

Etwa ein Fünftel der Eltern akzeptierte ohne jeden Vorbehalt, daß der Sohn bzw. die Tochter Geschlechtsverkehr hatte; 3% bestärkten oder ermunterten ihre Kinder sogar (vgl. Tab. 34). Auch für diese Reaktionen, die auf ein Verständnis für die sexuelle Situation Jugendlicher hinweisen, geben wir im folgenden einige Beispiele:

Junge: „Sie haben mich gefragt, ob es Spaß gemacht hat. Sie haben mich etwas ermuntert. Sie haben sich für das Mädchen als Mensch interessiert. Sie sind auch sehr progressiv."

Junge: „Sie versuchte, sich mit mir darüber zu unterhalten und gab mir Ratschläge. Sie fragte mich, warum und ob ich es gern getan hätte, ob es mir irgend etwas bedeutet, ob ich das Mädchen lieben würde, ob ich das mit jeder machen würde. Sie verstand mich, verurteilte mich nicht und steht auf dem Standpunkt: jeder soll seine Erfahrungen sammeln."

Mädchen: „Meine Mutter hat mich gefragt, ob wir aufgepaßt hätten. Als ich bald darauf meine Tage bekam, war alles in Ordnung. Sie hat mir dann die Antibabypille gegeben."

Mädchen: „Sie fragte mich, wie es dazu kam und wie es war. Sie sagte, es ist natürlich, wenn man es beim ersten Mal nicht ganz so schön findet."

Insgesamt berichteten also vier Fünftel der Jugendlichen, die ihren Eltern überhaupt gesagt hatten, daß sie Geschlechtsverkehr hatten, über eine letztlich tolerante Haltung der Eltern. *Ein Fünftel stieß demgegenüber auf ablehnende Reaktionen.* Diese Ablehnung erschöpfte sich aber meistens in Vorhaltungen, ohne daß die Eltern Sanktionen verhängten (vgl. Tab. 34):

Junge: „Sie machte mir moralische Vorhaltungen. Sie machte mich auf die Folgen aufmerksam und erzählte mir, daß bei den Mädchen die Unschuld etwas Besonderes wäre . . ."

Mädchen: „Sie war ziemlich niedergeschlagen. Dann machte sie mir Vorwürfe, daß ich so was machte. Sie hatte Angst, daß ich ein Kind bekommen würde. Ich hatte auch Bauchschmerzen, und der Arzt machte Andeutungen über Schwangerschaftstests. Aber es war nichts."

Mädchen: „Meine Mutter machte mir moralische Vorwürfe und sagte von ihrem Hund: ‚Der enttäuscht mich nicht.' Sie war geknickt."

Über stark ablehnende Reaktionen der Eltern und den Versuch, den Sohn oder die Tochter von sexuellen Beziehungen durch Argumente, Drohungen oder Verbote wieder abzubringen, berichteten genau 7% der Befragten. Auch hierfür einige Beispiele:

Junge: „Sie versuchte, mich davon abzubringen. Sie meinte, es wäre zu riskant."

Junge: „Sie haben einen Krach geschlagen, da war alles dran. Dann haben sie gedroht, daß sie mich in ein Heim stecken. Deshalb passe ich jetzt immer auf, daß sie ja nichts erfahren können."

Mädchen: „Sie sagte, daß ich es nicht mehr tun sollte, sondern lieber noch zwei oder drei Jahre warten sollte, dann würde es mir auch mehr bedeuten und ich hätte mehr davon."

Mädchen: „Mein Vater war entrüstet, ich sollte mich schämen. Er hat aber keine Maßnahmen ergriffen. Meine Mutter hat es abgelehnt, hat bei dem Jungen angerufen und gedroht, ihn wegen Verführung Minderjähriger anzuzeigen."

Ausgesprochen positive (Ermunterung, Bestärkung) und ausgesprochen negative Reaktionen (Drohungen, Sanktionen, vermehrte Kontrollen) der Eltern auf die Information, daß der Sohn oder die Tochter Geschlechtsverkehr hat, sind also sehr selten. Es dominiert, wie wir bereits gesagt haben, eine duldend–resignative Haltung.

Abschließend müssen wir in diesem Kapitel auf folgendes hinweisen: Selbstverständlich konnten wir aufgrund unserer Daten nur sehr oberflächlich und ausgesprochen fragmentarisch auf das hinweisen, was wir sexuelle Behinderung der Jugendlichen genannt haben. Aus dem Gesamtbereich der sexuellen Frustrationen, Kontrollen und Behinderungen haben wir lediglich einige Aspekte, die durch relativ grobe Untersuchungsmethoden besonders leicht zu erfassen sind, herausgegriffen.

Kontrazeptionsverhalten

Nach allen Ergebnissen, die uns vorliegen, *gehört das Problem der Empfängnisverhütung zu den wichtigsten Problemen der gegenwärtigen Jugendsexualität.* Vieles spricht dafür, daß es sich bei der Kontrazeption sogar um *das* praktische Sexualproblem Jugendlicher handelt: Bei fest befreundeten Jungen und Mädchen ist Empfängnisverhütung mit Abstand das wichtigste Gesprächsthema, wenn überhaupt über Sexualität kommuniziert wird (vgl. Tab. 60); in der Rangreihe der sexuellen Themen, über die Jugendliche mehr wissen möchten, steht Kontrazeption bei Jungen an erster und bei Mädchen an vierter Stelle (vgl. Tab. 39); bei vier Fünfteln der Jungen und der Mädchen, die pettingaktiv, aber nicht koitusaktiv sind, spielt Angst vor einer Schwangerschaft als Motiv für Koitusabstinenz eine Rolle (vgl. Tab. 9); nach dem ersten Koitus fürchtete ein Viertel der Jungen und die Hälfte der Mädchen, daß es zu einer Schwangerschaft gekommen sein könnte; und schließlich hatten zwei Fünftel der Jungen und Mädchen, die in den letzten zwölf Monaten vor der Untersuchung Geschlechtsverkehr hatten, in diesem Zeitraum zumindest gelegentlich Angst vor einer Schwangerschaft (vgl. Tab. 10).

Das Ausmaß des Kontrazeptionsproblems im Jugendalter zeigen jedoch in aller Deutlichkeit erst unsere Ergebnisse über das Kontrazeptionsverhalten der 16- und 17jährigen. Wir fragten die koitusaktiven Jungen und Mädchen, wie oft sie beim Geschlechtsverkehr in den letzten zwölf Monaten vor der Untersuchung für eine Empfängnisverhütung gesorgt hatten. Ein Zehntel der Jungen und Mädchen wandten nie, zwei Zehntel unregelmäßig und lediglich sieben Zehntel wandten immer Kontrazeptiva an (vgl. Tab. 35). Nur unter dem Aspekt der Häufigkeit der Anwendung von Kontrazeptionsmitteln und -methoden betrachtet, fällt auf, *daß sich drei von zehn koitusaktiven Jugendlichen gar nicht oder nicht regelmäßig um Empfängsnisverhütung kümmerten.*

In dem Jahre vor der Untersuchung benutzten die Jugendlichen beim Geschlechtsverkehr zur Empfängnisverhütung am häufigsten orale Ovulationshemmer, am zweithäufigsten Präservative (vgl. Tab. 36). Andere Kontrazeptiva spielten nur eine untergeordnete Rolle. Unter dem Aspekt der Art der angewandten Empfängnisverhütungsmittel und -methoden betrachtet, *verließ sich ungefähr ein Zehntel der Jungen und ungefähr ein Viertel der Mädchen auf ausgesprochen unsichere kontrazeptionelle Praktiken,* wie insbesondere den Coitus interruptus.

Bezogen auf alle von uns interviewten Mädchen nahmen übrigens 11% die „Pille", davon 6% der 16jährigen und 16% der 17jährigen. Dieser Befund stimmt präzise mit dem entsprechenden Ergebnis von *Hallermann* et al. (1971) überein, nach dem ebenfalls 11% der von ihnen untersuchten 16- und 17jährigen Oberschülerinnen in Schleswig-Holstein orale Ovulationshemmer einnahmen.

Unsere Befunde zeigen insgesamt, daß sich drei Zehntel der von uns untersuchten 16- und 17jährigen koitusaktiven Jungen und Mädchen ständig oder gelegentlich der Gefahr einer ungewollten Schwangerschaft aussetzten. Außerdem wandten relativ viele Jugendliche völlig unzuverlässige Kontrazeptiva an. *Noch besorgniserregender ist das Kontrazeptionsverhalten beim ersten Geschlechtsverkehr* (vgl. Tab. 36): Ungefähr drei Zehntel der Jungen und Mädchen sorgten beim ersten Koitus überhaupt nicht für eine Empfängnisverhütung, mehr als ein Zehntel der Jungen und etwa drei Zehntel der Mädchen wandten unsichere Mittel oder Methoden an. Lediglich ein Viertel der Jungen und ein Siebtel der Mädchen berichtete über die Anwendung von oralen Ovulationshemmern beim ersten Geschlechtsverkehr. Jeweils ein Viertel der Jungen und Mädchen gab das Präservativ als Kontrazeptivum an. Daß die Mädchen beim ersten Koitus noch seltener für eine sichere Kontrazeption sorgten als die Jungen, läßt sich wahrscheinlich auch dadurch erklären, daß die Jungen ihren ersten Koitus häufig mit älteren Partnerinnen hatten, die sich intensiver um eine Kontrazeption kümmerten und höchstwahrscheinlich leichter orale Ovulationshemmer erhalten konnten.

Das häufig fahrlässige Kontrazeptionsverhalten der Jugendlichen geht offenbar nicht auf mangelhaftes Wissen zurück; denn *die Grundkenntnisse über die Effektivität verschiedener Kontrazeptiva scheinen nach unseren Ergebnissen ausreichend zu sein.* Wir fragten alle Jungen und Mädchen, welches Kontrazeptivum sie als sicherstes und zweitsicherstes einem Freund bzw. einer Freundin empfehlen würden, wenn man sie danach fragte (vgl. Tab. 37). Acht Zehntel der Jungen und der Mädchen nannten als effektivste Kontrazeptiva die oralen Ovulationshemmer, neun Zehntel nannten die „Pille" an erster oder zweiter Stelle. Wenn man alle angegebenen Empfängnisverhütungsmittel und -methoden nach der ihnen zugesprochenen Effektivität in eine Rangreihe bringt, dann liegt das Präservativ auf dem zweiten Platz. Alle anderen Kontrazeptiva wurden deutlich seltener genannt oder spielten eine ausgesprochen untergeordnete Rolle. Insgesamt hat nach unseren Befunden höchstens ein Zehntel der Jungen und Mädchen falsche Vorstellungen von der Wirksamkeit der wichtigsten Kontrazeptionsmittel und -methoden. Das Kontrazeptionsverhalten der Jugendlichen ist also sehr viel unzureichender als ihr Wissen. Das im Grunde fahrlässige Verhalten ist aber nicht den Jugendlichen anzulasten, sondern denjenigen, die über die Zulässigkeit und Verteilung von sicheren Kontrazeptiva entscheiden.

Wenn es um das Empfehlen, Bereitstellen und Verordnen effektiver Kontrazeptiva geht, dann sind Ärzte zentral angesprochen. Nach den *„Leitsätzen der Bundesärztekammer"* (1970) sollen Mädchen unter 16 Jahren Ovulationshemmer jedoch überhaupt nicht erhalten; Jugendliche zwischen 16 und 18 Jahren sollen Ovulationshemmer nur dann bekommen, wenn die Einwilligung der Eltern oder des Sorgeberechtigten vorliegt. Diese Empfehlungen sind unsachlich, einseitig und oppressiv. Da wir an dieser Stelle keine ausführliche Kritik bringen wollen, sei nur so viel gesagt: Sachkenner haben bereits festgestellt, daß die medizinische Begründung falsch ist, zumindest aber oberflächlich (vgl. z. B. *Kepp* 1970). Außerdem sind diese Empfehlungen einseitig, weil andere Kontrazeptiva, insbesondere mechanische, die für Jugendliche zu diskutieren sind, einfach übergangen werden. Oppressiv schließlich sind die „Leitsätze", weil so getan wird, als seien Mädchen unter 16 Jahren durchweg „unbescholten", als müßten sie vor sexuellen Beziehungen „bewahrt" werden.

Daß diese Vorstellungen realitätsfern sind, kann der vorliegenden Untersuchung entnommen werden: Mit 15 Jahren hat heute jedes zehnte Mädchen, mit 16 Jahren bereits jedes dritte Mädchen Geschlechtsverkehr gehabt. Von den Mädchen, die zur Zeit unserer Untersuchung 17 Jahre alt waren, das 18. Lebensjahr also noch nicht vollendet hatten, war jede zweite koituserfahren. Der Geschlechtsverkehr findet, wie wir ebenfalls berichtet haben, in der Regel in der Wohnung der Eltern statt. Diese besitzen jedoch – im Gegensatz zu den Annahmen der Bundesärztekammer – relativ selten das Vertrauen ihrer Kinder: die meisten Mütter und Väter sind nicht voll darüber informiert, daß der Sohn oder die Tochter Geschlechtsverkehr hat.

Schließlich ist zu bedenken, daß die Aufnahme von Koitusbeziehungen, wie immer wieder angenommen wird, nicht durch das Vorenthalten sachlicher Informationen und effektiver Kontrazeptiva zu verhindern ist. Aus unseren Ergebnissen geht vielmehr hervor, daß viele Minderjährige Koitus haben, obwohl sie überhaupt nicht oder unregelmäßig oder mit ungeeigneten Mitteln und Methoden für eine Empfängnisverhütung sorgen. Wann es bei diesen Mädchen zu einer unerwünschten Schwangerschaft kommt, ist eigentlich nur eine Frage der Zeit. Ebenso ist nicht empirisch zu belegen, daß die Information über Empfängnisverhütung und das Bereitstellen von effektiven Kontrazeptiva bei Jugendlichen zu einer deutlichen Zunahme von sexuellen Beziehungen oder gar, wie auch immer wieder vermutet wird, zu „Promiskuität" führt. Wenn Ärzte oder überhaupt Erwachsene die Gefahr einer ungewollten Schwangerschaft einfach hinnehmen oder sogar durch negative Sanktionen vergrößern und dieses Vorgehen nicht mit medizinischen Notwendigkeiten begründen können, dann verhalten sie sich unärztlich oder „unmoralisch". Dabei wird es ihnen nicht gelingen, das, was sie erreichen wollen – ein vermeintlich moralisches Verhalten –, auch tatsächlich zu erzwingen.

Sexualaufklärung

Zu dem sehr umfangreichen Gebiet der Sexualaufklärung haben wir absichtlich nur wenige Fragen gestellt. Diese Fragen sollten dazu dienen, innerhalb eines Interviews vom allgemeinen Teil zu dem Teil überzuleiten, der sich direkt der Sexualität des Befragten zuwendet. Obwohl die Fragen zur sexuellen Aufklärung eher eine „Blockbrecher"-Funktion hatten, wollen wir hier doch die wichtigsten Ergebnisse zu diesem Bereich mitteilen, weil sie möglicherweise für sexualpädagogische Fragestellungen von Relevanz sind.

Wenn man Jugendliche ganz einfach fragt, wie sie ihr eigenes Sexualwissen beurteilen, dann *bezeichnen sie ganz überwiegend* – genau sind es über vier Fünftel der Jungen und der Mädchen – *ihre Sexualkenntnisse als genügend.* Nur Minderheiten – jeweils etwas mehr als ein Zehntel der Jungen und der Mädchen – äußern sofort, daß ihr Sexualwissen zu gering oder viel zu gering sei (vgl. Tab. 38).

Legt man *demgegenüber* den Jugendlichen eine Liste mit sexuellen Themen vor und fragt, über welche dieser Themen sie nähere Informationen haben möchten, dann stellt sich ein erstaunlich *großes Informationsbedürfnis* heraus (vgl. Tab. 39). Von 18 vorgegebenen Themen nannten die Jugendlichen am *häufigsten Themen mit einem starken gesellschaftlichen oder sozialen Aspekt* (Kommunen und Gruppenehen, Einstellungen anderer zur Sexualität, Zusammenhänge von Sexualität und Politik, Ehe) *sowie Empfängnisverhütung.* Über diese Bereiche der Sexualität wollten zwei Drittel bis drei Viertel der Jungen und Mädchen nähere Informationen haben. Wenn man von der Empfängnisverhütung absieht, nehmen Themen mit praktischer Relevanz für das eigene Sexualleben eine mittlere Position ein: Diese Fragen – z. B. über den Orgasmus der Frau, über die Schädlichkeit sexueller Abstinenz, über Stellungen beim Geschlechtsverkehr und über Selbstbefriedigung – werden von zwei Fünfteln bis zwei Dritteln der Jugendlichen als Inhalte gewünschter Sexualaufklärung genannt. Ausgesprochen *biologische Themen,* wie die Periode der Frau und die Genitalien des Mannes und der Frau, *interessieren die wenigsten Jugendlichen:* Nur ein Zehntel bis zwei Fünftel der Jungen und Mädchen wünschen sich nähere Informationen über diese Bereiche.

Außerdem fragten wir alle Probanden, von wem oder wodurch sie die Informationen über Sexualität erhalten haben, die für sie *persönlich* am wichtigsten waren, sowie von wem oder wodurch sie am liebsten mehr über die Themen erfahren möchten, die sie vorher, wie oben ausgeführt, als Inhalte einer weiteren Sexualinformation genannt hatten. Bei der Frage nach der *real wichtigsten Aufklärungsquelle* wurden am häufigsten, und zwar von fast der Hälfte der Mädchen und drei Zehnteln der Jungen, *Angehörige der eigenen Familie* genannt, vor allem die Eltern insgesamt oder die Mutter (vgl. Tab. 40). Von den Jungen wurden als persönlich wichtigste Aufklärungsquelle in einem praktisch ebenso hohen Prozentsatz *Gleichaltrige* genannt, bei den Mädchen spielten diese Sexualinformanten demgegenüber eine untergeordnete Rolle, jedenfalls in Relation zu den Familienangehörigen. Die *institutionellen Aufklärer* – Schule bzw. Lehrer und Kirchen bzw. Geistliche – sind nach den Angaben unserer Probanden *auffällig bedeutungslos:* insgesamt nur jeder zehnte Jugendliche nannte sie als persönlich wichtige Informationsquelle. Ärzte und andere Fachleute werden sogar nur von jedem hundertsten Jugendlichen genannt. Von bemerkenswerter Bedeutungslosigkeit als Informationsvermittler sind schließlich auch die ausgesprochenen *Massenkommunikationsmittel* wie Illustrierte, Zeitungen, Film und Fernsehen. Weniger als ein Zehntel der Jugendlichen hat über diese Medien das erfahren, was als persönlich am wichtigsten bezeichnet wird. *Demgegenüber wird Büchern* von rund zwei Zehnteln der Jugendlichen *ein großer Aufklärungswert zugesprochen.* Sie sind bei den Mädchen nach den Familienangehörigen die zweitwichtigste, bei den Jungen nach den Gleichaltrigen und den Familienangehörigen die drittwichtigste Aufklärungsquelle.

Im Hinblick auf die präferierte Aufklärungsquelle ergeben sich deutliche Verschiebungen (vgl. Tab. 40). Auffällig ist zunächst die reduzierte Bedeutung der Familienangehörigen, insbesondere wieder der Eltern. Nur jeder sechste Jugendliche bevorzugt sie als Aufklärungsquelle. Auch die Gleichaltrigen sind eher reale als präferierte Aufklärungsträger. Demgegenüber nehmen Fachleute, wie z. B. Ärzte, und von den Jugendlichen als „erfahrene Leute" bezeichnete Informanten an Bedeutung zu. Fast jeder fünfte Junge und jedes fünfte Mädchen möchte von ihnen informiert werden. Die Bedeutung der Bücher als Informationsquelle bleibt gleichermaßen stark, die Bedeutung der institutionellen Aufklärer und der Massenkommunikationsmittel gleichermaßen gering. Für Sexualpädagogen ist vielleicht interessant, *daß gegenwärtig – in dieser Reihenfolge – Bücher, Fachleute einschließlich „erfahrener Leute" und Eltern die von den Jugendlichen präferierten Aufklärungsquellen sind.* Nur jeder zehnte Junge und sogar nur jedes dreißigste Mädchen möchte am liebsten in der Schule bzw. vom Lehrer mehr über Sexualität erfahren.

Schließlich fragten wir die Jungen und Mädchen noch, wie sie sich das Verhalten des Lehrers im Sexualkundeunterricht wünschten (vgl. Tab. 41). Als Modell haben wir dabei die Einstellung des Lehrers zum Geschlechtsverkehr Jugendlicher herausgegriffen. Überwiegende Mehrheiten der Jungen und Mädchen, nämlich acht bis neun Zehntel, sind der Auffassung, daß sich der Lehrer im Sexualkundeunterricht nicht in die Entscheidung des Schülers, ob er Geschlechtsverkehr macht oder nicht, einmischen sollte. *In der Regel erwarten die Jugendlichen weder eine Empfehlung des Geschlechtsverkehrs noch ein Koitusverbot.* Vor die weitere Wahl gestellt, ob der Lehrer eher Geschlechtsverkehr empfehlen oder ablehnen sollte, entscheiden sich drei Viertel der Jungen und zwei Drittel der Mädchen dann doch eher für den eindeutig koitusbejahenden Lehrer. Ein Lehrer, der empfiehlt, daß Jugendliche keinen Geschlechtsverkehr haben, ist für praktisch alle Jungen und Mädchen der unerwünschteste Sexualpädagoge.

Haschisch und Sexualität

Zum Zeitpunkt unserer Untersuchung hatte jeder zweite Junge und jedes vierte Mädchen zumindest einmal Haschisch genommen. Das gilt sowohl für die 16- als auch für die 17jährigen sowie etwa gleichermaßen für die Hauptschüler, Realschüler und Gymnasiasten (vgl. Tab. 42). Nicht nur einmal, sondern mehrmals gehascht hatten ungefähr zwei Fünftel der Jungen und ein Fünftel der Mädchen. Auch dieser Prozentsatz variiert so gut wie nicht oder nur sehr geringfügig mit dem Alter und mit der Schulbildung.

In den letzten drei Monaten vor unserer Untersuchung hatten drei Fünftel aller Jungen und vier Fünftel aller Mädchen nie Haschisch genommen. Von denjenigen, die überhaupt über einen Haschischkonsum in diesem Zeitraum berichteten, hatten die meisten Haschisch nur sporadisch genommen. Regelmäßig, d. h. mindestens einmal in der Woche, hatte jeder zehnte Junge und jedes zwanzigste Mädchen Haschisch gebraucht. Einen häufigen Haschischkonsum, d. h. mindestens alle 2 Tage, gaben lediglich 4% der Jungen und 1% der Mädchen an (vgl. Tab. 43).

Die meisten Jugendlichen – sechs bis sieben Zehntel – *akzeptieren den Haschischkonsum Jugendlicher prinzipiell, oft jedoch mit Vorbehalten,* wenn sie sagen: „kommt darauf an" (vgl. Tab. 44). 16- und 17jährige unterscheiden sich nicht in dieser Einstellung. Bei den Jungen hat die Schulbildung auf die Einstellung zum Haschischkonsum keinen Einfluß, bei den Mädchen hingegen nimmt eine billigende Haltung mit dem Grad der Schulbildung zu. Hauptschülerinnen haben somit die restriktivste Einstellung: Sechs Zehntel lehnten den Gebrauch von Haschisch als „nicht richtig" ab.

Nach diesen orientierenden Daten wollen wir jetzt zwei Fragen aus dem Komplex „Haschisch und Sexualität" nachgehen. Einmal der Frage, ob und inwiefern der Gebrauch von Haschisch aktuell auf die Sexualität wirkt. Zum anderen wollen wir das Sexualverhalten und die Sexualideologie von Haschisch-Benutzern und Haschisch-Abstinenten vergleichen.

104 Jungen und 56 Mädchen unserer Stichprobe hatten schon einmal unter Haschisch-Wirkung Masturbation, Petting oder Koitus gemacht. Diese Jugendlichen fragten wir, ob und wie sich das Haschisch auf ihre Sexualität auswirkte. *Ungefähr zwei Fünftel der Jungen und Mädchen hatten keinen Einfluß des Haschisch-Konsums auf ihre Sexualität beobachtet* (vgl. Tab. 45). *Etwa ebenso viele Jungen und Mädchen registrierten eine anregende Wirkung. Über einen dämpfenden Effekt berichtete rund ein Zehntel.* Jeder zwanzigste Junge und jedes zwanzigste Mädchen schließlich gab an, daß sich das Haschisch ganz unterschiedlich auswirkte.

Die Jugendlichen, die einen anregenden Effekt des Haschisch beobachtet hatten, beschrieben diesen als gesteigerte Erregung und gesteigertes Verlangen oder als gesteigerte Lustempfindungen und gesteigerte Sensibilität oder bezeichneten sich als freier, ungehemmter und gelöster:

Junge: „Ich hatte mehr Lustempfinden, ich wollte Geschlechtsverkehr haben, hatte ein sehr starkes sexuelles Verlangen."

Junge: „Ich hatte die Empfindung, daß man willenloser ist, daß man keine Hemmung vor seiner Umgebung hat. Man könnte dann auch vor anderen einen Geschlechtsverkehr haben."

Junge: „Erstens fühlt man sich dann wie im siebenten Himmel, und zweitens glaubt man, daß man potenter ist. Wenn das Mädchen auch genommen hat, wird aber alles ein wenig unkontrolliert."

Junge: „Man ist enthemmter, so ähnlich wie nach Alkohol, doch geistig klarer."

Junge: „Ich hatte ein starkes Bedürfnis, mit einer Frau zu schlafen. Wenn ich meine Freundin anfaßte, konnte ich sie viel intensiver fühlen – ungeheuer erregend."

Junge: „Das wirkt sich schlimm aus, das wird ein einziges Liebesfest: Dann ist meine Freundin hinterher immer fällig. Wir liegen im Haufen mit anderen, alles wird sexuell empfunden. Nicht, daß wir alle Geschlechtsverkehr haben. Es ist eine überstarke Empfindung des Sexuellen.

Mädchen: „Sexuelles Bedürfnis wird gesteigert, danach jedesmal Orgasmus."

Mädchen: „Ich hätte sofort in dem Moment mit dem Jungen schlafen können. Es wäre mir egal gewesen, ob es mein fester Freund war oder nicht. Das war für mich nur der Beweis, daß Sexualität völlig getrennt sein kann von geistiger Zuneigung."

Mädchen: „Man ist schneller bereit, mit einem Jungen zu schlafen. Man achtet nicht so sehr auf die Umgebung und paßt nicht so auf. Man erreicht schneller den Orgasmus."

Mädchen: „Ich werde dadurch aufgeputscht. Man möchte gern Geschlechtsverkehr machen, man träumt dann von schönen Dingen mit Jungen, Geschlechtsakt, Zärtlichkeit, man erlebt es fast."

Mädchen: „Man hat irgendwie Begierde nach einem Geschlechtsverkehr. Man wußte nicht, was man richtig tut. Man überlegt überhaupt nicht, ob das sittlich ist oder nicht. Man ist freier und nicht so gehemmt. Man denkt nicht an die Folgen und an die Eltern, und was die Eltern einem da einprägen, das ist alles in die Luft geblasen."

Zur Illustration des dämpfenden Effektes auf die Sexualität geben wir folgende Auszüge aus den Wortprotokollen wieder:

Junge: „Da habe ich einfach kein Verlangen mehr gehabt, da ich so mit mir selbst beschäftigt war, daß ich unfähig war, aktiv Kontakt zu anderen herzustellen."

Junge: „Nicht gut, war nichts mehr drin. Wenn ich high bin, habe ich überhaupt nichts Sexuelles. Wenn Du high bist, kannst Du gar nicht auf solche Gedanken kommen."

Junge: „An Sexualität habe ich überhaupt nicht gedacht. Ich habe immer lachen müssen. Da ist man vollkommen labil. Ich hatte überhaupt keine sexuellen Vorstellungen."

Junge: „Ich habe da gar kein Interesse mehr gehabt für Sexualität. Ich habe mich nur stärker aufgeführt, Scheiben zusammengehauen. Das haben mir die anderen gesagt, ich weiß das nicht."

Mädchen: „Negativ, werde dadurch nicht erregt. Jungens sind mir ziemlich gleichgültig."

Mädchen: „Überhaupt kein Empfinden gehabt, träge und müde, wäre völlig unfähig gewesen, sexuell was anzufangen."

Mädchen: „Die Sexualität wird gedämpft, tritt wesentlich in den Hintergrund."

In den Tabellen 46 bis 48 sind Hintergrunddaten, Daten über das Sexualverhalten und über die Sexualideologie von Haschisch-Erfahrenen und Haschisch-Unerfahrenen miteinander verglichen. Zunächst ist festzuhalten, *daß nach diesem Vergleich Jugendliche, die mehrmals Haschisch genommen haben, sexuell insgesamt erfahrener sind als Jugendliche, die noch nie Haschisch gebraucht haben.* Das gilt sowohl für verschiedene Formen des Pettings als auch für Koitus und homosexuelle Kontakte. Die Masturbationerfahrung ist demgegenüber bei beiden Gruppen gleich groß (vgl. Tab. 47).

Im Hinblick auf die sexuelle Aktivität in den letzten zwölf Monaten vor der Untersuchung ergibt sich, *daß die meisten Haschisch-Unerfahrenen heterosexuell abstinent waren, während die meisten Haschisch-Erfahrenen koitusaktiv waren* (vgl. Tab. 47). Vergleicht man die Koitusaktiven miteinander, dann ergibt sich eine leichte Tendenz in Richtung auf eine größere Partnermobilität bei den Haschisch-Erfahrenen. Schließlich hat die Haschisch-Erfahrung offenbar bei den Jungen keinen Einfluß auf die Masturbationsaktivität, während sich bei den Mädchen eine größere Masturbationsaktivität für die Haschisch-Erfahrenen ergab.

In Übereinstimmung mit diesen Befunden zum Sexualverhalten ergaben sich deutliche Hinweise auf eine *freizügigere Einstellung zur Sexualität bei den Haschisch-Erfahrenen* (vgl. Tab. 48). Jugendliche, die mehrmals Haschisch genommen haben, unterscheiden sich von Haschisch-Unerfahrenen dadurch, daß sie die Liebe als zentrale Wertvorstellung nicht so stark betonen, daß sie eher für einen mutuellen Treueverzicht sind, seltener heiraten wollen und positiver zur Kommune eingestellt sind.

Ganz ohne Frage weisen die genannten Befunde *nicht* auf einen *kausalen Zusammenhang* zwischen Haschisch-Konsum einerseits und größere sexuelle Erfahrung bzw. Aktivität und größere sexuelle Freizügigkeit andererseits hin. Es dürfte vielmehr so sein, daß eine generelle Tendenz zu nichtkonformistischem Verhalten sowohl die Permissivität gegenüber dem Haschisch-Gebrauch als auch die sexuelle Permissivität begünstigt. Diese Annahme belegen auch die Daten der Tabelle 46, aus denen hervorgeht, daß die Haschisch-Erfahrenen besonders selten einen konservativen Hintergrund haben: Sie sind seltener als die Haschisch-Unerfahrenen kirchlich und religiös gebunden und tendieren häufiger zu politisch progressiven Parteien und Einstellungen.

An dieser Stelle möchten wir ausdrücklich betonen, daß die Frage nach dem Zusammenhang zwischen Haschisch und Sexualität in unserer Untersuchung nur einen untergeordneten Stellenwert haben konnte. Unsere Ergebnisse beziehen sich daher nur auf wenige Aspekte dieses Fragenkomplexes. Unter anderem wegen dieser Situation hat *Amendt* (1973) etwa zu der Zeit, als wir „angepaßte“ Jungen und Mädchen interviewten, Jugendliche der Drogensubkultur untersucht. Da sich *Amendt* anderer, für dieses spezielle Problem geeigneterer Methoden, wie teilnehmende Beobachtung und Tiefeninterviews, bedienen konnte, sind seine Ergebnisse relevanter.

Wertvorstellungen

In diesem Kapitel stellen wir die Ergebnisse unserer Untersuchung dar, die sich auf die Sexualideologie der gegenwärtigen Jugend beziehen. Dabei ist es zunächst wichtig zu erfahren, welche Funktionen und welche Bedeutung die Jugendlichen der Sexualität zusprechen. Wir fragten alle Jugendlichen, warum man überhaupt Sexualität mache und welche Bedeutung Sexualität habe (vgl. Tab. 49). Jungen ebenso wie Mädchen meinten am häufigsten, Sexualität sei vor allem da, damit man Lust, Freude, Spaß und Befriedigung hat, damit man einander näherkommt und damit man seine Beziehung festigt. *Die Jugendlichen stellen also das heraus, was man kurz Lust- und Sozialfunktion der Sexualität nennen könnte.*

Zur Illustration dieser Ansichten geben wir im folgenden Zitate aus den Wortprotokollen wieder. Hier zunächst Aussagen, die die Lustfunktion der Sexualität in den Mittelpunkt stellen:

Junge: „Man hat das Verlangen danach. Da das Ziel der Orgasmus ist, ist es eigentlich der Sinn, der hinter all unseren Bemühungen steht, es zu etwas zu bringen."

Junge: „Auf keinen Fall bloß zur Fortpflanzung. Da wär' man ja wie ein Tier. Ich glaube, der Spaß ist dabei die Hauptsache, aber beide – Junge und Mädchen – müssen Spaß daran haben, sonst ist nachher einer sauer. Wenn zwei sich richtig lieben, dann muß man auch zusammen schlafen. Denn wenn man nachher vielleicht heiratet, da muß schon klar sein, ob man auch im Bett zueinander paßt."

Junge: „Wegen Kinder bestimmt nicht, es sei denn, sie brauchen einen Thronfolger. Mir macht es Freude und den Frauen meist auch."

Mädchen: „Um sich sexuell zu befriedigen und weil von der sexuellen Befriedigung der ganze seelische Zustand eines Menschen abhängig ist. Positiver Einfluß auf die Beziehung durch sexuelle Ausgeglichenheit. Die Befriedigung ist aber nicht das gleiche wie bei der Selbstbefriedigung, da der seelische Zustand damit zusammenhängt."

Mädchen: „Alle normalen Menschen machen irgendwann Geschlechtsverkehr, sonst wird man eine vertrocknete Jungfer. Man macht es, weil man den Drang hat, nicht wegen der Vermehrung, das ergibt sich."

Wenn die Jugendlichen die soziale Funktion der Sexualität herausstellen, betonen sie vor allem die *mikrosoziale,* aber nicht die gesamtgesellschaftliche und politische Bedeutung der Sexualität:

Junge: „Man kommt sich dadurch näher. Es besteht dadurch eine stärkere Bindung oder es hört ganz auf. Man merkt, ob man zueinander paßt. Es ist in erster Linie dazu da, zwei Menschen einander näherzubringen."

Junge: „Die Sexualität bringt die Menschen mehr zueinander. Man versteht sich dann besser. Man macht es, weil es wohl befriedigt, mehr als Geld und Ansehen. Die Fortpflanzung will man doch meistens vermeiden."

Mädchen: „Wenn man einen Jungen liebt, möchte man es ihm auch zeigen. Dadurch werden zwei Menschen viel enger aneinandergebunden als durch sonstwas."

Mädchen: „Ich finde sie wichtig für das menschliche Zusammenleben. Sie spielt eine große Rolle im Leben. Das Bedürfnis zum Geschlechtsverkehr liegt nun einmal im Menschen drin. Weil es Freude macht, weil es zwei Menschen näherbringt."

Mädchen: „Die Liebe erreicht dadurch ihren Höhepunkt. Um sich gegenseitig die Liebe zu zeigen. Weil es zwei Menschen näherbringt."

Bemerkenswert ist, daß nur wenige Jungen und Mädchen auf die Frage nach der Bedeutung der Sexualität mit Hinweisen auf psychohygienische Aspekte, emotionale Stabilität oder Herabsetzung von Aggressivität antworteten (vgl. Tab. 49). *Die psychischen Funktionen der Sexualität scheinen demnach vielen Jugendlichen nicht so wichtig oder klar zu sein wie oft vermutet wird.* Zum besseren Verständnis zitieren wir wieder einige wörtliche Aussagen:

Junge: „Es ist notwendig zum ausgeglichenen Menschen und Leben. Die Beziehungen zwischen Mann und Frau sind so, daß sie beide brauchen. Sie werden dann ruhiger. Man hat etwas, woran man sich halten kann und ist dann gelöster. Man kommt sich durch den Geschlechtsverkehr näher, so daß man sich dann an dem anderen halten kann."

Junge: „Sexualität hat für mich die Bedeutung, Aggressionen, Verkrampfungen freizulegen: Sex macht einen Krieg unmöglich! Viele machen es, weil sie glauben, man müsse es wohl mal gemacht haben . . ."

Mädchen: „Durch die Befriedigung wird man ausgeglichener. Es ist gut für den Abbau von Aggressionen. Befriedigung ist nicht mehr körperlich gemeint."

Mädchen: „Sie hat erstrangige Bedeutung. Sie ist ziemlich wichtig. Man hat auch gesehen, daß sexuelle Beschränkung und Enthaltung zu politischen Aggressionen führen kann. Wenn sich Frustrationen stauen, führt das zu großer Aggressivität. Das Bild von der sauberen Jugend wirkt sich negativ aus. Es liegt in der Natur des Menschen. Durch die Erziehung erhält man eine zu negative Auffassung von der Sexualität."

Ein weiterer auffälliger Befund ist, *daß nur wenige Jungen und Mädchen in der Fortpflanzung die Hauptfunktion der Sexualität sehen.* Äußerungen wie die folgenden sind ausgesprochen selten:

Junge: „Sie dient der Fortpflanzung. Sie ist hin und wieder ein Ansporn, daß man vielleicht einen Sinn des Lebens darin sieht . . . In erster Linie ist die Fortpflanzung wichtig."

Junge: „Die Sexualität dient natürlich der Fortpflanzung. Aber die meisten Leute betreiben es, weil es ihnen Spaß macht."

Mädchen: „Na ja, der Mensch hat die Eigenschaft, daß er sich vermehren muß."

Mädchen: „Es soll beides sein, wenn man sich liebt, soll es schön sein, und dann will man ja auch, wenn man es sich leisten kann, Kinder. Das ist ja auch der Unterschied zwischen Mensch und Tier, daß man es nicht mehr so aus Gaudi macht."

So betont wird die Fortpflanzungsfunktion, wie gesagt, sehr selten. In der Regel, wird sie eher, sofern sie überhaupt erwähnt wird, als untergeordnet dargestellt. Insgesamt ist nicht zu übersehen, daß die gegenwärtige Jugend von der traditionellen Vorstellung, Sexualität sei eng mit Reproduktion verknüpft oder falle sogar mit dieser zusammen, weitgehend abgerückt ist. Um diese Einstellung der Jugendlichen noch einmal zu illustrieren und außerdem zu zeigen, daß sehr oft mehrere Funktionen und Bedeutungen der Sexualität auf unsere Frage genannt worden sind, geben wir die folgenden Auszüge wieder:

Junge: „Zur Befriedigung und aus Liebe, zur Fortpflanzung und weil es Freude macht."

Junge: „Seine eigenen Bedürfnisse zu befriedigen. Eine bessere Beziehung zu bekommen. Nicht vor allem zur Fortpflanzung. Auch weil es Freude macht."

Junge: „Sexuelle Beziehungen sind der jeweilige Höhepunkt der Zuneigung zwischen Partnern, die sich zumindest gernhaben. Sex ist nichts Verbotenes oder Minderwertiges, wenn man nicht nur Egoist ist, sondern auch will, daß der Partner Spaß daran hat. Fortpflanzung spielt nur eine Nebenrolle. Menschen ohne sexuelles Leben sind nur halbe Menschen. Sex unterdrücken bedeutet: seine Natur verleugnen. Gesundes Sexualleben ist auch für die menschliche Gesellschaft wichtig."

Junge: „Sexualität ist Zeichen von Liebe. Es muß Spaß machen. In erster Linie dient sie zur Befriedigung. Fortpflanzung muß nicht unbedingt mit Sexualität verbunden sein. Sexualität bindet die Menschen fester und bringt sie einander näher, ohne daß große Verpflichtungen dabei sind. Sexualität und Heiraten ist nicht dasselbe. Leider besteht der Mißstand, daß in Deutschland doch Sexualität mit Heiraten gleichgesetzt wird, hauptsächlich auf dem Land."

Mädchen: „Sexualität, entsprungen aus echter Liebe, ist für mich das Schönste und der einzige Wert, den es gibt. Es muß sie geben, damit die Menschen sich abreagieren können. Sonst würden ihre Aggressionen mehr noch als bisher in Kriege ausarten. Der Wunsch nach einem Kind spielt heute nicht mehr eine große Rolle, vielmehr die Freude am Körper, verbunden mit dem Verstand. Sexualität ist eine Befreiung aus unserer Leistungsgesellschaft."

Mädchen: „Sexualität ist ein äußeres Zeichen der Liebe. Man macht es, um seinen Trieb zu befriedigen, es ist etwas Natürliches. Sexualität sollte zwei Menschen näherbringen, leider kann es auch nicht der Fall sein. Es macht Freude. Sexualität im Sinne der Fortpflanzung – da denken doch die wenigsten Menschen dran."

Mädchen: „Um seine Triebe zu befriedigen. Um mit jemandem näher zusammensein zu können, den man eben gern hat. Eventuell noch, wenn man ein Kind haben will, aber das ist dann nicht losgelöst von den anderen Gründen."

Mädchen: „Weil man sich gern hat, weil es Freude macht, weil es naturgegeben ist und man es einfach machen muß. Weil man dem anderen zeigen möchte, wie lieb man ihn hat. Mit dem Körper kann man seine Liebe unmißverständlicher ausdrücken als mit Worten. Der Wunsch nach Kindern steht seltener als Grund hinter einem Geschlechtsverkehr."

Ebensowenig wie die Jugendlichen heute ein Junktim zwischen Sexualität und Fortpflanzung herstellen, verbinden sie „volle" heterosexuelle Beziehungen mit der Institution Ehe (vgl. Tab. 50 bis 53). *Nur 1% bis 2% der Jungen und Mädchen haben die Einstellung, daß man mit dem Geschlechtsverkehr bis zur Heirat bzw. Ehe warten sollte.* 3% bis 5% der Jugendlichen wollen das selber tun. *Ganz überwiegende Mehrheiten, nämlich 98% der Mädchen und der Jungen, halten Koitusbeziehungen unverheirateter junger Leute prinzipiell für zulässig* (vgl. Tab. 53). Nur 1% bis 2% der Jungen und Mädchen setzen dabei voraus, daß diese „jungen Leute" 20 Jahre oder älter sind (vgl. Tab. 50). Alle anderen Probanden nannten eine niedrigere Altersgrenze für die Aufnahme von Koitusbeziehungen Jugendlicher oder sagten: „sobald sie Verlangen haben" bzw. „sobald sie reif sind".

An die Stelle der Wertvorstellung „Ehe" sind andere Kriterien für die Aufnahme von Koitusbeziehungen im Jugendalter getreten. Mit drei sehr unterschiedlichen Fragen (vgl. Tab. 51 bis 53) versuchten wir, die heute dominierenden Wertvorstellungen zu erfassen. *Spontan nannten die meisten der Befragten – drei bis vier Fünftel – eine personale Beziehung als Voraussetzung für die Aufnahme von Geschlechtsverkehr.* Diese personale Beziehung wurde verbalisiert als „Liebe", „Sympathie", „Zuneigung", „Sichgernhaben", „Freundschaft", „Sichgutverstehen" usw. *Am zweithäufigsten, und zwar von jeweils ungefähr der Hälfte der Probanden, wurde das Kriterium „Empfängnisverhütung" genannt.* Diese Jugendlichen sind der Ansicht, daß man erst dann Geschlechtsverkehr haben sollte, wenn für Kontrazeption gesorgt ist. An dritter Stelle wurde spontan auf das Vorhandensein von *Mutualität*, d. h. von beiderseitigem Einverständnis und Verlangen, hingewiesen. Diese Voraussetzung nannten zwei Zehntel der Mädchen und vier Zehntel der Jungen. Nicht einmal ein Zehntel der Jugendlichen sprach sich für *„hedonistische" Motive* aus und betonte die Bedeutung von Lust, Spaß, Freude usw.

Die Bedeutung der Wertvorstellung „personale Beziehung", die vor allem als „Liebe" imponiert, zeigt sich auch, wenn man den Probanden Modelle vorlegt, in denen die Voraussetzungen für die Aufnahme von Koitusbeziehungen im Jugendalter unterschiedlich formuliert sind (vgl. Tab. 52). *Vier Fünftel der Mädchen wollen nach diesen Ergebnissen nur mit einem Jungen Geschlechtsverkehr haben, den sie richtig lieben.* Ein weiteres Zehntel der Mädchen möchte hauptsächlich mit einem Partner Koitus haben, der richtig geliebt wird, würde aber, wenn sich eine Gelegenheit ergibt, auch mit anderen Jungen schlafen. Nur 3% aller Mädchen würden mit jedem Jungen schlafen, der ihnen gefällt und dazu bereit ist, ob sie ihn nun lieben oder nicht. *Von den Jungen sprachen sich ebenfalls die meisten dafür aus, Koitusbeziehungen auf einen geliebten Partner zu begrenzen.* Diese Einstellung vertrat fast jeder zweite Junge. Im Gegensatz zu den Mädchen sind aber doch erheblich mehr Jungen dazu bereit, das Junktim zwischen Sexualität und Liebe etwas zu lockern: immerhin ein Drittel aller Jungen würde zumindest gelegentlich auch mit Mädchen Geschlechtsverkehr haben, die nicht richtig geliebt werden, und ein weiteres Sechstel der Jungen geht ganz von der Bedingung „Liebe" ab.

Schließlich haben wir die Einstellungen zum Geschlechtsverkehr Unverheirateter nach *Reiss* (1960) klassifiziert (vgl. Tab. 53). Auch nach diesen Befunden ist für die meisten Jugendlichen „Liebe" die entscheidende Bedingung für die Aufnahme von Koitus: *Gut die Hälfte der Jungen und drei Viertel der Mädchen vertraten den Standard „Freizügigkeit bei Liebe".* Mit den bereits genannten Ergebnissen korrespondierend, sind diesmal *drei Zehntel der Jungen und ein Sechstel der Mädchen für „Freizügigkeit ohne Liebe",* d. h., sie akzeptieren Koitusbeziehungen für unverheiratete Jungen und Mädchen, auch wenn keine Liebesbeziehung besteht. *Einstellungen vom Typ der Doppelmoral werden heute nur noch von rund einem Zehntel der Jugendlichen vertreten,* d. h., nur noch Minderheiten legen an das Verhalten von Jungen und Mädchen unterschiedliche Maßstäbe an. Wenn Doppelmoral vorkommt, ist sie im Sinne von *Reiss* transitional: Koitusbeziehungen werden danach für Jungen in jedem Fall, für Mädchen nur unter bestimmten Umständen, z. B. dann, wenn eine Liebesbeziehung besteht, akzeptiert.

Über den *allgemeinen Zusammenhang von Sexualität und Liebe* haben wir uns mit zwei weiteren Fragen informiert. Die Ergebnisse zeigt Tabelle 54. Etwa die Hälfte der Jungen und Mädchen ist der Ansicht, daß man richtig „beglückende" sexuelle Erlebnisse nur mit einem Partner haben kann, den man „richtig" liebt. Demgegenüber lehnt ungefähr ein Viertel der Jugendlichen diesen Standpunkt dezidiert ab. Ganz entsprechend sind nur Minderheiten der Ansicht, daß Geschlechtsverkehr ein „angenehmer Zeitvertreib" ist, unabhängig davon, ob man den Partner liebt oder nicht. Die überwiegende Mehrheit der Jungen und Mädchen lehnte diese Auffassung eindeutig ab.

Neben der Liebe ist sexuelle Treue eine weitere zentrale Wertvorstellung der Jugendlichen. Die meisten Jungen und Mädchen – mehr als die Hälfte bzw. drei Viertel – treten dafür ein, daß man in der festen Freundschaft einander Treue verspricht und dann auch tatsächlich treu ist. Ein gegenseitiger und ausdrücklich besprochener Verzicht auf sexuelle Treue wird lediglich von zwei bis drei Zehnteln der Jugendlichen präferiert. Heimliche Untreue wird am meisten abgelehnt: lediglich um ein Zehntel aller Probanden fand diese Lösung am besten (vgl. Tab. 55).

Für die Ehe werden im Prinzip die gleichen Treuegebote aufgestellt, in der Tendenz sogar strenger als für die feste Freundschaft (vgl. Tab. 55). Das schlägt sich auch in den *Einstellungen zum außerehelichen Geschlechtsverkehr* nieder (vgl. Tab. 56).

Zwei bis drei Fünftel der Jungen und Mädchen lehnten Koitusbeziehungen Verheirateter mit anderen Partnern grundsätzlich ab. Relativ viele Jugendliche – ungefähr zwei Fünftel – haben qualifizierende Bedingungen im Auge, wenn sie antworten: „kommt darauf an". Nur ausgesprochene Minderheiten finden es grundsätzlich richtig, wenn verheiratete Männer oder Frauen mit anderen Partnern Geschlechtsverkehr haben.

Trotz der starken Treueforderung für feste Freundschaft und Ehe haben Jungen und Mädchen *ausgesprochen permissive Einstellungen zur sexuellen Vorerfahrung bzw. Virginität eines präsumtiven Partners* (vgl. Tab. 57). Nur 2% bis 5% der Jungen und Mädchen würden sich nicht mit einem Partner fest befreunden oder ihn heiraten, wenn er schon mit anderen Partnern Koitus gehabt hat. Ebenfalls Minoritäten der Befragten – ein Zehntel bis ein Viertel – würden die sexuelle Vorerfahrung eines Freundes oder Ehepartners zwar bedauern, aber tolerieren. Zwei Dritteln bis neun Zehnteln, d. h. den meisten Jugendlichen, ist es gleichgültig oder sie wünschen es sogar, daß der präsumtive Freund oder Ehepartner bereits Geschlechtsverkehr gehabt hat. Während sich bei der Einstellung zur Virginität eines festen Freundes geschlechtsspezifische Unterschiede nicht nachweisen ließen, sind Mädchen im Hinblick auf Vorerfahrungen eines möglichen Ehepartners freizügiger als Jungen. Insgesamt sind die Einstellungen der Jugendlichen zu dieser Frage als realitätsangepaßt zu bezeichnen, weil davon auszugehen ist, daß für diese Generation die Wahrscheinlichkeit, einen koitusunerfahrenen Ehepartner zu bekommen, ausgesprochen gering ist.

Die *Bedeutungslosigkeit der alter Wertvorstellung „Virginität"* läßt sich mittelbar auch an der Art erkennen, in der Mädchen ihren ersten Koitus schildern: mit größter Selbstverständlichkeit und ohne den geringsten Hinweis darauf, daß der „Verlust der Jungfräulichkeit" in ihrem Denken irgendeine Rolle spielte. Wir wollen das im folgenden mit einigen typischen Wortprotokollen über den ersten Koitus belegen:

Mädchen (damals, beim ersten Koitus, 15 Jahre alt): „Wenn man schon ein dreiviertel Jahr miteinander geht, ergibt sich das. Man hat Verlangen danach, nach dem anderen. Es ist ganz normal. Es ist selten, daß man sich wehrt, man will es, besonders, wenn man merkt, daß auch er einen liebt."

Mädchen (damals 15 Jahre alt): „Das hat sich so ergeben. Wir kannten uns schon eine Weile und hatten Lust darauf."

Mädchen (damals 15 Jahre alt): „Mein derzeitiger Freund lud mich zu sich nach Hause ein. Ich wußte, daß die Eltern nicht da waren und ging mit. Er hatte mich gefragt, ob ich es machen will, und ich hatte ja gesagt."

Mädchen (damals 16 Jahre alt): „Ja, wir waren in seinem Zimmer. Er ist Student, und ich mußte mich umziehen, weil ich naß geregnet war und er auch. Und da haben wir uns halt zum Trocknen ins Bett gelegt, und da haben wir halt geknutscht, was wir vorher auch schon getan hatten, am Abend vorher im Kino. Und da im Bett haben wir dann halt miteinander geschlafen. Ja, halt so, es kam halt so."

Mädchen (damals 15 Jahre alt): „Beim Baden in der Isar sonnten wir uns zwischen dem Ufergestrüpp und merkten plötzlich, daß wir beide uns doch wohl mal näherkommen möchten, und dann passierte es eben. Weil es sich so ergab und wir beide Lust dazu hatten und meinten, wir könnten es doch auch mal tun."

Mädchen (damals 15 Jahre alt): „Es war in seinem Zimmer. Zuerst Petting, und dann hat er mich gefragt – es war schon lange unser Wunsch. Weil wir uns liebten."

Mädchen (damals 15 Jahre alt): „Wir waren erst im Kino, dann bei ihm, dann haben wir uns sehr lange sehr schön unterhalten. Er sagte, ich soll die Nacht bei ihm bleiben, das wär' richtig Ich wollte erst nicht, aber dann fand ich es auch ganz natürlich."

Nachdem wir einige sexuelle Wertvorstellungen Jugendlicher kurz skizziert haben, möchten wir die Handlungsrelevanz der zentralen Wertvorstellungen „Liebe" und „Treue" darstellen, und zwar anhand der *festen Freundschaft.* Zunächst ist festzuhalten, daß zum Zeitpunkt unserer Untersuchung gut die Hälfte der Jungen und fast zwei Drittel der Mädchen fest befreundet waren. Ein weiteres Fünftel der Mädchen und zwei Fünftel der Jungen waren nicht fest befreundet, wollten es aber gern sein (vgl. Tab. 58). *Nur rund ein Zehntel der Jungen und der Mädchen war also nicht fest befreundet und wollte es auch nicht sein.* Diese Ergebnisse illustrieren ebenso wie die bereits genannten, welche Bedeutung „personale Beziehung" bzw. „Partnerschaft" heute hat.

Wie groß die *Bedeutung von Liebe und Zuneigung* in der festen Freundschaft ist, kann den Daten der Tabelle 61 entnommen werden. Nur 1% bis 3% der Jugendlichen gaben an, daß ihnen der Freund bzw. die Freundin gleichgültig sei. Mehr als die Hälfte der Probanden meinte, daß sie ihren Partner „gern" hätte und fast ebenso viele – knapp die Hälfte der Mädchen und zwei Fünftel der Jungen – meinten ausdrücklich, daß sie ihren Freund bzw. ihre Freundin lieben würden. Die meisten Jungen und Mädchen hatten das gegenüber ihrem Partner auch schon einmal ausdrücklich gesagt bzw. von ihm gesagt bekommen. Nebenbei: zwei Drittel der Mädchen und fast zwei Fünftel der Jungen gaben an, den ersten Koituspartner geliebt zu haben.

Wie die Wertvorstellung „Liebe" schlägt sich auch das Treuegebot im realen Verhalten der Jugendlichen nieder (vgl. Tab. 62). Von den Jugendlichen, die z. Z. der Untersuchung befreundet waren, hatten seit Bestehen dieser Partnerschaft die Hälfte der Jungen und zwei Fünftel der Mädchen schon einmal ein anderes Mädchen bzw. einen anderen Jungen geküßt. Von den Befreundeten und zugleich Petting- und Koituserfahrenen hatten drei Zehntel der Jungen, aber nur knapp ein Zehntel der Mädchen außerpartnerschaftliche Pettingkontakte gehabt. Über Koituskontakte mit anderen Partnern seit Bestehen der festen Freundschaft berichtete immerhin fast ein Viertel der Jungen, während lediglich genau 5% der Mädchen derartige Aktivitäten angaben. *Insgesamt sind also Jugendliche,* wenn man von den Kußkontakten der Jungen einmal absieht, *in der festen Partnerschaft tatsächlich in der Regel sexuell treu.* Das gilt in besonderem Maße für Mädchen, die sich sowohl hinsichtlich der Kuß- als auch der Petting- und Koituskontakte deutlich treuer verhalten als Jungen.

Verletzungen des Treuegebots werden von vielen Jugendlichen negativ sanktioniert (vgl. Tab. 63). Selbst Kußkontakte der Freundin bzw. des Freundes mit anderen Partnern wollten von den Jugendlichen, die z. Z. unserer Untersuchung fest befreundet waren, lediglich drei Zehntel der Jungen und zwei Zehntel der Mädchen ohne Gegenmaßnahmen, wie Aussprache verlangen, Vorhaltungen machen und Freundschaft beenden, zur Kenntnis nehmen. Bei außerpartnerschaftlichen Petting- oder Koituskontakten verhielten sich nur noch ausgesprochene Minderheiten, und zwar um ein Zehntel der Jungen und Mädchen, sanktionsneutral, während drei bis vier Zehntel der Jungen und Mädchen bei Pettingkontakten sowie absolute Mehrheiten – zwei Drittel der Jungen und die Hälfte der Mädchen – bei Koituskontakten die schärfste Sanktion verhängen würden, nämlich das Beenden der Freundschaft. Jungen sind übrigens deutlich repressiver als Mädchen; sie tendieren vor allem stärker zu massiven Vergeltungsmaßnahmen. Vielleicht handelt es sich hier um einen der Reste der alten Doppelmoral, da Jungen eigentlich gegenüber der sexuellen Treue in der festen Freundschaft etwas permissiver eingestellt sind als Mädchen, dann aber, zumindest wenn sie fest befreundet sind, sexuelle Untreue der Partnerin härter negativ sanktionieren wollen als Mädchen.

Da das gegenwärtige Sexualverhalten Jugendlicher neben der Affektion Liebe und der Treueforderung in besonderer Weise durch die emotionale Reaktion *Eifersucht* geformt und reglementiert wird, sind wir diesem Problem etwas nachgegangen (vgl. Tab. 64). Nur ein bis zwei Zehntel der Jungen und Mädchen, die zum Zeitpunkt der Untersuchung fest befreundet waren und die wir gefragt haben, ob sie bei sexuellen Kontakten ihres festen Partners mit anderen Partnern eifersüchtig reagieren würden, verneinten unsere Frage, d. h., sie meinten, nicht eifersüchtig zu reagieren. Weitere ein bis zwei Zehntel der Jugendlichen wollten ihre Reaktion von den besonderen Umständen abhängig machen und antworteten: „kommt darauf an". Alle übrigen sagten eindeutig, daß sie bei sexuellen Kontakten des Freundes bzw. der Freundin mit anderen Partnern Eifersuchtsreaktionen zeigen würden. *Insgesamt rechneten jeweils Mehrheiten der Jungen und Mädchen – sechs bis acht Zehntel – damit, daß sie eifersüchtig sein würden,* unabhängig davon, ob es sich bei den sexuellen Kontakten des Partners um Küssen, Petting oder Koitus handelt. Anzumerken bleibt noch, daß die Intensität der Eifersuchtsreaktionen mit der Intensität der sexuellen Kontakte bzw. mit dem Ausmaß der außerpartnerschaftlichen Beziehung zunimmt und daß Mädchen deutlich eifersüchtiger reagieren als Jungen, jedenfalls bei Petting- und Koituskontakten des Freundes. Unsere Ergebnisse können als empirischer Beleg für die allgemein bekannte, geradezu banale Tatsache angesehen werden, daß Eifersucht bei uns eine ubiquitäre emotionale Reaktion auf sexuelle „Untreue" des festen Partners ist.

Abschließend wollen wir an dieser Stelle noch auf einige *Details der festen Freundschaft* eingehen (vgl. Tab. 59). Alle Probanden, die zum Zeitpunkt der Untersuchung fest befreundet waren, fragten wir nach der *intensivsten sexuellen Praktik* in der Partnerschaft. Nur wenige Jungen und Mädchen – 1% bis 3% – gaben an, daß es zu keinerlei sexuellen Kontakten in der festen Freundschaft gekommen sei. Zwei bis drei Zehntel der Jugendlichen berichteten, daß ihre sexuellen Beziehungen nicht über Küssen und Umarmen hinausgegangen seien. Knapp zwei Zehntel der Jungen und Mädchen gaben Brustpetting an, und gut zwei Zehntel der Jugendlichen nannten Genitalpetting. Geschlechtsverkehr schließlich hatten drei Zehntel der Mädchen und vier Zehntel der Jungen in der bestehenden festen Freundschaft gehabt. Ein Viertel der Jungen und zwei Fünftel der Mädchen teilten mit, daß ihr *gegenwärtiger Partner der erste* gewesen sei, mit dem sie diese Praktiken gemacht hätten. Alle übrigen, also Mehrheiten, waren offenbar mit anderen Partnern bereits sexuell so weit gegangen.

Außerdem fragten wir alle fest befreundeten Jugendlichen, ob sie mit ihrer Freundin bzw. ihrem Freund *über Sexualität sprechen* würden (vgl. Tab. 59). Ein Zehntel der Mädchen und zwei Zehntel der Jungen gaben an, daß sie mit ihrem festen Partner nie über sexuelle Dinge gesprochen hätten. Die Hälfte der Jugendlichen hatte gelegentlich, ein Drittel häufig über Sexualität kommuniziert. Wenn man die Jugendlichen, die überhaupt über Sexualität in der festen Freundschaft geredet hatten, nach den Inhalten dieser Kommunikation fragte, dann stellte sich heraus, *daß am häufigsten über Empfängnisverhütung gesprochen wurde* (vgl. Tab. 60). Jeder zweite Junge und jedes zweite Mädchen nannte dieses Thema. Hier zeigt sich wieder, wie wir bereits erwähnt haben, daß die Kontrazeption ein zentrales Problem der Jugendsexualität ist. Eine wesentlich geringere Rolle spielten demgegenüber Themen wie Aufklärung und Geschlechtsverkehr oder die Frage, ob man sexuell weitergehen sollte oder nicht, wie die eigenen sexuellen Empfindungen und die des Partners sind, ob der sexuelle Kontakt befriedigend war, ob man die sexuellen Praktiken und Stellungen beim Geschlechtsverkehr variieren sollte, wie die Einstellungen anderer zur Sexualität sind usw. Wie oft derartige Themen von den Probanden genannt wurden, kann im einzelnen der Tabelle 60 entnommen werden.

Zielvorstellungen

Die meisten Jungen und Mädchen, die wir interviewt haben, wollen später einmal heiraten: *Sieben bis acht Zehntel äußerten eindeutig einen Heiratswunsch.* Ungefähr ein Zehntel der Jungen und Mädchen lehnte demgegenüber eine spätere Heirat eindeutig ab; etwas mehr als ein Zehntel der Jugendlichen war unentschieden (vgl. Tab. 66). Diejenigen Probanden, die später einmal heiraten wollen, nannten als *Heiratsalter* im Durchschnitt (Median) 23 (Mädchen) bzw. 26 (Jungen) Jahre. Die Jungen wollen also deutlich später heiraten als die Mädchen (vgl. Tab. 67).

Neun Zehntel der Jugendlichen, also mehr als später einmal heiraten wollen, *äußerten einen dezidierten Kinderwunsch* (vgl. Tab. 66). Ebenso eindeutig sprach sich ein Zehntel der Jungen und Mädchen gegen eigene Kinder aus. Von denjenigen Jugendlichen, die später einmal heiraten wollen, wünschte sich weniger als ein Zehntel ein Kind, ungefähr die Hälfte zwei Kinder und ein Viertel der Jungen sowie ein Drittel der Mädchen drei Kinder oder mehr.

Bemerkenswert ist, daß nach unseren Ergebnissen Heirats- und Kinderwunsch nicht mehr durchweg zusammenfallen. Während einerseits praktisch alle Jungen und Mädchen, die einen Heiratswunsch geäußert hatten, sich auch Kinder wünschten, wollten andererseits Mehrheiten der Jungen und Mädchen, die keinen Heiratswunsch geäußert hatten, trotzdem eigene Kinder haben (vgl. Tab. 68). Hier zeigt sich offenbar, daß heute nicht nur, wie wir bereits berichtet haben, die traditionelle Verbindung von Ehe und Sexualität, sondern auch von Ehe und Reproduktion in Frage gestellt wird. Während dabei das Junktim von Ehe und Sexualität praktisch nicht mehr besteht, wird das Junktim von Ehe und Fortpflanzung erst von einer relativ kleinen Gruppe aufgehoben.

Nachdem wir berichtet haben, wie viele Jugendliche später einmal heiraten und Kinder haben möchten, wollen wir an dieser Stelle auf die *Vorstellungen vom idealen Partner* eingehen, obwohl wir nicht speziell nach dem idealen Ehepartner gefragt haben (vgl. Tab. 65). Große Mehrheiten der Jungen und Mädchen – mindestens vier Fünftel, meistens sogar fast alle – wünschten sich einen Partner, der liebevoll und zärtlich, selbständig und selbstbewußt sowie treu ist. Eine ebenso große Mehrheit der männlichen Jugendlichen war außerdem der Ansicht, daß der ideale Partner gut aussehen müßte. Mädchen legten zwar auf dieses Charakteristikum auch noch mehrheitlich Wert, betonten es aber insgesamt deutlich weniger als Jungen. Ebenfalls noch Mehrheiten der Probanden – die Hälfte bis acht Zehntel – sprachen sich dafür aus, daß der Idealpartner zum Geschlechtsverkehr bereit sein, die gleichen Interessen haben sowie sparsam und ordentlich sein soll. Während immerhin vier bis fünf Zehntel der Probanden nur den als idealen Partner bezeichnen wollten, der aus „gutem Haus" stammt und den Neid anderer Jungen oder Mädchen hervorruft, legten nur noch ausgesprochene Minderheiten – maximal ein Zehntel – auf die alten Merkmale „sexuell unerfahren" und „vermögend" großen Wert. Die meisten Jugendlichen verlangten diese „Eigenschaften" nicht mehr von einem idealen Partner.

Wenn man die Ergebnisse über die Vorstellungen vom idealen Partner unter dem Aspekt der *Geschlechtsdifferenzen* betrachtet, dann fällt *eine Reihe ausgesprochen traditioneller Stereotype* auf: Jungen wünschen sich signifikant häufiger als Mädchen einen Idealpartner, der jünger ist, gut aussieht, nicht klüger ist, sich unterordnet, sich eher für Mode als für Politik interessiert, sexuell unerfahren ist und bei wichtigen Entscheidungen nicht das letzte Wort hat. Umgekehrt – und damit diesen Stereotypen exakt entsprechend – ist für Mädchen der Idealpartner häufiger als für Jungen älter, klüger, selbstbewußt und dominierend, an Politik statt an Mode interessiert (vgl. Tab. 65).

Um etwas genauer zu erfahren, *wie sich die Jugendlichen die Ehe vorstellen,* legten wir allen Probanden drei Modelle vor (vgl. Tab. 69). Die meisten Jugendlichen – bei den Jungen etwas weniger als die Hälfte, bei den Mädchen etwas mehr – präferierten das „progressivste" Ehe-Modell, nach dem Mann und Frau ihrem Beruf nachgehen und gleichermaßen für Haushalt und Kindererziehung verantwortlich sind. Diese Jugendlichen treten also für eine vertikale Arbeitsteilung in der Ehe ein. Jeweils ungefähr ein Viertel der Jungen und Mädchen war demgegenüber dafür, daß der Mann seinem Beruf nachgeht und für den Unterhalt der Familie sorgt, während die Frau Haushalt und Kinder versorgt, zeitweise aber mitarbeitet, um das Einkommen aufzubessern. Das traditionellste Ehe-Modell, nach dem der Mann berufstätig ist und die Familie ernährt, während die Frau ausschließlich für Haushalt und Kinderversorgung zuständig ist, bevorzugte ein Drittel der Jungen und ein Viertel der Mädchen. *Letztlich sprach sich also doch noch jeder zweite Jugendliche* – bei den Jungen etwas mehr, bei den Mädchen etwas weniger – *für eine* ständige oder lediglich zeitweilig unterbrochene *horizontale Arbeitsteilung in der Ehe aus.* Bei der Beurteilung der Ehe-Modelle ließen sich geringe, wenn auch signifikante geschlechtsspezifische Unterschiede insofern feststellen, als Mädchen etwas häufiger als Jungen für eine vertikale Arbeitsteilung eintraten.

Da wir bereits auf die Einstellung der Jugendlichen zur sexuellen Treue in der Ehe hingewiesen haben – überwiegende Mehrheiten der Jungen und Mädchen entschieden sich für absolute und mutuelle Treue –, wollen wir hier nur noch der *Korrelation zwischen präferiertem Ehe- und Treuemodell* nachgehen (vgl. Tab. 70). Am häufigsten war bei den Jugendlichen das traditionelle Ehemodell mit dem traditionellen Treuemodell verbunden: Zwei Fünftel der Mädchen und die Hälfte der Jungen waren sowohl für vollständige oder weitgehende horizontale Arbeitsteilung in der Ehe als auch für das Treuemodell, nach dem man sich sexuelle Treue verspricht und dann auch hält. Am zweithäufigsten kam die Kombination von progressivem Ehemodell mit traditionellem Treuemodell vor. Diese Jugendlichen sprachen sich zwar gegen horizontale Arbeitsteilung aus, hielten aber an dem alten Treuegebot fest. Auffällig ist schließlich, daß nur von Minderheiten – rund ein Zehntel der Jungen und der Mädchen – beide eher progressiven Modelle vertreten wurden. Anzumerken bleibt noch, daß das traditionelle Ehemodell offenbar mit dem progressiven Treuemodell unvereinbar ist: nicht einmal ein Zehntel aller Probanden vertrat diese Kombination.

Neben diesen Korrelationen zwischen dem präferierten Ehemodell und dem präferierten Treuemodell sind deutliche *Korrelationen zwischen der Einstellung zum Treuemodell und zu den Geschlechtsrollen* bemerkenswert: Probanden, die das progressive Ehemodell vertreten, lehnen traditionelle Geschlechtsrollenstereotype häufiger ab als Probanden, die das fortschrittlichere Ehemodell nicht vertreten, indem sie seltener sagen, daß Frauen sexuell zurückhaltender sein sollten als Männer, indem sie seltener die Ansicht äußern, daß Frauen von Natur aus treuer sind, indem sie seltener die Auffassung vertreten, daß Frauen eher Zärtlichkeiten, Männer aber Sexualität brauchten und indem sie häufiger davon ausgehen, daß Frauen beim Geschlechtsverkehr genau so viele Lustempfindungen haben wie Männer. Ganz entsprechend schildern Probanden, die ein konservatives Ehemodell vertreten, in Relation zu Probanden, die ein progressives Ehemodell vertreten, häufiger einen idealen Partner, der den alten Geschlechtsrollenklischees, wie wir sie bereits dargestellt haben, entspricht.

Eine besonders wichtige Frage war für uns, ob die gegenwärtige Jugend *Alternativen zur Ehe* diskutiert. Wir fragten diejenigen Jugendlichen, die einen Heiratswunsch dezidiert verneinten, wie sie sich dann ihr späteres Leben vorstellten. *Die meisten Jungen und Mädchen – jeweils ungefähr die Hälfte – gaben ein Zusammenleben mit der festen Freundin bzw. dem festen Freund an* (vgl. Tab. 71); sie sahen also im Grunde keine Alternative zur Monogamie. An eine *Kommune* dachten etwas mehr als zwei Zehntel der Jungen und ein Zehntel der Mädchen, wobei sich jedoch lediglich 10% dieser Jungen – das sind absolut 5 – ausdrücklich für die *Integration der Sexualität* aussprachen. Fast ein Zehntel der Jungen, die nicht heiraten wollten, und etwas mehr als ein Zehntel der Mädchen dachte entweder an ein Zusammenleben mit dem festen Partner oder an eine Kommune. Jeweils ungefähr ein Zehntel der Jungen und Mädchen wollte später mit dem festen Partner in einer Wohngemeinschaft leben. Für partnerschaftliche und sexuelle Abstinenz sowie für Partnerwechsel ohne feste Bindung schließlich sprachen sich nur verschwindende Minderheiten der Jungen aus. Mädchen diskutierten diese Möglichkeiten für sich überhaupt nicht.

Insgesamt geben also selbst von denjenigen Jugendlichen, die nach ihrer gegenwärtigen Meinung nicht heiraten wollen, nur Minderheiten eine Alternative zur Ehe an, und zwar Wohngemeinschaften oder Kommunen, wobei allerdings in aller Regel an eine Integration der Sexualität nicht gedacht wird. Auch diese Jugendlichen halten also offensichtlich im Hinblick auf die Sexualität an dem tradierten Monogamie-Modell und seinen kaum einschneidenden Variationen fest. Sie denken wohl eher an die Beseitigung anderer Repressionen und Nachteile, die die Ehe beinhaltet, wie emotionale und soziale Isolation der Partner, horizontale Arbeitsteilung, materielle Abhängigkeit der Frau usw., in der Regel jedoch ohne darauf besonders hinzuweisen.

Um zu illustrieren, wie monogamieähnlich die Beziehungen sind, die sich Jugendliche vorstellen, die bei ihren Alternativvorschlägen sogar Kommunen und Wohngemeinschaften erwähnen, geben wir im folgenden einige wörtliche Protokolle wieder:

Junge: „Ich möchte zwar mit einer Frau zusammenleben, aber nicht in einer bürgerlichen Familie, sondern, wenn sich die Möglichkeit bietet, in einer Kommune oder auch Gruppenehe."

Junge: „Ich möchte mit mehreren Menschen zusammenleben, weil mir das irgendwie interessant erscheint. Das können Männer und Frauen sein, sollen sogar. Allerdings möchte ich nicht in einer Mehrbeziehung sein, eher mit Freundinnen nacheinander."

Junge: „Am liebsten möchte ich mit einer Freundin so zusammenleben und bei Gelegenheit auch zusammen in einer Kommune."

Junge: „In einer Kommune habe ich noch nicht gelebt, deswegen kann ich mir kein Urteil darüber erlauben. Aber ich würde es versuchen, wenn ich Gelegenheit hätte. Ich würde die Möglichkeit, mit einer Freundin zusammenzuleben oder in einer Kommune zu leben, gleich einstufen und gleich schätzen."

Junge: „Ich möchte mit einer Freundin zusammenleben, aber vielleicht doch in eine Kommune gehen, aber nur immer feste Partner zusammen, kein Gruppensex."

Mädchen: „Ja, vielleicht mal in einer Kommune, da lernt man vielleicht das Leben besser kennen. Ich möchte nicht so früh mich binden. Oder vielleicht auch erst mal mit einem Freund zusammenleben, damit man sich besser kennenlernt."

Mädchen: „In 'ner Wohngemeinschaft vielleicht mit meinem Freund. Locker – wenn da vielleicht noch andere Freundinnen und Freunde sind."

Mädchen: „Ledig und enthaltsam will ich auf keinen Fall leben. Kommune ist schlecht, weil ich schon gesagt habe, daß ich nicht mit jedem ins Bett gehe, sondern nur mit dem, den ich mag. Man sollte dann in der Kommune so eine Regelung finden. So eine Kommune ist dann die einzig mögliche Form für mich. Eine bürgerliche Ehe kommt nicht in Frage."

Um noch genauer abschätzen zu können, welche Rolle die *Kommune als Alternative zur Ehe* spielt, fragten wir alle Probanden, also nicht nur diejenigen, die später nicht heiraten wollten, ob sie sich *vorstellen* könnten, später einmal in einer Kommune zu leben (vgl. Tab. 72). Immerhin die Hälfte der Jungen und zwei Fünftel der Mädchen bejahten diese Frage bzw. sagten dezidiert, daß sie später in einer Kommune leben möchten. Jungen hatten eine signifikant positivere Einstellung zur Kommune als Mädchen. Vielleicht zeigt dieser Befund, daß die Alternative Kommune heute doch nicht ohne weiteres abgelehnt, sondern recht häufig diskutiert wird. Nach allen anderen Befunden ist jedoch anzunehmen, daß diese grundsätzlich positive Einstellung mit hoher Wahrscheinlichkeit in der Regel nicht in reales Verhalten umgesetzt werden wird. Schließlich sind auch gegenwärtig nur 15% der Jungen und 6% der Mädchen *entschlossen,* später einmal in einer Kommune zu leben.

Was sie sich unter einer Kommune vorstellen, fragten wir alle Probanden. Dabei fiel zunächst auf, daß der Begriff „Kommune" einen außergewöhnlichen Bekanntheitsgrad hat. Nur 2% der Jungen und 3% der Mädchen konnten uns auf unsere Frage keine Antwort geben. Nach diesem Ergebnis muß die Kommune-Frage eine enorme Aktualität haben. Mit dieser Annahme stimmt auch überein, daß auf unsere diesbezügliche „freie" Frage viele Jungen und Mädchen so umfangreiche Ausführungen machten wie bei keiner anderen „freien" Frage. *Am häufigsten wurde die Kommune als eine Gruppe, bestehend aus Männern und Frauen, beschrieben, in der Partnertausch zum üblichen Verhalten gehört bzw. in der keine festen sexuellen Beziehungen bestehen.* Jeder zweite Junge und jedes zweite Mädchen charakterisierte so die Kommune (vgl. Tab. 73). Deutlich seltener – von einem bis zwei Zehnteln – wurde herausgestellt, daß es sich bei der Kommune um eine ökonomische Gemeinschaft handele, daß sich dort politisch Interessierte oder Progressive zusammengefunden hätten, daß die Erziehung der Kinder und die Führung des Haushalts gemeinsam gemacht würden. Noch seltener, von weniger als einem Zehntel der Jugendlichen, wurden zur Charakterisierung genannt: kein Privateigentum in der Gruppe, feste sexuelle Zweierbeziehungen, kein regelmäßiges Arbeiten, völlige Gleichberechtigung aller Gruppenmitglieder sowie Drogenkonsum.

Damit die übliche, typische Schilderung der Kommune klar zu erkennen ist, geben wir folgende Protokollauszüge wieder:

Junge: „In einer Kommune wird alles geteilt, keiner hat persönlichen Besitz. Frauen und Männer haben durcheinander Geschlechtsverkehr und sind nicht verheiratet, meistens sind es Linksradikale."

Junge: „Kommune ist eine Gruppe, in der Männer und Frauen zusammenleben. Es herrscht dort völlige sexuelle Freiheit. Es wird dort diskutiert. Jeder ist für jeden da. Kein persönliches Eigentum."

Junge: „Gruppe gemeinsam lebender Menschen, die versuchen, ihre sexuellen und intellektuellen Bedürfnisse gemeinsam zu befriedigen, in ihrem Rahmen den Widerspruch zwischen Gruppe und Individiuum zu überwinden und auch nach außen als Gruppe auftreten. Es handelt sich hierbei meistens um junge Leute."

Junge: „Zusammenschluß gleichgesinnter Leute, die sich dadurch Vorteile verschaffen möchten, d. h. insbesondere materielle Vorteile, nicht sosehr sexuelle. Man kann dann wechselweise arbeiten gehen, kann bei der Kinderbeaufsichtigung abwechseln. Kinder bekommen bessere Erziehung, da die Leute, die so etwas machen, sich besser beraten können. Man sieht dann besser, was die anderen machen und ob sie Streit haben oder was man besser machen könnte."

Junge: „Zusammenleben von einer Gruppe von Menschen beiderlei Geschlechts. Meistens Paare, die dann auch paarweise Geschlechtsverkehr haben, nicht jeder mit jedem. Der Haushalt wird von allen geführt, es soll jeder für jeden da sein."

Junge: „Männer und Frauen leben zusammen. Jeder schläft mit jedem, man bindet sich nicht mit jemandem Bestimmten. Jeder sorgt auf seine Weise für den Unterhalt. Kinder haben keinen bestimmten Vater. Alle sind für die Erziehung verantwortlich, antiautoritäre Erziehung der Kinder. Die Leute interessieren sich für die gleichen Hobbies. Die meisten nehmen Haschisch oder Rauschgift. Sie legen auf das Aussehen ihrer Wohnung keinen besonderen Wert. Sie verstehen sich untereinander gut, sie gehen durch dick und dünn. Sie machen meistens zusammen Musik, meistens progressive Musik. Im Urlaub trampen sie zusammen. Sie erregen Aufsehen bei der Öffentlichkeit. Sie tun das meistens aufgrund einer anderen Lebensauffassung. Wenn ihnen jemand gefällt, kann er sofort mit ihnen zusammenleben, er gehört gleich zur Familie, was negativ zu bezeichnen ist, weil man jemanden nicht sofort auf den ersten Blick richtig einschätzen kann."

Mädchen: „Das ist eine Wohngemeinschaft, Kasse und Arbeit wird geteilt. Es gibt auch Paare, aber es ist nicht so fest wie in einer Ehe. Man schläft mit dem man gerade Lust hat. Wenn man mit seinem Partner Krach hat, ist man nicht so abgekapselt, man kann sich anderen zuwenden. Es ist das Gegenteil von Spießbürgertum, und das kann ich nicht leiden."

Mädchen: „Es gibt verschiedene: Leute, die sich zusammengeschlossen haben, weil sie sich aus der Gesellschaft herausreißen wollen. Sie wollen mit Rauschgift und Schallplatten leben, sie leben an allem vorbei. Aber es gibt auch Studentenkommunen, die dabei noch studieren und etwas aus ihrem Tag machen. Dann gibt es solche mit Gruppensex. Ich kenne von jeder Art eine. Wichtig ist jedenfalls, daß die Leute eine einheitliche Grundlage haben."

Mädchen: „Es gibt verschiedene . . . In der Kommune gibt es keinen Egoismus, keiner wird bevorzugt oder benachteiligt, in jeder Hinsicht sozial. Man versucht, die Probleme des einzelnen zu besprechen und ihm zu helfen, also so wie ‚Alle für einen, einer für alle'. Ich glaube, es ist sehr schwer für jemanden, der z. B. Einzelkind und verwöhnt war, in einer Kommune zu leben, weil man auf vieles verzichten muß, z. B. kann man sich seine Freizeit nicht aussuchen, weil man gerade die Aufgabe hat, die Kinder der anderen zu beaufsichtigen oder Essen zu machen. Es gibt kein persönliches Eigentum. Man fühlt sich nicht allein, wenn eine Beziehung auseinandergeht. Man schafft sich auch viele Probleme, wenn man allein zusammenlebt."

Mädchen: „Kommune ist meistens eine Wohngemeinschaft von Leuten mit politischen Zielen, die versuchen, zusammenzuarbeiten und weiterzukommen. Meistens ist es auch so, daß keine festen Beziehungen zwischen den Partnern bestehen, sondern daß sie Geschlechtsverkehr untereinander haben. Die Leute versuchen auch, gemeinsam die psychischen Probleme des einzelnen zu lösen."

Mädchen: „Junge Leute, die in einer Wohnung zusammenleben, zusammen Geld verdienen, zusammen arbeiten, zusammenleben, zusammen lieben. Meistens könnte man sagen, Linke, die auch demonstrieren, die lange Haare haben. Hier in Frankfurt gibt's Lehrlingskommunen."

Mädchen: „Das gibt's in Schwabing, da leben junge Leute zusammen, Männer und Frauen, und alles gehört allen, jeder pennt mit jedem, und man muß auf die Kinder von den anderen aufpassen und so was und für die anderen abspülen."

Mädchen: „Eine Gemeinschaft von Gleichgesinnten in bezug auf Sexualität und Besitz. Jeder mit jedem und alles allen."

Während die vorstehenden Äußerungen die durchschnittlichen Vorstellungen der Jugendlichen von einer Kommune wiedergeben, sollten die folgenden zeigen, daß einige Jugendliche fast lexikalische Definitionen geben, auf jeden Fall aber recht differenziert urteilen:

Junge: „Eine Kommune ist entweder eine Gemeinschaft von mehreren Männern und Frauen, die zusammenwohnen, um ein besseres Modell des menschlichen Zusammenlebens zu praktizieren, oder um gemeinsam besser auf ihr gemeinsames Ziel hinarbeiten zu können, oder ein sinnloser Versuch im Rahmen unserer beschissenen Gesellschaft Freiheit zu erlangen, ohne den Kampf gegen die Gesellschaft aufnehmen zu müssen."

Junge: „Allgemein bedeutet Kommune eine Lebensgemeinschaft von Gleichgesinnten. Alle gelten in der Kommune gleich viel, jeder hat die gleichen Rechte und Pflichten. Das gilt auch in sexueller Beziehung, Partnerwechsel ist an der Tagesordnung. Meistens leben Linksintellektuelle oder religiös ungebundene junge Leute in Kommunen. Manche Kommunen funktionieren, weil allesamt gleich denken. Andere sind nur wirkungsloser Protest gegen die herkömmliche Form von Sex und Zusammenleben zwischen Menschen."

Junge: „Eine Gruppe von Menschen, die zusammenlebt, in der Mann und Frau gleichberechtigt sind, gleichgestellte Rollen haben. Stellt gewissermaßen eine Großfamilie dar ohne hierarchische Struktur. Sie bietet dem einzelnen finanziellen Schutz und überhaupt Schutz."

Junge: „Meiner Ansicht nach ein Zusammenleben mehrerer Gleichgesinnter beiderlei Geschlechts, wobei Geschlechtsbeziehungen den Partnern überlassen bleiben, einige bleiben Paare. Es ist nicht alles Kommune, was zusammenwohnt. Manche finden mehr dadurch zusammen, weil es ihnen zu Hause nicht gefällt. Sie müssen z. B. politisch interessiert sein, verbindende Ideen haben. Das Sexuelle kommt als Letztes."

Junge: „Mehrere, meist junge Leute, leben zusammen, eventuell aufgrund gleicher politischer Gesinnung. In der Kommune gibt es kein Leben nach dem Stundenplan. Es wird ein großer Gemeinschaftssinn entwickelt, jeder hat etwas zu tun. Es pennt nicht jeder mit jedem. Es ist zwar freizügig, aber nicht zu extrem, wie allgemein behauptet wird. Die Kommunemitglieder leben nach eigenen Gesetzen, nachdem sie den alten entronnen sind."

Mädchen: „ Hier leben Menschen mit gleichgesinnten politischen und ideologischen Einstellungen. Sie haben ein bestimmtes Gesellschaftsideal, das mit der gemeinsamen Kindererziehung verwirklicht wird. Die Idee einer Kommune ist gut, wird aber oft mit einer Gruppensexgemeinschaft verwechselt. Das ist sie nicht, sondern ein Versuch, nicht nur zu protestieren, sondern es besser zu machen."

Mädchen: „Wohngemeinschaft. Man wohnt, schläft, arbeitet zusammen. Ideale Form des Zusammenlebens. Theoretisch gut, praktisch weniger, weil die Leute so egoistisch sind, was unvereinbar ist mit dem Grundgedanken."

Mädchen: „Das ist ein Zusammenschluß von jungen Leuten männlichen und weiblichen Geschlechts, die die gleichen Interessen haben und durch diesen Zusammenschluß gegen die bürgerliche Welt der Erwachsenen revoltieren wollen – gegen die Ehe überhaupt."

Mädchen: „Lebensgemeinschaft einer Gruppe Männer und Frauen, die alles gemeinsam regeln – Haushalt, Unterhalt, Sexualität, Kindererziehung – und die gemeinsam politisch tätig werden wollen."

Mädchen: „Junge Leute beiden Geschlechts leben zusammen. Leute mit fester Stellung arbeiten, manche haben nur Gelegenheitsjobs. Geld wird gleich verteilt. Kommunen immer gleich als Gruppensexgemeinschaften abzustempeln, finde ich unberechtigt. Kommunen schließen sich zusammen aufgrund gemeinsamer politischer oder sonstiger Interessen. Die Kommunarden sind soweit voneinander unabhängig, daß jeder gehen kann, wenn es ihm paßt, ohne dadurch einen Verlust für die Kommune darzustellen. Es wird meist auch Rauschgift genommen, was ich aber keinesfalls ablehne. Durch die Kommune wird ein gewisser Protest gegen das Establishment und Spießertum ausgedrückt."

Das Gegenstück zu diesen recht selten vorkommenden differenzierten und kritischen, insgesamt positiven Urteilen über die Kommune sind Äußerungen, die die in der Öffentlichkeit verbreiteten Klischees und Vorurteile widerspiegeln:

Junge: „Das sind welche, die Hasch nehmen, Gruppensex machen, faul sind wie die Stinktiere und nicht arbeiten."

Junge: „Gruppensex und so weiter . . . Daß die arbeiten, würde ich nicht sagen, eher, daß die von irgendeinem Vermögen leben, das sie in die Kommune einbringen.“

Junge: „Wo sie irgendwie Orgien feiern, Rauschgift rauchen und auch noch Geschlechtsverkehr dazukommt . . . “

Junge: „Kommune? Da leben sie alle in einem Raum zusammen und tauschen die Mädchen. Keiner hat da eine richtige Arbeit, und sie machen alles gemeinsam. Meist sind das Hippies oder andere Studenten. Die sind für freie Liebe und haben meist, wenn sie zusammen sind, keine Kleider an. Viele in den Kommunen nehmen Rauschgift oder so'n Zeug.“

Junge: „Die Kommune ist eine Versammlung von politischen Idioten. Die wollen alles gemeinsam tun und gestatten dem einzelnen nicht die einsame Zurückgezogenheit, die man haben muß, um sich geistig zu entfalten und um Persönlichkeit zu gewinnen. Die Kommunarden hassen die Einsamkeit, weil sie ihr unterlegen sind. Sie handeln nur nach politischen Motiven und vergessen dabei den Menschen.“

Junge: „Das sind Studenten in Berlin, glaub' ich, die kommunistisch sind und alle zusammenwohnen mit Frauen. Die Frauen gehören allen, und keiner darf eine für sich behalten, auch wenn sie ihm gut gefällt, muß er die anderen auch mal lassen. Das würd' mir stinken mit so einem Wanderpokal. Die lieben sich doch nicht, die vögeln doch nur, weil wieder mal Zeit ist. Das gefällt mir nicht. Ich will eine für mich haben.”

Junge: „Gruppe von jungen Menschen, von denen sorgt einer für den Unterhalt. Vielleicht weil sie staatlich anerkannt ist, bekommt sie Geld. Sie benutzen die Einrichtung und das Auto gemeinsam. Es ist nicht sehr sauber und nicht sehr hygienisch, aber es genügt ja, wenn man das Essen essen kann.“

Junge: „Zusammenleben von Hippies in einem Raum. Keiner arbeitet, meistens linke Studenten mit Bart und so. Die Mädchen schlafen mit jedem und Mao-Bilder hängen an der Wand. Alle sind sehr unsauber und gehen nicht in die Kirche. Leute aus Kommunen kommen oft vor Gericht. Das ist richtig, denn die tun ja auch nichts.“

Mädchen: „Ich stelle mir vor, daß alles schmutzig ist, ein großer Raum, in dem alles durcheinander liegt und Matratzen auf dem Boden. Die Leute sind verlottert und so, rauchen Haschisch und so. Weiß auch nicht, kann sein, daß sie Kinder haben, die sich allein vergnügen – so keine rechte Ordnung. Die Leute arbeiten nicht.“

Mädchen: „Ja also, da sind vielleicht drei Frauen und drei Männer, und sie lieben sich nicht und sind sich nicht treu. Und am meisten können einem die Kinder leid tun – aber die meisten nehmen ja die Pille.“

Mädchen: „Rauschgiftsüchtige, herzlich wenig Liebe, lehne ich ab. Gruppensex, nicht unbedingt politisch tätig.“

Mädchen: „Kann ich bloß sagen, was ich gelesen habe: Gruppensex, Hippies, Haschisch und lauter so'n Zeug.“

Mit der Diskussion von Wert- und Zielvorstellungen der Jugendlichen in den beiden letzten Kapiteln haben wir gleichzeitig zentrale Inhalte der gegenwärtig herrschenden *Sexualideologie* genannt. An dieser Stelle wollen wir diese Ideologie kurz zusammenfassen und charakterisieren.

Ein wesentlicher Inhalt der Sexualideologie der gegenwärtigen Jugend ist, daß Sexualität nicht mehr prinzipiell auf die lizenzierte Ehe begrenzt wird. Dabei existiert eine bisher sicherlich in diesem Ausmaß noch nicht vorhanden gewesene *Selbstverständlichkeit gegenüber sexuellen Aktivitäten im Jugendalter.* Das gilt insbesondere auch für Koitusbeziehungen Unverheirateter, die für beide Geschlechter gleichermaßen als zulässig, sogar als notwendig angesehen werden. Nach diesen freizügigen „vorehelichen“ Standards imponiert Koitusabstinenz von unverheirateten jungen Leuten geradezu als abweichendes, deviantes Verhalten. Virginität hat ihren Marktwert verloren; sie erhöht nicht mehr die Heiratschance. Viele Jugendliche wünschen sogar ausdrücklich, daß der zukünftige Ehepartner koituserfahren ist. Sexualität wird also nicht mehr auf die Ehe begrenzt; sie ist ausdrücklich für die Zeit davor zugelassen

Die meisten Jugendlichen wollen später einmal *heiraten*, und zwar durchschnittlich Mitte der Zwanzigerjahre. Sie wollen in der Regel *Kinder haben*, und zwar durchschnittlich zwei. Sie wollen entweder, daß Mann und Frau berufstätig und gleichermaßen für Haushalt und Kinderversorgung zuständig sind oder daß der Mann seinem Beruf nachgeht und die Familie ernährt, während die Frau Haushalt und Kinder versorgt und allenfalls zeitweise mitarbeitet, um das Einkommen aufzubessern. Die vertikale und die horizontale *Arbeitsteilung in der Ehe* werden also ungefähr gleichermaßen angestrebt.

Die *traditionellen Geschlechtsrollenklischees* Mann = Beruf, Frau = Haushalt und Kinder sind demnach noch weit verbreitet. Ob die Mehrheit in den nächsten Jahren von dem Ehemodell abrücken wird, dem diese Rollenaufteilungen zugrunde liegen, kann nicht mit Sicherheit gesagt werden. Die intensive Diskussion der Kommune als Alternative zur Ehe weist möglicherweise darauf hin, daß traditionelle Ehemodelle in Zukunft nicht mehr ohne weiteres übernommen werden. Aufgrund anderer Befunde ist jedoch erheblich daran zu zweifeln, ob die diskutierende und ausgesprochen interessierte Haltung gegenüber der Kommune später einmal tatsächlich handlungsrelevant wird. So vertreten oder postulieren Jugendliche z. B. bei der Beschreibung des Idealpartners auch heute noch Geschlechtsrollenstereotype und Geschlechtsdifferenzen, die schon für sich allein genommen das weitgehende Verwirklichen eines egalitär-solidarischen Ehemodells verhindern.

Wenn wir berichteten, daß die überwiegende Mehrheit der Jugendlichen später einmal Kinder haben will, dann ist etwas relativierend zu sagen, daß es nach unseren Befunden nicht mehr den intensiven Zusammenhang zwischen *Reproduktion und Ehe* gibt, wie man ihn früher feststellen konnte. Diese Relativierung macht schon der Befund erforderlich, daß die meisten derjenigen Jungen und Mädchen, die einen Heiratswunsch verneinten oder noch unentschieden waren, ob sie später einmal heiraten werden, einen dezidierten Kinderwunsch äußerten. Offenbar muß heute nicht nur ein völliges Auseinanderfallen von Sexualität und Ehe konstatiert werden, sondern auch ein beginnendes Auseinandergehen der Wert- und Zielvorstellungen Fortpflanzung und Ehe.

Konstituierend für die gegenwärtige Sexualideologie der Jugend sind neben der eben geschilderten Ehe- und Familienorientiertheit vor allem eine ausgesprochene Liebesorientiertheit, Partnerzentriertheit und Treueforderung. Diese Wertvorstellungen sind zugleich ausgesprochen effiziente, sich gegenseitig ergänzende Regulative und Kontrollen der Jugendsexualität. Daß Liebe ein entscheidendes Regulativ sexueller Beziehungen ist, zeigt besonders die große Verbreitung des „vorehelichen" Standards „Freizügigkeit bei Liebe". Die Jugendsexualität bzw. die Sexualität vor der Ehe befindet sich also keineswegs, wie immer wieder behauptet wird, in einem „anomischen' Zustand. Die „voreheliche" Permissivität wird vielmehr in einem ganz erheblichen Ausmaß relativiert, indem für die Aufnahme von Koitusbeziehungen eine affektionale, als „Liebe" definierte Bindung an den Partner verlangt wird. An die Stelle der alten Ausschließlichkeitsforderung, nach der Sexualität auf die Ehe beschränkt sein sollte, ist somit eine neue, etwas weitergefaßte Ausschließlichkeitsforderung getreten, die in dem *Junktim von Liebe und Sexualität* besteht. Daß die neue Liebesideologie zumindest ebenso repressiv ist wie die alte Sexualmoral, daß sie das Sexuelle sogar sehr viel wirksamer kontrolliert und inhibiert, kann denjenigen, die sie vertreten, kaum bewußt sein; sie müssen fälschlicherweise annehmen, äußeren Zwängen und Sanktionen nicht mehr zu unterliegen. Diese Ideologie privatisiert aber nur scheinbar Sexualpraxis und Sexualmoral.

Neben der Liebesideologie ist *sexuelle Treue* ein wesentliches Merkmal der gegenwärtigen Sexualmoral und zugleich ein entscheidendes Regulativ der Jugendsexualität. Treuegebot und Treueanspruch werden sowohl auf die Ehe als auch auf die festen Freundschaften bezogen. Die meisten Jugendlichen fordern absolute und mutuelle Treue. Entsprechend werden außereheliche Koitusbeziehungen abgelehnt. Treue des Partners wird hoch bewertet, Untreue wird mit Sanktionen belegt. Die meisten Jugendlichen sind in der festen Freundschaft auch tatsächlich treu. *Der beste Freund ist in der Regel der Sexualpartner, und die Partnermobilität ist ausgesprochen gering.* „Promiskuität" stellt ein atypisches, abweichendes Verhalten dar. Da die Treueforderung generell auf feste Freundschaften bezogen ist, gilt sie auch über das Bestehen einer Liebesbeziehung hinaus. Damit wird die dem Kontrollmechanismus „Liebe" doch noch eigene Spontaneität durch das Regulativ „Treue" zumindest teilweise aufgefangen und ausgeschaltet.

Die Darstellung der festen Freundschaften und die Diskussion der Liebes- und Treue-Ideologie hat bereits gezeigt, daß sich Jugendliche heute vor der Ehe so verhalten, wie sie es sich für die Ehe selber vorstellen. Die festen Freundschaften, die weit verbreitet sind, unterliegen prinzipiell denselben Wertvorstellungen und Normierungen wie die Ehe. Die Sexualität der gegenwärtigen Jugend ist im Wortsinn vor-ehelich, keineswegs gegen die Institution Ehe gerichtet. *Die festen Freundschaften der Jugendlichen sind im Grunde „Vor-Ehen".* In diesen „Vor-Ehen" werden eheliche Verhaltensmuster antizipiert, nachgeahmt und eingeübt. Die Jugendlichen proben die Ehe.

Jungen und Mädchen bestehen aber ausdrücklich auf dem Recht, den „richtigen" Ehepartner auswählen zu dürfen. Dabei hat sich in der letzten Dekade nicht nur insofern ein Einstellungswandel ergeben, als die vorehelichen Standards permissiver geworden sind; wichtiger ist die Tatsache, daß vor zehn Jahren noch viele Jugendliche, vor allem Mädchen, dazu tendierten, ihre voreheliche Koitusaktivität auf den späteren Ehepartner zu beschränken, während heute als selbstverständlich gilt, daß man vor der Ehe mehrere Freundschaften mit Koituskontakten hat. Das Verhaltensmuster „Vor-Ehe" ist somit von dem Muster *„sukzessive Vor-Ehe"* abgelöst worden. Möglicherweise hat die Tatsache, daß heute vor der Ehe nicht nur eine monogamieähnliche Beziehung erlebt wird, sondern in der Regel mehrere, zur Folge, daß sich entsprechend auch das Eheverhalten, das Erleben der Ehe und die Einstellung zur Ehe, wenn man erst einmal verheiratet ist, verändern werden.

Gerade durch die Vorverlagerung ehelicher Muster und die dadurch aufgegebene Monopolisierung sexueller Beziehungen in der Ehe hat die Monogamie Zukunft. *Die essentiellen Institutionen der tradierten Sexualmoral, wie besonders Ehe und Familie, und die essentiellen „bürgerlichen" Wertvorstellungen und Emotionen, wie Liebe, Treue und Eifersucht, sind heute prinzipiell ebensowenig riskiert wie vor zehn oder 50 Jahren.* Die Veränderungen der Sexualmoral – Verhaltensmuster der passageren, sukzessiven Vor-Ehe, Diskussion der Kommune als Alternative zur Ehe, völlige Selbstverständlichkeit von sexueller Betätigung im Jugendalter, beginnende Freistellung der Reproduktion von der Ehe –, die sich in den letzten zehn Jahren ergeben haben, sind strenggenommen nicht mehr als Nuancierungen und Verlagerungen innerhalb eines sehr verfestigten Rahmens. Sie haben sogar oft entscheidend zur Aktualisierung und Stabilisierung alter Bedürfnisse und gesellschaftlicher Institutionen beigetragen. Dem widerspricht auch nicht, daß sexuelle Aktivitäten heute generell früher aufgenommen werden als vor zehn Jahren. Die Frage nach der „neuen" Sexualmoral kann somit nur dahingehend beantwortet werden, daß dort, wo eine affektionale, als „Liebe" definierte Bindung an den Partner verlangt und Untreue negativ sanktioniert wird, wo Promiskuität tatsächlich ein atypisches, deviantes Verhalten darstellt und das Ziel „Ehe und Familie", zumindest aber „feste Beziehung" heißt, daß dort keine neue Sexualmoral existiert.

Die vorstehend bezeichneten Hauptinhalte der herrschenden Sexualideologie haben die meisten Jugendlichen so stark internalisiert, daß es nicht übertrieben ist, wenn wir ihre *durchschnittliche Idealvorstellung von Sexualpraxis und Sexualmoral,* ihre soziosexuellen Zukunfts- und Wertvorstellungen auf die schlichte Formel bringen: Ein Junge und ein Mädchen lieben einander, gehen eine feste Freundschaft ein, sind sexuell treu und bleiben so lange zusammen, wie Liebe oder zumindest intensive Zuneigung vorhanden sind; wenn sie mehrere derartige Beziehungen erlebt, die Mitte der Zwanzigerjahre erreicht und ihre berufliche Situation „konsolidiert" haben, werden sie die nächste Liebesbeziehung mit dem Partner, den sie als den „richtigen" ausgewählt haben, als Ehe weiterführen und dann auch eine Familie mit zwei Kindern gründen.

Angesichts dieser Situation, angesichts der starken inneren und äußeren Normierungen und Reglementierungen der Jugendsexualität von sexueller „Enthemmung" oder „Verwahrlosung" der Jugend zu sprechen, heißt die Tatsachen auf den Kopf stellen. Das öffentliche Gerede vom Sexualchaos ist einfach fehlplaciert oder dient ganz offensichtlich Profitinteressen. Zeitungen, Illustrierte, pseudowissenschaftliche Bücher und Filme werden, solange es sich rentiert, Tag für Tag den Versuch unternehmen, die Sexualität der Jugend anhand fast durchweg belangloser oder sogar erfundener Einzelereignisse zu diffamieren. Diese Medien werden weiterhin so tun, als sei die gegenwärtige Jugendsexualität mit Schlagwörtern wie „Sexorgie", „Blutschande", „Zerfall der guten Sitten", „häufiger Partnerwechsel" und „Sexbesessenheit" zu charakterisieren. Lüsternen und frustrierten Erwachsenen wird hier Jugendsexualität bewußt zum Konsum vorgeworfen. Man hofft, daß Erwachsene ihre heimlichen, verbotenen Wunschträume und phantasierten Erlebnisse auf die Jugend projizieren. Doch diese Erwachsenen werden den Jugendlichen Sexualparadiese neiden, die es gar nicht gibt.

Geschlechtsunterschiede

Auch heute noch gehen viele Jugendliche von der Annahme aus, daß es eine typisch „männliche" und eine typisch „weibliche" Sexualität gäbe. Jeweils zwei Fünftel bis die Hälfte meinen, daß Jungen im allgemeinen ein größeres sexuelles Verlangen haben als Mädchen, daß Mädchen bei der Anknüpfung sexueller Beziehungen zurückhaltender sein sollten als Jungen, daß Frauen von Natur aus treuer sind als Männer und daß Frauen im Gegensatz zu Männern eigentlich mehr an Liebe und Zärtlichkeit als an Sexualität gelegen ist. Allerdings glauben Jugendliche kaum noch, daß Frauen weniger Lustempfindungen als Männer beim Geschlechtsverkehr haben (vgl. Tab. 74).

Das Vorurteil von der Hyposexualität der Frau ist also noch weit verbreitet: Die Frau gilt als sexuell weniger appetent, als sexuell passiver, und ihre Sexualität wird stärker als die des Mannes von personalen Bezügen abhängig gesehen. Mädchen tendieren übrigens noch häufiger als Jungen zu diesem Bild von „weiblicher" Sexualität (vgl. Tab. 74). Sie übernehmen diese Geschlechtsrollenstereotype noch häufiger als ihnen das von Jungen und Männern zugemutet wird.

Die Geschlechtsrollenstereotype der Jugendlichen beziehen sich selbstverständlich nicht nur auf den direkt-sexuellen Bereich. Sie treten, wie schon gesagt, beispielsweise auch ganz besonders deutlich bei der Beschreibung des Idealpartners hervor (vgl. Tab. 65): *Danach ist es heute immer noch so, daß Jungen zu jüngeren und dümmeren, Mädchen zu älteren und klügeren Partnern tendieren.* Ganz entsprechend erwarten mehr Jungen als Mädchen vom Idealpartner Unterordnung und die Überlassung der letzten Entscheidung in wichtigen Fragen. In diesem Kapitel wollen wir nun der Frage nachgehen, inwieweit die sexuellen Geschlechtsrollenstereotype sich in den Einstellungen und im Sexualverhalten der Jugendlichen niederschlagen. Dabei wollen wir die in den vorhergehenden Kapiteln dargestellten und dokumentierten Geschlechtsunterschiede noch einmal zusammenfassen.

Zunächst ist zu sagen: *Mädchen verhalten sich so, als hätten sie ein geringeres sexuelles Verlangen und ein geringeres sexuelles Interesse als Jungen.* Bemißt man die sexuelle Aktivität nach der Gesamtzahl aller Orgasmen, dann haben Jungen einen mehr als doppelt so hohen „sexual outlet" als Mädchen (vgl. Tab. 23).

Am wenigsten ausgeprägt sind noch die Unterschiede im Hinblick auf die heterosexuelle Entwicklung (vgl. Tab. 4). Verabredungen, feste Freundschaften, die erste Liebe und „necking" erleben Mädchen im Durchschnitt sogar ein viertel bis ein halbes Jahr früher als Jungen; intensives Petting nehmen sie ungefähr im gleichen Alter wie Jungen auf, und ihren ersten Geschlechtsverkehr haben sie durchschnittlich ein viertel Jahr später als Jungen. Dadurch, daß Mädchen mit den soziosexuellen Beziehungen etwas früher, mit dem Koitus aber etwas später beginnen, ist bei ihnen der Zeitraum zwischen den ersten soziosexuellen Kontakten mit dem anderen Geschlecht und der Aufnahme von Koitusbeziehungen im Durchschnitt ein dreiviertel Jahr länger als bei Jungen. Insgesamt sind aber alle diese Unterschiede nur gering, und man kann sagen, *daß Jungen und Mädchen heute die verschiedenen heterosexuellen Aktivitäten etwa im gleichen Alter aufnehmen.* Entsprechend ergaben sich auch nur sehr geringe Unterschiede im Hinblick auf die gegenwärtige heterosexuelle Praxis der 16- und 17jährigen Jungen und Mädchen: Ungefähr ebenso viele Schüler wie Schülerinnen waren heterosexuell abstinent, pettingaktiv oder koitusaktiv (vgl. Tab. 7).

Deutlichere Unterschiede ergaben sich hinsichtlich homosexueller Kontakte, über die Jungen häufiger berichteten als Mädchen (vgl. Tab. 13 und 14). Am ausgeprägtesten aber waren die Geschlechtsunterschiede beim Masturbationsverhalten. In allen Altersstufen der Vorpubertät, Pubertät und Adoleszenz waren mehr Jungen als Mädchen masturbationserfahren bzw. masturbationsaktiv, und die Jungen masturbierten auch sehr viel häufiger und regelmäßiger als die Mädchen. Im Jahr vor unserer Befragung machte nur jedes zehnte Mädchen häufiger Selbstbefriedigung als der „durchschnittliche" Junge (vgl. Tab. 17 und 18). *In keiner sexuellen Verhaltensweise unterschieden sich Mädchen und Jungen so stark wie in der Masturbation.*

Andere sexualwissenschaftliche Untersuchungen haben ganz ähnliche Resultate ergeben, und zwar sowohl für hochindustrialisierte Gesellschaften (vgl. z. B. *Kinsey* et al. 1948, 1953; *Giese* und *Schmidt* 1968; *Schmidt* und *Sigusch* 1971) als auch für schriftlose Stammeskulturen (vgl. z. B. *Ford* und *Beach* 1951; *Marshall* und *Suggs* 1971). *Gegenwärtig ist keine Gesellschaft, kein Stamm und keine soziale Gruppe bekannt, in der Frauen ebenso häufig oder häufiger masturbieren als Männer.* Solche allgemein verbreiteten Unterschiede im Sexualverhalten von Männern und Frauen gibt es sonst nicht. Die Masturbation nimmt hier eine ganz einzigartige Stellung ein.

Dieser Geschlechtsunterschied ist aber *in verschiedenen Gruppen unterschiedlich groß*. In kapitalistischen Gesellschaften beispielsweise, wie den USA oder der Bundesr publik, sind die Unterschiede in der Masturbationsaktivität zwischen Männern und Frauen: in Gruppen mit hoher Schulbildung geringer als in Gruppen mit niedriger Schulbildung *(Kinsey* et al. 1948, 1953; *Schmidt* und *Sigusch* 1971); in politisch progressiven und nichtreligiösen Gruppen geringer als in konservativen und religiösen Gruppen *(Giese* und *Schmidt* 1968); bei sexuell Erfahrenen (Geschlechtsverkehr) geringer als bei sexuell Unerfahrenen *(Giese* und *Schmidt* 1968; vgl. auch die Daten der vorliegenden Untersuchung, Tab. 17); in höheren Altersgruppen (über 30 Jahre) geringer als bei jungen Erwachsenen (20–30 Jahre) und bei diesen wiederum geringer als bei Jugendlichen unter 20 Jahren *(Kinsey* et al. 1948, 1953).

Diese von Gruppe zu Gruppe unterschiedlich ausgeprägten Geschlechtsunterschiede in der Masturbationsaktivität zeigen die *Bedeutung gesellschaftlicher und sozialer Bedingungen und Verhältnisse.* Bereits die sexuelle Erziehung der Mädchen – in der die obengenannten Geschlechtsstereotype offensichtlich immer noch erfolgreich vermittelt werden – läuft von vornherein darauf hinaus, sie an Masturbation uninteressierter und zur Masturbation unfähiger zu machen; denn Masturbation verlangt stärker als andere Aktivitäten, die Initiative selbst zu ergreifen, selbst aktiv zu werden und, sieht man einmal von der Phantasie ab, Sexualität nicht im Rahmen einer Liebesbeziehung und mit einem Partner zu machen. Selbstbefriedigung ist also ein Verhalten, das Mädchen viel schwieriger mit dem ihnen anerzogenen Bild von „weiblicher" Sexualität vereinbaren können als Jungen mit dem Bild von „männlicher" Sexualität.

Die Universalität der Geschlechtsunterschiede im Masturbationsverhalten macht aber deutlich, daß diese Unterschiede *nicht allein* gesellschaftlich erklärt werden können, sondern daß es wahrscheinlich auch biologische oder speziell in der anatomischen Ausstattung begründete Ursachen gibt. Die Genitalien der Frau sind weniger exponiert und vor Außenreizen geschützter als der Penis des Mannes. Durch den

Druck der Kleidung, durch zufälliges Berühren, durch Erektionen usw. realisieren Jungen viel eher als Mädchen, daß die aktive Stimulation der Genitalien Lustgewinn und Befriedigung bringt. Jungen werden stärker als Mädchen von frühauf und fortwährend auf die sexuellen Möglichkeiten, die sich aus der Reizung ihrer Genitalien ergeben, hingewiesen. Weiterhin ist es für Jungen offenbar viel einfacher, einen Orgasmus zu erlernen als für Frauen. Jeder Junge wird – auch vor der Pubertät – schon nach sehr wenigen Versuchen, oft schon beim ersten Versuch einen Orgasmus erreichen können, wenn er den Penis nur intensiv und lange genug stimuliert. Bei Mädchen sind oft viel mehr Versuche und „Übungen" erforderlich, um den ersten Orgasmus zu haben. Das hat Konsequenzen, die lerntheoretisch leicht überdenkbar sind: Das Erfolgserlebnis „Orgasmus", das für die Bekräftigung der Selbstbefriedigung und den Wunsch, sie zu wiederholen, so wichtig ist, stellt sich bei Mädchen weniger prompt ein als bei Jungen. Dies ist auch ein Grund dafür, warum Mädchen häufiger als Jungen die Masturbation wieder aufgeben, nachdem sie schon einmal damit begonnen hatten, und warum Mädchen so häufig erst nach Orgasmuserlebnissen bei Petting oder Koitus mit der Selbstbefriedigung beginnen.

Es gibt sicherlich noch weitere Erklärungsmöglichkeiten für das unterschiedliche Masturbationsverhalten von Jungen und Mädchen. So spielt beispielsweise in unserer Gesellschaft der Penis für die Geschlechtsrollenidentität des Jungen, d. h. für sein Bewußtsein, ein „richtiger Junge" zu sein und ein „richtiger Mann" zu werden, eine sehr viel größere Rolle als die äußeren weiblichen Genitalien für die Geschlechtsrollenidentität des Mädchens. Auch dies ist ein Grund für den höheren Aufmerksamkeitswert des Penis, für die Motivation, den Penis zu stimulieren und durch die Masturbation und die Funktion des Penis nicht nur sexuelle Befriedigung, sondern auch männliche Selbstbestätigung zu erfahren. Ein unterschiedlich starkes sexuelles Verlangen und Interesse darf hingegen nicht als Erklärung für die Unterschiede im Masturbationsverhalten von Männern und Frauen postuliert werden. Nicht das Ausmaß, die Richtung des sexuellen Interesses ist hier unterschiedlich, und auch das nur graduell.

Im Hinblick auf die vermeintlich geringere sexuelle Appetenz der Frau ist schließlich noch bemerkenswert, *daß die von uns befragten Mädchen seltener sexuelle Frustriertheit realisierten als die Jungen* (vgl. Tab. 24): Koitusunerfahrene Mädchen sagen seltener als koitusunerfahrene Jungen, daß sie mehr Erfahrung haben wollen; koituserfahrene Mädchen wünschen sich seltener eine höhere Koitusfrequenz als koituserfahrene Jungen; weniger Mädchen als Jungen denken nach der Selbstbefriedigung und nach dem Petting, daß sie lieber Geschlechtsverkehr gehabt hätten. Schließlich begründen mehr Mädchen als Jungen ihre fehlende oder begrenzte heterosexuelle Erfahrung und ihre Masturbationsabstinenz mit „geringem Interesse" (vgl. Tab. 5 und 22).

Mädchen verhalten sich so, als sei es selbstverständlich, daß sie sexuell zurückhaltender und passiver sind als Jungen. Die sexuelle Initiative beim Petting und beim Koitus ist immer noch einseitig zugunsten des Mannes verteilt (vgl. Tab. 75). Drei Viertel der Pettingaktiven berichteten, daß die Initiative immer oder meistens vom Jungen ausging; nur bei 1% dieser Gruppe ging die Initiative meistens vom Mädchen aus. Beim Koitus war die Initiative nicht mehr ganz so ungleich verteilt wie beim Petting, doch immerhin berichteten zwei Fünftel der koitusaktiven Jugendlichen, daß immer oder meistens der Junge initiativ wurde und nur 1% bis 3%, daß meistens das Mädchen mit dem Geschlechtsverkehr begann. Wie bei anderen Gruppen – z. B. jungen Arbeitern *(Schmidt* und *Sigusch* 1971) oder mittelständischen Ehepaaren (vgl. *Clark* 1965) – kommen auch bei den von uns befragten Jugendlichen praktisch nur zwei Muster der Initiative-Verteilung vor: *Entweder ist der Mann initiativer, oder Mann und Frau sind gleichermaßen initiativ. Ein Überwiegen weiblicher Sexualinitiative ist nach wie vor die extreme Ausnahme.*

Mädchen können fehlende oder begrenzte sexuelle Erfahrungen eher als rollenkonsistent erleben als Männer. Sie bewerten ihre sexuelle „Zurückhaltung" positiver als Männer. Auf die Frage, wie sie darüber denken, nicht mehr sexuelle Erfahrung zu haben, antworteten Mädchen häufiger affirmativ als Jungen („ich bin froh darüber", „ich bin stolz darauf", „das ist natürlich"), während Jungen häufiger negativ beeindruckt reagieren („ich bin unglücklich darüber", „es wird nun allmählich Zeit", „ich fürchte, daß die anderen mich auslachen"; vgl. Tab. 6).

Die Sozialisation auf sexuelle Zurückhaltung wird auch an den *durchweg restriktiveren Einstellungen und sexuellen Standards der Mädchen* deutlich. Sie beurteilen Homosexualität etwas strenger als Jungen (vgl. Tab. 15), akzeptieren Masturbation im Jugendalter sowohl für Koitusaktive als auch für Koitusinaktive seltener (vgl. Tab. 20) und lehnen außereheliche Beziehungen dezidierter ab (vgl. Tab. 56). Sexuelle Beziehungen Unverheirateter werden zwar von den Mädchen prinzipiell ebenso gebilligt wie von den Jungen, doch formulieren sie mehr Voraussetzungen: Sie plädieren für eine höhere Altersgrenze, d. h., sie akzeptieren seltener als Jungen Koitus in der frühen Adoleszenz (vor dem 16. Geburtstag; vgl. Tab. 50). Außerdem nennen sie häufiger als Jungen Liebe oder eine personale Beziehung als Voraussetzung für Sexualität (vgl. Tab. 51, 52 und 53), während Jungen häufiger als Mädchen mutuelles Einverständnis und Verlangen als hinreichende Voraussetzung für die Aufnahme von Koitusbeziehungen ansehen (vgl. Tab. 51 und 52). Schließlich haben Mädchen strengere Treuemaßstäbe für die feste Freundschaft und für die Ehe (vgl. Tab. 55 und 56). Sie sind noch stärker als Jungen für ein Treueversprechen und -halten und gegen mutuell vereinbarten Treueverzicht.

Daß sexuelle „Zurückhaltung" bei Mädchen in der Erziehung sehr viel zielstrebiger zu erreichen versucht wird, ergibt sich schon aus den wenigen Daten, die wir hierüber erhoben haben: *Hinsichtlich Ausgang und Freizeit unterliegen Mädchen sehr viel strengeren Kontrollen als Jungen.* Sie müssen häufiger direkt um Erlaubnis fragen, wenn sie abends weggehen wollen, ihnen wird eine strengere Zeitbegrenzung auferlegt usw. (vgl. Tab. 29). Entsprechend haben die Mädchen eine noch stärkere Tendenz als die Jungen, sich gegenüber den Eltern, insbesondere gegenüber dem Vater, als sexuell enthaltsam darzustellen (vgl. Tab. 33).

Mädchen verhalten sich so, als sei ihre Sexualität stärker als die von Jungen von Liebe und personalen Beziehungen abhängig. Die größere Liebesorientiertheit der Mädchen kommt schon in den Einstellungen zum Geschlechtsverkehr Unverheirateter zum Ausdruck (vgl. Tab. 51, 52 und 53). Sehr viel weniger Mädchen als Jungen können sich vorstellen, Geschlechtsverkehr außerhalb einer Liebesbeziehung zu haben (vgl. Tab. 52). Die unterschiedliche Betonung von Liebe und Sexualität bei Jungen und Mädchen wird von den meisten ausdrücklich festgestellt. 40% der weiblichen und 53% der männlichen koitusaktiven Befragten gaben an, daß die Frau beim Geschlechtsverkehr mehr Wert auf Zärtlichkeiten, z. B. Küssen, Streicheln, zärtliche Gespräche usw., lege als der Mann. Nur 6% bis 8% glaubten, daß dem männlichen Partner mehr an Zärtlichkeiten gelegen sei

Die *größere Treueorientiertheit der Mädchen* zeigt sich an ihren schon erwähnten strengeren Einstellungen zur Treue in der festen Freundschaft, zur Treue in der Ehe und im Hinblick auf außereheliche Beziehungen (vgl. Tab. 55 und 56). Tatsächlich sind auch weniger fest befreundete Mädchen als Jungen „untreu"; sie haben seltener andere Partner geküßt sowie Petting und Koitus mit anderen Partnern gehabt (vgl. Tab. 62). Insgesamt ergibt sich bei den Mädchen eine *noch geringere Tendenz zum Partnerwechsel* bei Koitus und Petting in den letzten zwölf Monaten als bei den Jungen (vgl. Tab. 8). Selbst in den Phantasien sind die Mädchen im Hinblick auf Partnerwechsel oder Untreue restriktiver: Sehr viel weniger haben nach dem Petting oder nach dem Koitus schon einmal gedacht, daß sie „das" auch einmal mit einem anderen Partner machen möchten (vgl. Tab. 10).

Insgesamt zeigt sich, daß viele Jugendliche auch heute noch ein *Bild von geschlechtstypischer Sexualität* haben, welches weitgehend den traditionellen sexuellen Geschlechtsrollen entspricht, und daß die meisten sich entsprechend verhalten: In den Einstellungen und in der Praxis spielt das Stereotyp von der sexuell weniger appetenten Frau, die sexuell passiv und zurückhaltend sein muß und ihre Sexualität stärker in personale und emotionale Beziehungen integriert, nach wie vor eine zentrale Rolle. Die gesellschaftliche Bedingtheit dieser Geschlechtsrollen können jedoch nur wenige Jugendliche erkennen.

Schulbildungsunterschiede

Bisher haben wir unsere Ergebnisse fast durchweg nur nach Jungen und Mädchen getrennt wiedergegeben, d. h. nicht nach der Schulbildung aufgeschlüsselt. Wir konnten in dieser Weise vorgehen, weil Schulbildungsunterschiede ausgesprochen selten zu beobachten waren. In diesem Kapitel wollen wir nun gesondert auf den Zusammenhang von Ausbildungsgrad einerseits und Sexualpraxis sowie Sexualideologie andererseits eingehen.

In Tabelle 76 ist das Sexualverhalten in Abhängigkeit von der Schulbildung wiedergegeben. Hinsichtlich der heterosexuellen Erfahrung fiel bei den Mädchen auf, daß sich Hauptschülerinnen, Realschülerinnen und Gymnasiastinnen praktisch nicht unterschieden. Sie hatten in ungefähr gleichem Ausmaß Erfahrung mit soziosexuellen Aktivitäten einschließlich Petting und Koitus. Ebensowenig wie im Hinblick auf die Sexualerfahrung ergaben sich Schulbildungsunterschiede für die heterosexuelle Praxis in den letzten zwölf Monaten vor der Untersuchung. Die Mädchen der drei von uns erfaßten Schultypen waren in ungefähr gleichem Ausmaß entweder heterosexuell abstinent oder pettingaktiv oder koitusaktiv.

Auch bei den Jungen ergaben sich im Hinblick auf die Erfahrung mit Dating, Befreundetsein, Verliebtsein und leichtes Petting keine schulbildungsspezifischen Differenzen. *Demgegenüber hatten Hauptschüler eine größere Erfahrung mit Genitalpetting und Koitus.* Die Realschüler nehmen bei diesen sexuellen Verhaltensweisen eine mittlere Position ein, liegen aber mehr in der Nähe der Gymnasiasten. Hinsichtlich der Sexualpraxis in den letzten zwölf Monaten vor der Untersuchung konnten wir keine signifikanten Schulbildungsdifferenzen feststellen; es deutet sich jedoch an, daß Hauptschüler in stärkerem Maße als Gymnasiasten koitusaktiv sind.

Die schulbildungsspezifischen Unterschiede im Masturbationsverhalten gehören zu den bedeutsamsten und herausragendsten, die wir feststellen konnten. Das gilt ganz besonders für Mädchen, die mit Zunahme der Schulbildung masturbationserfahrener und masturbationsaktiver sind: zweimal so viel Gymnasiastinnen wie Hauptschülerinnen hatten überhaupt jemals in ihrem Leben masturbiert; ungefähr dreimal so viel Gymnasiastinnen wie Hauptschülerinnen waren im Jahr vor der Untersuchung masturbationsaktiv (vgl. Tab. 76). Bei den Jungen konnten wir demgegenüber hinsichtlich der Masturbationserfahrung keine Schulbildungsunterschiede feststellen. Das Masturbationsvorkommen in den letzten zwölf Monaten vor der Untersuchung war jedoch bei den Gymnasiasten größer als bei den Hauptschülern.

Die genannten Unterschiede im Masturbationsverhalten gehen wahrscheinlich darauf zurück, daß Jugendliche aus „günstigeren" sozialen Verhältnissen und damit häufig mit einer verhältnismäßig besseren Ausbildung über einen höheren Informations- und Reflexionsstand verfügen, eine etwas ungezwungenere Einstellung zum eigenen Körper und damit zur sexuellen Selbststimulation haben und – ebenfalls aufgrund von sozialer Herkunft, Erziehung und Ausbildung – phantasiefähiger sind und sich durch Phantasietätigkeit wirksamer sexuell stimulieren können.

Bemerkenswerterweise sind die Geschlechtsunterschiede in der Genitalpettingerfahrung, Koituserfahrung, Masturbationserfahrung, Koitusaktivität und Masturbationsaktivität bei den Hauptschülern größer als bei den Gymnasiasten. *Somit ist die*

Sexualität bei den Hauptschülern und Hauptschülerinnen deutlich stärker geschlechtstypisch zugerichtet als bei den Oberschülern; die Gymnasiasten zeigen am ehesten ein geschlechtsegalitäres Sexualverhalten. Der Vollständigkeit halber sei noch darauf hingewiesen, daß wir keine Abhängigkeit des Ausmaßes der homosexuellen Erfahrung von der Schulbildung feststellen konnten (vgl. Tab. 76). Das bedeutet, daß nach diesen Ergebnissen, die, wie wir bereits ausgeführt haben, hinsichtlich der Homosexualität nur als tentativ zu beurteilen sind, Hauptschüler, Realschüler und Gymnasiasten beiderlei Geschlechts ungefähr im gleichen Ausmaß homosexuell erfahren sind.

Den Einfluß der Schulbildung auf einzelne Bereiche des Sexualverhaltens, wie Partnermobilität, sexuelle Initiative, emotionale Reaktionen auf Petting und Koitus usw., konnten wir nur orientierend analysieren, weil die Aufteilung von Teilgruppen, wie Pettingaktive, Koitusaktive usw., nach dem Merkmal „Schulbildung" zu zahlenmäßig sehr kleinen Untergruppen führt. Nach Maßgabe dieser lediglich orientierenden Analyse läßt sich folgendes sagen: Weder bei Jungen noch bei Mädchen konnten wir signifikante Unterschiede zwischen Hauptschülern, Realschülern und Gymnasiasten nachweisen für die Anzahl der Pettingpartner und Koituspartner, für die Tendenz, mit Gelegenheitspartnern Petting und Koitus zu machen, für die sexuelle Initiative bei Petting und Koitus und für die emotionalen Reaktionen nach dem ersten Koitus sowie auf Petting und Koitus im letzten Jahr.

Ebenso konnten wir hinsichtlich der festen Freundschaften keine signifikanten Schulbildungsunterschiede nachweisen. Hauptschüler, Realschüler und Gymnasiasten beiderlei Geschlechts unterscheiden sich nach unseren Ergebnissen weder im Vorkommen fester Freundschaften im Jahr vor der Untersuchung noch in der emotionalen Beziehung zum festen Partner noch im Koitusvorkommen in der festen Freundschaft noch in der Kommunikation über Sexualität noch im Vorkommen außerpartnerschaftlicher Koitusbeziehungen noch in den Sanktionen und Eifersuchtsreaktionen bei außerpartnerschaftlichen Sexualkontakten usw. Wie gesagt, diese Schulbildungsunterschiede wurden an kleinen Gruppen geprüft; die durchgehende Tendenz läßt jedoch vermuten, daß zumindest ausgeprägte Differenzen zwischen Hauptschülern, Realschülern und Gymnasiasten in den genannten Bereichen des Sexualverhaltens nicht bestehen.

Die im Kapitel „Wertvorstellungen" beschriebene Permissivität gegenüber Koitusbeziehungen im Jugendalter variierte ebenfalls nur geringfügig mit der Schulbildung. Wir konnten lediglich bei der Klassifikation dieser Einstellungen nach *Reiss* und dort wiederum nur bei Jungen schulbildungsspezifische Unterschiede feststellen: Gymnasiasten tendierten stärker als Hauptschüler dazu, den Standard „Freizügigkeit bei Liebe" zu vertreten, während Hauptschüler eher als Gymnasiasten für den Standard „Freizügigkeit ohne Liebe" plädierten (vgl. Tab. 77).

Einen Einfluß des Merkmals „Schulbildung" auf die Einstellungen zur sexuellen Treue in der festen Freundschaft konnten wir für die Mädchen nachweisen, und zwar tendierten Hauptschülerinnen häufiger als Gymnasiastinnen zu einem traditionellen als zu einem „progressiven" Treuemodell (vgl. Tab. 78). *Generell hatten Hauptschülerinnen restriktivere Einstellungen zu verschiedenen sexuellen Verhaltensweisen als Gymnasiastinnen.* Sie beurteilten sowohl die Masturbation bei Jungen und Mädchen als auch homosexuelle Kontakte erwachsener homosexueller Männer und Frauen als auch außereheliche Koitusbeziehungen von Männern und Frauen strenger als Mädchen anderer Schulbildungsgruppen (vgl. Tab. 79). Am freizügigsten urteilten demgegenüber die Gymnasiastinnen. Bei den Jungen läßt sich eine ähnliche Tendenz nur im Hinblick auf die Bewertung der Homosexualität feststellen (vgl. Tab. 79): Hauptschüler lehnten signifikant häufiger als Gymnasiasten und Realschüler homosexuelles Verhalten Erwachsener als „nicht richtig" ab.

Auch die Einstellungen zur Ehe, Familie und Kommune waren bei den Hauptschülerinnen traditionsgebundener als bei den Gymnasiastinnen (vgl. Tab. 80). Hauptschülerinnen wollten überhaupt häufiger heiraten und dazu in jüngeren Jahren, vertraten seltener ein „emanzipierteres" Ehemodell und diskutierten die Kommune – wenn dieser Befund auch nicht signifikant ist – seltener als Gymnasiastinnen unter dem Aspekt „Alternative zur Ehe". Bei den Jungen variierten die genannten Einstellungen zur Ehe und zur Kommune nicht schulbildungsspezifisch. Bei ihnen nahm jedoch der Kinderwunsch mit dem Grad der Schulbildung ab.

Schließlich wollen wir noch auf das *Bild vom Idealpartner* eingehen, weil wir hier *besonders eindrucksvolle Schulbildungsdifferenzen* nachgewiesen haben, besonders wiederum bei den Mädchen (vgl. Tab. 81). Wie sehr Hauptschülerinnen an überkommenen Klischees und Rollenstereotypen orientiert sind, zeigen ihre Vorstellungen vom idealen Partner in eindrucksvoller Weise: Sie wünschen sich häufiger als Gymnasiastinnen einen Partner, der gut aussieht, sparsam und ordentlich sowie sexuell treu ist und verlangen seltener einen Partner, der politisch interessiert ist. Bei den Hauptschülern ist diese schulbildungstypische Zurichtung der Vorstellungen vom Partner ebenfalls nachzuweisen, wenn auch nicht so ausgeprägt. Hauptschüler wünschen sich häufiger als Gymnasiasten eine Partnerin, die sparsam und ordentlich ist, sich sexuell treu verhält und weniger klug ist als sie selber.

Zusammenfassend ist zu sagen, daß Jugendliche mit geringer Schulbildung in jüngeren Jahren eine ausgefaltetere heterosexuelle Praxis haben als Jugendliche mit höherer Schulbildung. Das gilt aber strenggenommen nur für Jungen. Jugendliche mit höherer Schulbildung zeigen demgegenüber eine größere Masturbationserfahrung und -aktivität. Das gilt für beide Geschlechter, insbesondere für Mädchen. Jugendliche mit geringer Schulbildung haben traditionellere, restriktivere Einstellungen zur Sexualität. Das gilt für Jungen und Mädchen, für letztere aber in besonderem Maße. Schließlich lassen sich Geschlechtsunterschiede im Sexualverhalten in deutlich größerem Ausmaß bei Jugendlichen mit geringer als bei Jugendlichen mit hoher Schulbildung beobachten. Auch dies ist Ausdruck einer größeren „Traditionalität" im Sexuellen bei Jugendlichen mit geringer Schulbildung.

Uns ist daran gelegen, abschließend darauf hinzuweisen, daß wir in diesem Kapitel lediglich Zusammenhänge zwischen dem Merkmal „Schulbildung" und einigen Bereichen des Sexualverhaltens und der Sexualideologie diskutiert haben. Da das Merkmal „Schulbildung" die Schichtzugehörigkeit nur zusammen mit vielen anderen Merkmalen konstituiert, die Klassenzugehörigkeit sogar nicht einmal oberflächlich zu erfassen in der Lage ist, muß davon ausgegangen werden, daß wir in diesem Kapitel keine zuverlässigen Aussagen über den Zusammenhang von Sexualität einerseits und Schicht- oder Klassenlage andererseits gemacht haben. Auffällig ist jedoch, daß diese Befunde der vorliegenden Untersuchung weitgehend jene Ergebnisse stützen, die wir in einer früheren Untersuchung an 20- und 21jährigen un- und angelernten Industriearbeitern und Industriearbeiterinnen aus fünf Großstadtgebieten der Bundesrepublik gefunden haben (*Schmidt* und *Sigusch* 1971). Mit diesem Hinweis auf das weitgehende Übereinstimmen der Ergebnisse wollen wir aber unsere damalige Darstellung nicht einfach übernehmen und wiederholen. Wir weisen vielmehr heute wie damals darauf hin, daß unsere Untersuchungstechniken sehr begrenzt waren und daß sich möglicherweise erst dann eine größere Bereiche erfassende Zurichtung der Sexualität in Abhängigkeit von der sozialen Wirklichkeit und der ökonomischen Lage mit den heute insgesamt zur Verfügung stehenden sozialwissenschaftlichen Methoden nachweisen läßt, wenn anhand konkreterer Hypothesen gezielter und methodisch subtiler vorgegangen wird. Wer aus unseren Untersuchungsergebnissen herausliest, daß es so etwas wie eine „proletarische" Sexualität nicht gibt – was immer auch darunter im einzelnen verstanden werden mag –, der hat nicht nur unseren wissenschaftlichen Ansatz mißverstanden, sondern auch unsere Ergebnisse falsch interpretiert.

Veränderungen der Jugendsexualität im letzten Jahrzehnt

In diesem Kapitel wollen wir der Frage nachgehen, ob es in den letzten zehn Jahren zu Veränderungen im Sexualverhalten und in den Einstellungen zur Sexualität bei Jugendlichen gekommen ist. Zu diesem Zweck haben wir einen Vergleich der vorliegenden Untersuchung mit zwei früheren Untersuchungen aus unserem Institut vorgenommen *(Giese* und *Schmidt* 1968; *Schmidt* und *Sigusch* 1971). *Die nachfolgende Analyse basiert somit insgesamt auf drei empirischen Untersuchungen, die wir zwischen 1966 und 1970 an insgesamt 4 568 Männern und Frauen der Geburtsjahrgänge 1936 bis 1954 durchgeführt haben.* In der Tabelle 82 sind die Stichproben im einzelnen beschrieben. Zur besseren Beurteilung unserer Schlußfolgerungen sollen die zum Vergleich herangezogenen Untersuchungen kurz beschrieben werden.

Die *erste Untersuchung (Studenten)* wurde 1966 vorgenommen. Die Stichprobe umfaßt 2 835 männliche und 831 weibliche Studenten von zwölf westdeutschen Universitäten. Das Alter der Probanden lag zwischen 19 und 30 Jahren. 92% der Studenten und 96% der Studentinnen waren unverheiratet. Die Daten wurden mittels postversandter Fragebogen erhoben. Der Fragebogen umfaßte 280 Einzelfragen. Folgende Bereiche wurden – in dieser Reihenfolge – erfaßt: persönlicher und psychologischer Hintergrund; Sexualität in der Kindheit, sexuelle Entwicklung seit der Pubertät; Masturbations- und Koitusverhalten in den zwölf Monaten vor der Untersuchung; Einstellungen zur Sexualität. Die Probanden wurden an den zwölf Universitäten nach einem Zufallsstichprobenverfahren ausgewählt. Die Verweigererquote betrug bei den Männern 39%, bei den Frauen 45%. Eine ausführliche Darstellung der Methodik einschließlich einer Diskussion der Bedeutung des Verweigererfehlers für diese Untersuchung sowie der Ergebnisse findet sich bei *Giese* und *Schmidt* (1968).

Die *zweite Untersuchung (Arbeiter)* wurde 1968 durchgeführt. Die Stichprobe umfaßt 150 männliche und 150 weibliche un- oder angelernte Arbeiter. Alle Probanden waren ledig, 20 oder 21 Jahre alt, arbeiteten in Betrieben mit mindestens 50 Betriebsangehörigen und lebten in sechs Großstädten der Bundesrepublik, und zwar in Hamburg, Essen, Köln, Frankfurt/M., Stuttgart und München. Die Daten wurden bei dieser Untersuchung durch persönliche Interviews erhoben. Ein Interview dauerte im Durchschnitt 1 $^1/_2$ Stunden. Alle Interviewer waren Männer im Alter zwischen 23 und 35 Jahren, hatten eine umfangreiche Interviewerfahrung und wurden außerdem von uns für diese Untersuchung speziell geschult. Die strukturierten Interviews wurden anhand eines Fragebogens durchgeführt, der ungefähr 300 Einzelfragen enthielt. Folgende Bereiche wurden – in dieser Reihenfolge – erfaßt: Freizeit; heterosexuelle Entwicklung; erster Koitus; Koitusabstinenz; Koitusverhalten in den zwölf Monaten vor der Untersuchung; feste Freundschaft; Einstellungen zur Sexualität; Masturbationsverhalten; persönlicher Hintergrund. Die Probanden wurden von den Interviewern nach vorgegebenen Stichprobenkriterien, und zwar Sozialstatus, Alter, Geschlecht, Familienstand, Befragungsort und Konfession, seligiert (Quota-Technik). Weniger als 10% der Kontaktierten, die die Stichprobenkriterien erfüllten, verweigerten die Teilnahme an einer Untersuchung über „Freizeit, Ehe und Familie“. Mit dieser Art der Ankündigung wollten wir das Verweigern der Teilnahme aus Motiven, die vorwiegend mit dem eigentlichen Thema der Untersuchung zusammenhängen, möglichst vermeiden. Lediglich ein Proband brach das Interview vorzeitig ab, als Fragen über das eigene Sexualverhalten gestellt wurden. Eine detaillierte Darstellung der Methodik und der Ergebnisse dieser Untersuchung findet sich bei *Schmidt* und *Sigusch* (1971).

Um Vergleiche von Gruppen mit hoher Schulbildung durchführen zu können, unterteilten wir die Probanden der ersten Untersuchung in vier Altersgruppen (Geburtsjahrgänge 1936 bis 1940, 1941 bis 1942, 1943 bis 1944, 1945 bis 1946) und verglichen sie mit der Gymnasiastengruppe der vorliegenden Untersuchung (Geburtsjahrgänge 1953 bis 1954). Im Jugendalter waren diese Probanden in den fünfziger oder zu Beginn der sechziger Jahre (Studenten) bzw. am Ende der sechziger Jahre (Schüler). Ein Vergleich dieser Gruppen soll darüber Aufschluß geben, ob es überhaupt zu Veränderungen im Sexualverhalten von Jugendlichen mit hoher Schulbildung zwischen den frühen fünfziger Jahren und 1970 gekommen ist und ob diese Veränderungen kontinuierlich erfolgten oder ausschließlich in den späten sechziger Jahren.

Die Ergebnisse der zweiten Untersuchung (Geburtsjahrgänge 1947 und 1948) verglichen wir mit den Ergebnissen der Hauptschülergruppe der vorliegenden Untersuchung (Geburtsjahrgänge 1953 und 1954), um Veränderungen bei Gruppen mit niedriger Schulbildung analysieren zu können. Im Jugendalter waren diese Probanden in der ersten Hälfte der sechziger Jahre (Arbeiter) bzw. am Ende der sechziger Jahre (Schüler). Für die Probanden mit hoher Schulbildung analysierten wir also einen deutlich größeren Zeitraum als für die Probanden mit niedriger Schulbildung. Ein Vergleich der Arbeiter und Hauptschüler soll, wie gesagt, darüber informieren, ob es in der zweiten Hälfte der sechziger Jahre zu Veränderungen der Sexualität bei Jungen und Mädchen mit niedriger Schulbildung gekommen ist.

In diesem Kapitel nehmen wir post hoc-Analysen von drei Untersuchungen vor, die nicht als Paralleluntersuchungen und für Trendanalysen, sondern jeweils unter speziellen Fragestellungen konzipiert worden sind. Die *Vergleichbarkeit* dieser Untersuchungen ist daher nur bedingt gegeben. Folgende drei Faktoren sind besonders zu berücksichtigen:

1. Bei den Gruppen mit hoher Schulbildung verglichen wir Universitätsstudenten mit Gymnasiasten. Die Unterschiede zwischen diesen Gruppen im Hinblick auf die Zugehörigkeit zu einer *sozialen Schicht* sind nicht gravierend, da nach offiziellen Statistiken 90% und mehr der Gymnasiasten später einmal die Universität besuchen werden. Bei den Gruppen mit niedriger Schulbildung verglichen wir un- und angelernte Arbeiter mit Hauptschülern. Zwar hatten fast keine der von uns untersuchten Arbeiter mehr als Hauptschulbildung, doch wird nur der geringere Teil der Hauptschüler später einmal un- oder angelernt sein. Der größere Teil wird einen Beruf erlernen und den sozialen Mittelschichten angehören. Obwohl sich also beide Gruppen im Hinblick auf die Schulbildung entsprechen, dürfte der Sozialstatus der Arbeiter insgesamt niedriger sein als der der Hauptschüler. Da das Alter bei der Aufnahme heterosexueller Beziehungen und die Schichtzugehörigkeit positiv korreliert sind, müßten wir eventuell Veränderungen im heterosexuellen Verhalten bei Jugendlichen mit niedriger Schulbildung eher unter- als überschätzen.

2. Bei den Probanden mit hoher Schulbildung verglichen wir Daten, die mit postversandten Fragebogen gewonnen wurden, mit Daten aus persönlichen Interviews. Arbeiten von *Ellis* (1947, 1948), *Ehrmann* (1959) und *Hertoft* (1968) zeigen jedoch,

daß Daten über sexuelles Verhalten, die mit Fragebogen oder durch persönliche Interviews erhoben wurden, weitgehend übereinstimmen, so daß die Unterschiede in der *Erhebungstechnik* unsere Befunde nicht allzusehr verzerren dürften. Es kommt aber noch hinzu, daß sich die Fragebogen, die wir in der Studenten- und in der vorliegenden Schüler-Untersuchung benutzten, sowohl inhaltlich als auch formal erheblich unterscheiden. Während in der Studenten-Untersuchung vor allem das sexuelle Verhalten erfaßt wurde, nahmen in der Schüler-Untersuchung Einstellungen zur Sexualität sowie Emotionen und Motivationen im Zusammenhang mit der Sexualität neben dem sexuellen Verhalten einen breiten Raum ein. Beim Vergleich von Gruppen mit niedriger Schulbildung gibt es diese Schwierigkeiten nicht, weil die Daten jeweils durch persönliche Interviews und anhand sehr ähnlicher Fragebogen erhoben wurden. Diese größere Übereinstimmung im Hinblick auf die Erhebungstechnik erlaubt bei den Probanden mit niedriger Schulbildung eine Reihe von Vergleichen, die für die Probanden mit hoher Schulbildung nicht möglich sind.

3. Sowohl bei den Probanden mit hoher als auch bei den Probanden mit niedriger Schulbildung unterscheiden sich die Stichproben im Hinblick auf das *Alter bei der Untersuchung.* Bei denjenigen Daten, die retrospektiv erfragt wurden (Alter beim ersten Koitus, Alter bei der ersten Masturbation), dürfte dies lediglich dazu führen, daß die Angaben der älteren Probanden etwas ungenauer sind als die Angaben der jüngeren Probanden. Ein systematischer Fehler ist aber nicht zu erwarten. Gravierender dürfte der Einfluß auf die Analyse der sexuellen Standards sein, da wir diese nicht retrospektiv für ein bestimmtes Alter, sondern für den Zeitpunkt der Untersuchung erfaßt haben. Unsere Trendanalysen beziehen sich hier also auf einen Vergleich von Jugendlichen (vorliegende Untersuchung) mit jungen Erwachsenen (Studenten- und Arbeiter-Untersuchung). Um die Alterseinflüsse möglichst zu reduzieren, beschränkten wir uns bei den Gruppen mit hoher Schulbildung auf einen Vergleich der Gymnasiasten mit den jüngsten Studenten. Da Jugendliche nach *Reiss* (1961) im Verlauf der psychosexuellen Entwicklung häufig freizügigere Einstellungen zur Sexualität übernehmen, dürften wir aufgrund unserer Daten „generationsspezifische" Veränderungen der sexuellen Standards – im Sinne einer größeren Permissivität – eher unter- als überschätzen.

Andere Faktoren, wie unterschiedliche Stichprobenverfahren, unterschiedliche Verweigererquoten, unterschiedliche Hintergrunddaten der Interviewer (Alter, Geschlecht) usw., erschweren den Vergleich zusätzlich. Wir können aufgrund unserer Analyse also nur tentative Ergebnisse erwarten. Solange aber insgesamt nur wenige streng kontrollierte Paralleluntersuchungen, die zudem durchweg in anderen Ländern vorgenommen worden sind (*Karlsson* 1965; *Bell* und *Chaskes* 1970; *Christensen* und *Greg* 1970; *Christensen* 1971; *Robinson* et al. 1972; *Croak* und *James* 1973), über die Veränderungen der Jugendsexualität in den letzten zehn Jahren vorliegen, erscheint es uns sinnvoll und legitim, diese Veränderungen durch post hoc-Auswertungen nicht direkt vergleichbarer Untersuchungen abzuschätzen.

Nach diesen notwendigen Vorbemerkungen zur Methodik unseres Vergleiches stellen wir nun zunächst die Veränderungen im *Masturbationsverhalten* dar: Bei den männlichen Jugendlichen mit hoher Schulbildung ist es in den letzten 20 Jahren zu einer mäßig ausgeprägten, aber kontinuierlichen Vorverlegung des Alters bei der ersten Masturbation gekommen (vgl. Tab. 83). Diese Vorverlegung erfolgte in den sechziger Jahren offenbar nur geringfügig schneller als in den fünfziger Jahren. Die kumulative Verbreitung ist bei den 13- bis 16jährigen Jungen in beiden Jahrzehnten jeweils um etwa 10% gestiegen.

Bei den Mädchen mit hoher Schulbildung hat die kumulative Verbreitung der Masturbation in den fünfziger Jahren nicht, in den sechziger Jahren hingegen ganz erheblich zugenommen (vgl. Tab. 83). Der Prozentsatz der masturbationserfahrenen Mädchen im Alter zwischen 13 und 16 Jahren ist heute etwa doppelt so hoch wie vor zehn Jahren. Obwohl dieser Anstieg der kumulativen Verbreitung sehr bemerkenswert ist, darf die Veränderung des Masturbationsverhaltens der Mädchen nicht überschätzt werden. Das wird besonders deutlich, wenn man sich den Prozentsatz der Mädchen ansieht, die mehr oder minder regelmäßig masturbieren: Von den Studentinnen der Geburtsjahrgänge 1945 und 1946 und den Gymnasiastinnen der Geburtsjahrgänge 1953 und 1954 masturbierte im Alter von 16 bis 17 Jahren jeweils nur ein Fünftel einmal monatlich oder häufiger. Nur die Masturbations*erfahrung,* nicht aber die Masturbations*aktivität* hat sich verändert. Durch die freizügigere Beurteilung der Masturbation und vielleicht auch wegen eines veränderten körperlichen und sexuellen Selbstverständnisses scheinen heute mehr Mädchen mit hoher Schulbildung als früher bereit zu sein, die Masturbation zu „probieren"; die meisten wiederholen diese Versuche aber nur sporadisch – ganz im Gegensatz zu den Jungen. Ungefähr drei Viertel der männlichen Studenten der Geburtsjahrgänge 1945 und 1946 und der Gymnasiasten der Geburtsjahrgänge 1953 und 1954 masturbierten im Alter von 16 und 17 Jahren mindestens einmal monatlich. Die Geschlechtsunterschiede im Masturbationsverhalten sind auch in der Gymnasiasten-Gruppe nach wie vor sehr stark ausgeprägt.

Ähnlich wie bei den Gymnasiasten läßt sich auch bei den Jungen mit niedriger Schulbildung eine leichte Vorverlegung des Alters bei der ersten Masturbation innerhalb des letzten Jahrzehnts nachweisen (vgl. Tab. 84). Bei den Mädchen mit Hauptschulbildung ergaben sich hingegen keine Veränderungen in der kumulativen Verbreitung der Masturbation. Die zunehmende Tendenz der Frauen, mit der Masturbation zumindest zu „experimentieren", ist also lediglich bei denjenigen mit hoher Schulbildung zu beobachten.

Während sich in den fünfziger Jahren bei den Gymnasiasten-Gruppen faktisch keine Veränderungen der kumulativen Verbreitung des Koitus im Jugendalter ergaben, läßt sich für die sechziger Jahre bei beiden Geschlechtern eine deutliche Vorverlegung des *Alters beim ersten Geschlechtsverkehr* nachweisen (vgl. Tab. 85). Heute nehmen sehr viel mehr Jugendliche mit hoher Schulbildung als vor zehn Jahren den ersten Koitus vor dem 17. Geburtstag auf, und zwar rund 30% mehr Jungen und 20% mehr Mädchen. Mit 17,0 Jahren hatten von den männlichen und weiblichen Gymnasiasten (geboren 1953 und 1954) so viele Koituserfahrung wie die Studenten (geboren 1945 und 1946) im Alter von 20,5 bzw. 20,2 Jahren.

Auch bei den Gruppen mit niedriger Schulbildung ist es zu einem Anstieg der kumulativen Verbreitung des Geschlechtsverkehrs im Jugendalter gekommen (vgl. Tab. 86). Diese Veränderung ist jedoch nicht so ausgeprägt wie bei den Gymnasiasten-Gruppen: Mit 17,0 Jahren waren von den männlichen und weiblichen Hauptschülern (geboren 1953 und 1954) so viele koituserfahren wie bei den Arbeitern (geboren 1947 und 1948) mit 17 $^{3}/_{4}$ und den Arbeiterinnen mit 17 $^{1}/_{2}$ Jahren. Die sehr viel deutlichere Vorverlegung des Alters beim ersten Koitus in Gymnasiasten-Gruppen führte dazu, daß es in den letzten zehn Jahren zu einem weitgehenden Ausgleich schulbildungsspezifischer Unterschiede im Hinblick auf das Alter beim ersten Koitus gekommen ist. Jugendliche verschiedener Schulbildungsschichten unterscheiden sich nur noch geringfügig hinsichtlich der kumulativen Verbreitung „vorehelicher" Koitusbeziehungen.

Daß es aber auch bei den männlichen und weiblichen Jugendlichen mit niedriger Schulbildung zu einer deutlichen Veränderung des heterosexuellen Verhaltens gekommen ist, zeigt Tabelle 87, die über die *Verbreitung verschiedener soziosexueller Aktivitäten* informiert. Eine entsprechende Analyse war bei den Gymnasiasten-Gruppen nicht möglich, da in der Studenten-Untersuchung nicht nach dem Alter bei der Aufnahme soziosexueller Aktivitäten gefragt worden war.

1970 hatten sehr viel mehr Jungen und Mädchen als vor einer Dekade im Alter von 15 und 16 Jahren soziosexuelle Erfahrungen. Das gilt für Dating, Kissing und verschiedene Formen des Petting, wie Bruststimulation unter der Kleidung, aktive und passive Stimulation der Genitalien. Das Median-Alter für die Aufnahme dieser fünf soziosexuellen Aktivitäten ist um 1,1 (aktives und passives Genitalpetting) bis 1,9 (Brustpetting) Jahre bei den Jungen und 1,3 (passives Genitalpetting) bis 2,3 (Brustpetting) Jahre bei den Mädchen vorverlegt worden.

Diese relativ großen Unterschiede im Dating- und Pettingverhalten zwischen den 1947 und 1948 sowie den 1953 und 1954 geborenen Probanden mit Hauptschulbildung machen es wahrscheinlich, daß die Unterschiede in der kumulativen Verbreitung des Koitus, die wir für die Altersstufen 15 und 16 Jahre beobachten konnten (vgl. Tab. 86), in den höheren Altersstufen eher noch zunehmen werden.

Auf die besonderen methodischen Schwierigkeiten des Einstellungsvergleiches haben wir schon weiter oben hingewiesen; wir möchten aber noch einmal betonen, daß unsere Ergebnisse über *Einstellungsänderungen,* die jetzt dargestellt werden sollen, noch orientierender sind als unsere Resultate über Verhaltensänderungen.

Sowohl in den Gymnasiasten- als auch Hauptschüler-Gruppen der verschiedenen Geburtsjahrgänge vertraten überwiegende Mehrheiten permissive und egalitäre „voreheliche" Standards (vgl. Tab. 88): Jeweils drei Viertel bis neun Zehntel sahen „voreheliche" Beziehungen zumindest unter bestimmten Umständen gleichermaßen für Männer und Frauen als zulässig an. Der Standard „Freizügigkeit bei Liebe" wurde dabei häufiger vertreten als der Standard „Freizügigkeit ohne Liebe". (Bei der Studenten-Untersuchung war es wegen der Art der entsprechenden Fragen nicht möglich, zwischen „Freizügigkeit bei Liebe" und „Freizügigkeit ohne Liebe" zu unterscheiden; aufgrund anderer Befunde dieser Erhebung ist aber davon auszugehen, daß auch bei den männlichen und weiblichen Studenten der Standard „Freizügigkeit bei Liebe" am weitesten verbreitet war.) Die besonders konservativen Standards „egalitäre Restriktivität" und „orthodoxe Doppelmoral" wurden nur von ausgesprochenen Minderheiten – 0% bis 10% – vertreten. Für die „transitionale Doppelmoral" schließlich plädierten 7% bis 20%.

Generationsbezogene Veränderungen sind insgesamt auffällig gering. Bei den Probanden mit hoher Schulbildung fällt ein weiterer Rückgang der beiden konservativen Standards zugunsten der permissiveren auf; bei den Probanden mit niedriger Schulbildung ist ein Rückgang der transitionalen Doppelmoral zugunsten der Freizügigkeit bei bzw. ohne Vorhandensein einer Liebesbeziehung zu beobachten. Von besonderem Interesse ist, daß der Standard „Freizügigkeit ohne Liebe" in den Hauptschüler-Gruppen nicht generell zugenommen hat. Einer leichten Zunahme bei den Männern steht eine Abnahme bei den Frauen gegenüber. Für die Gymnasiasten-Gruppe können wir über Veränderungen in der Verbreitung der „Freizügigkeit ohne Liebe“ keine Aussagen machen.

Die Einstellungen gegenüber der sexuellen Vorerfahrung bzw. Virginität eines präsumtiven Ehepartners stellt Tabelle 89 dar. In allen Generations-Gruppen, in beiden Schulbildungs-Gruppen und bei beiden Geschlechtern sind es mehr als 90%, die von einem Ehepartner Virginität prinzipiell nicht verlangen. Innerhalb dieser permissiven Grundeinstellung haben sich in der letzten Dekade aber offenbar wichtige Umstrukturierungen ergeben. Bei den Gruppen mit hoher Schulbildung ist der Prozentsatz der Jungen und Mädchen, der einen koituserfahrenen Partner *bevorzugt*, beträchtlich gestiegen. Eine ähnliche Tendenz, die dem Ausmaß nach aber geringer ist, konnte auch bei den Probanden mit niedriger Schulbildung beobachtet werden.

Diese Veränderungen in der Beurteilung der Virginität deuten auf Differenzierungen hin, die sich im Hinblick auf die „Freizügigkeit bei Liebe“, dem am weitesten verbreiteten „vorehelichen“ Standard, vollzogen haben. Noch vor zehn Jahren tendierten Jugendliche, insbesondere Mädchen, dazu, ihre voreheliche Koitusaktivität auf den späteren Ehepartner zu beschränken. Ihre „Freizügigkeit bei Liebe“ war in Wirklichkeit eine „Freizügigkeit bei Liebe und Bestehen einer Heiratschance“. Es ist offensichtlich, daß dieses Muster von einem Muster abgelöst worden ist, daß man am ehesten als „passagere Monogamien vor der Ehe“ bezeichnen könnte. Danach wird es für selbstverständlich gehalten, daß man mehrere feste Freundschaften mit affektionaler Bindung und Geschlechtsverkehr vor der Ehe hat; es wird jedoch erwartet, daß man während des Bestehens der jeweiligen festen Freundschaft sexuell treu ist. Wir haben auf dieses Muster bereits im Kapitel „Zielvorstellungen“ eingehend hingewiesen.

Abschließend wollen wir auf das *Verhalten beim ersten Koitus* eingehen. *Christensen* (1966, 1971) sowie *Christensen* und *Gregg* (1970) haben nachgewiesen, daß die Umstände und das subjektive Erleben des ersten Koitus mit der Permissivität einer sozialen Gruppe variieren: In restriktiven Gruppen erfolgt der erste Koitus häufiger ohne Empfängnisverhütung, häufiger unter Alkoholeinfluß, häufiger mit einem Gelegenheitspartner und häufiger unter Anwendung von Gewalt und erpresserischem Zwang als in freizügigen Gruppen. Weiterhin wird der erste Koitus in restriktiven Gruppen seltener positiv (Freude, Befriedigung) und häufiger negativ (Schuldgefühle, Gewissensbisse, Ekel, Angst) erlebt als in freizügigen. Unsere bisher mitgeteilten Ergebnisse zeigen, daß die Jugendsexualität in den sechziger Jahren permissiver geworden ist; nach den Ergebnissen von *Christensen* müßten also auch Veränderungen im Hinblick auf die Umstände und die emotionale Verarbeitung des ersten Koitus zu beobachten sein. In Tabelle 90 sind einige Items über den ersten Koitus für die Gruppen mit niedriger Schulbildung zusammengefaßt. (Für die Gruppen mit hoher Schulbildung ist ein entsprechender Vergleich nicht möglich, da in der Studenten-Untersuchung Details zum ersten Koitus nicht erhoben wurden.) Da sich die Daten auf die Koituserfahrenen beschränken, sind die Fallzahlen in einigen Stichproben sehr gering. Der Generationsvergleich wird weiterhin dadurch erschwert, daß die Arbeiter ihren ersten Koitus durchschnittlich später erlebten als die Schüler.

Dennoch ergeben sich bei den Mädchen deutliche Unterschiede in der erwarteten Richtung:

1. Die in den Jahren 1953 und 1954 geborenen Mädchen hatten den ersten Koitus seltener unter Alkoholeinfluß und häufiger mit dem festen Freund als die 1947 und 1948 geborenen.

2. Die 1953 und 1954 geborenen Mädchen hatten häufiger eine starke sexuelle Motivation für den ersten Koitus; entsprechend ging bei ihnen der erste Geschlechtsverkehr häufiger auf eine mutuelle Initiative und seltener auf alleinige Initiative des Mannes zurück.

3. Die 1953 und 1954 geborenen Mädchen erlebten den ersten Koitus positiver als die 1947 und 1948 geborenen, und zwar waren sie nach dem Koitus häufiger „glücklich" und seltener „enttäuscht", sie hatten seltener „ein schlechtes Gewissen" und fanden den ersten Koitus seltener „unangenehm", „ekelhaft und widerlich".

Bei den Jungen ergeben sich ähnliche Trends, die jedoch sehr viel geringer ausgeprägt sind. Unsere Ergebnisse sprechen aber insgesamt dafür, daß sich nicht nur das sexuelle *Verhalten* Jugendlicher in den sechziger Jahren verändert hat, sondern wahrscheinlich auch das sexuelle *Erleben,* indem die Fähigkeit, Sexualität positiv und konfliktfrei erleben zu können, größer geworden ist. Das gilt zumindest für die Mädchen mit niedriger Schulbildung und für den ersten Koitus. Diese Daten belegen übrigens erneut, daß restriktive gesellschaftliche Sexualnormen die Möglichkeit reduzieren, Sexualität befriedigend zu erleben, daß sie für eine Problematisierung und Brutalisierung der Sexualität verantwortlich sind.

Zusammenfassend und vereinfachend können aufgrund unserer Analyse die Veränderungen der Jugendsexualität zwischen 1960 und 1970 folgendermaßen beschrieben werden:

1. *Das Alter bei der ersten Masturbation ist in den letzten zehn Jahren bei Jungen mit hoher und niedriger Schulbildung geringfügig, bei Mädchen mit hoher Schulbildung dagegen deutlich vorverlegt worden.* Bei Mädchen mit niedriger Schulbildung konnten keine Veränderungen festgestellt werden. Insgesamt fangen also Mädchen und Jungen heute früher mit der Masturbation an. Besonders eindrucksvoll ist diese Veränderung bei den Gymnasiastinnen, die im Durchschnitt vier Jahre früher als vor einem Jahrzehnt mit der Masturbation beginnen. Um es noch deutlicher zu sagen: Heute hat sich zu Beginn der Untersekunda, genau mit 15 Jahren, jedes zweite Mädchen zumindest gelegentlich selbst befriedigt; vor zehn Jahren war das erst im vierten oder fünften Studiensemester, genau mit 21 Jahren, der Fall.

2. *Der Beginn soziosexueller Aktivitäten (Dating, Kissing und Petting) ist bei Jungen und Mädchen mit niedriger Schulbildung deutlich vorverlegt worden.* (Für Jugendliche mit hoher Schulbildung sind anhand unserer Daten keine Trendanalysen möglich.) Heute haben sehr viel mehr Hauptschüler und Hauptschülerinnen im Alter von 15 und 16 Jahren sich schon mal verabredet, geküßt und verschiedene Arten des Petting gemacht als vor einer Dekade. Zu Verabredungen, Küssen, Brustpetting und Genitalpetting kommt es durchschnittlich ein bis zwei Jahre früher.

3. *Das Alter beim ersten Koitus ist deutlich vorverlegt worden.* Das gilt besonders für Jungen und Mädchen mit hoher Schulbildung. Mehr Gymnasiasten und Gymnasiastinnen haben heute ihren ersten Koitus im Jugendalter; bei den Jungen sind es rund 30%, bei den Mädchen rund 20% mehr als vor zehn Jahren. Im Alter von 17 Jahren haben heute so viele Gymnasiasten Geschlechtsverkehr wie früher Studenten

mit 20 $^{1}/_{2}$ Jahren. Bei den Hauptschülern sind die Veränderungen im Koitusverhalten nicht so groß: bei ihnen ist es in den letzten zehn Jahren zu einer Vorverlegung des Alters beim ersten Geschlechtsverkehr um ein halbes bis ein Jahr gekommen.

4. *Gymnasiasten und Hauptschüler unterscheiden sich heute in ihrem Sexualverhalten weniger als früher.* Da sich das Sexualverhalten der Gymnasiasten in den letzten Jahren stärker verändert hat als das der Hauptschüler, ist es zu einer Annäherung gekommen. So haben Hauptschüler heute nur noch um ein halbes bis ein Jahr früher Geschlechtsverkehr als Gymnasiasten; zwischen Hauptschülerinnen und Gymnasiastinnen besteht sogar praktisch kein Unterschied mehr.

5. *Mädchen und Jungen erleben heute Sexualität mit weniger Ängsten, Schuldgefühlen und Konflikten als früher.* Das gilt insbesondere für Jugendliche mit niedriger Schulbildung und dort wiederum für das Erleben des ersten Koitus. (Für Jugendliche mit hoher Schulbildung sind anhand unserer Daten keine Trendanalysen möglich.) Mit hoher Wahrscheinlichkeit werden aber heute auch Masturbation und Petting sowie Koitus generell konfliktfreier erlebt als vor einigen Jahren. Direkte Vergleichsdaten liegen darüber jedoch nicht vor.

6. Jugendliche vertreten bei der Beurteilung von Geschlechtsverkehr Unverheirateter nach wie vor am häufigsten den Standard *„Freizügigkeit bei Liebe"*, wenn dessen Verbreitung in den letzten Jahren auch noch zugenommen hat. Wichtig ist, daß für Mädchen und Jungen nach wie vor *Liebe und Treue zentrale Wertvorstellungen* sind.

7. *Geschlechtsverkehr wird heute jüngeren Mädchen und Jungen zugebilligt als früher.* Die meisten Jugendlichen sind heute der Ansicht, daß auch junge Leute unter 18 Jahren Geschlechtsverkehr haben können, wenn sie es wollen. Früher wurden sog. voreheliche Beziehungen viel häufiger erst älteren Jugendlichen und jungen Erwachsenen zugestanden.

8. *Virginität ist keine Wertvorstellung mehr.* Nur noch ganz wenige Jugendliche wünschen sich heute einen Ehepartner, der koitusunerfahren ist. Das war vor zehn Jahren kaum anders. Dennoch hat sich die Bewertung der Virginität im letzten Jahrzehnt erheblich geändert: Bei Gymnasiasten und Hauptschülern hat die Zahl derjenigen Jungen und Mädchen erheblich zugenommen, die sich ausdrücklich einen Ehepartner wünschen, der schon mit anderen Koitus gehabt hat. Vor fünf oder sechs Jahrzehnten wurde Virginität gefordert, sie war dann erwünscht, vor ungefähr einem Jahrzehnt den meisten unwichtig und gleichgültig, während sie heute zunehmend unerwünscht wird.

9. *Jugendliche sind heute für mehrere Liebesbeziehungen vor der Ehe.* Noch vor zehn Jahren neigten die meisten Jugendlichen, insbesondere Mädchen, dazu, lediglich mit dem späteren Ehepartner vor der Ehe Geschlechtsverkehr zu haben. Heute dagegen wird von fast allen Jungen und Mädchen für selbstverständlich gehalten, daß man vor der Ehe mehrere feste Liebesbeziehungen oder Freundschaften mit Geschlechtsverkehr hat. *Das Verhaltensmuster „Monogamie vor der Ehe" ist von dem Verhaltensmuster „passagere Monogamien vor der Ehe" abgelöst worden.*

10. *Die deutlichen Veränderungen im Sexualverhalten gehen nicht mit einer einschneidenden Änderung der Einstellungen zur Sexualität bzw. der Sexualideologie einher.* Das sexuelle Verhalten Jugendlicher wird nach wie vor durch traditionelle

Wertvorstellungen, wie Liebe, Treue, feste Freundschaft, Ehe und Familie, bestimmt und kontrolliert. Die essentiellen Inhalte der traditionellen Sexualmoral sind nicht in Frage gestellt worden. *Pauschal kann man sagen, daß sich heute die 16- und 17-jährigen sexuell so verhalten wie die 19- und 20jährigen vor zehn Jahren.*

Zum Schluß liegt uns daran, ausdrücklich festzuhalten, daß nach der einleitend bezeichneten Konzeption dieses Buches von uns vor allem eine Dokumentation empirischer Ergebnisse beabsichtigt war und nicht eine theoretische Aufarbeitung und Interpretation beispielsweise dessen, was „sexuelle Liberalisierung" genannt worden ist. Obwohl wir bereits an anderer Stelle versucht haben, etwas über die Genese des sogenannten gesamtgesellschaftlichen sexuellen Liberalisierungsprozesses zu sagen (*Schmidt* und *Sigusch* 1972), wollen wir, wie gesagt, an dieser Stelle darauf verzichten und es dabei belassen, einen bestimmten Teil dieses „Liberalisierungsprozesses", quasi in einige seiner Einzelheiten zerlegt, empirisch erfaßt zu haben.

Zum Beispiel: zwei Interviews

In diesem Abschnitt wollen wir durch die Dokumentation zweier Interviews einen Einblick in unsere Arbeitsweise geben, d. h., wir wollen zumindest andeutungsweise zeigen, auf Gesprächen *welcher Art* unsere Daten basieren. Bei den abgedruckten Interviews handelt es sich um Gespräche, die wir selber im Planungsstadium der Untersuchung geführt haben. Aus diesem Grund wurden sie anhand eines vorläufigen Fragenkatalogs vorgenommen. Die nachfolgenden Interviews sind etwas gekürzt, allerdings fast nur um Wiederholungen und Gesprächsüberbrückungen, nicht um inhaltlich wesentliche Passagen.

Aus insgesamt 17 Vorinterviews wählten wir ein Interview mit einer 16jährigen, koitusunerfahrenen Hauptschülerin und ein Interview mit einer 16jährigen, koituserfahrenen Gymnasiastin aus. Wie wir bereits in der Einleitung erwähnt haben, zeigen diese beiden Protokolle fast prototypisch, wie die soziale Situation eines Jugendlichen seine Sexualität bestimmt. Sie lassen außerdem erkennen, daß solche Differenzen durch die statistische Abstraktion nivelliert und maskiert werden.

Interview I

I. (Interviewer): Sie haben jetzt gerade Ihre Schule, die Volksschule, beendet mit der neunten Klasse?

S. (Schülerin): Ja, ja abschließend.

I.: Und gehen jetzt weiter auf eine andere Schule, auf eine Handelsschule. Sind Sie eigentlich gerne zur Schule gegangen?

S.: Ja, also das hab' ich ja am letzten Tag gesehen, also bei der Abschlußrede. Da – also ich hab' geheult wie ein Schloßhund. Ich weiß nicht, ich war natürlich wieder das einzige Mädchen, das geheult hat, aber es war furchtbar, die Schule dann doch zu verlassen.

I. Hat Ihnen doch leid getan?

S. Ja, wir haben uns alle gut verstanden in der Klasse. Wirklich, wir wohnen ja alle auf einem Dreh. Das ist was anderes, als wenn man zur Handelsschule geht, da kommt einer aus . . ., einer aus . . . – aber bei uns, da wohnen sie alle in . . .

I.: Und wie ist das mit den Lehrern gewesen? Sind Sie mit den Lehrern ganz gut ausgekommen so?

S.: Ja, so – mit manchen haperte es. Also da hab' ich immer Streit angefangen, also manche gefielen mir eben nicht, und dann ging's los.

I.: Was heißt Streit angefangen?

S.: Ja, ich wurde immer ein bißchen aggressiv. Ja, das muß ich schon selbst von mir sagen, das bin ich nun eben, und wenn die eine Lehrerin sagte: „Los, komm her", oder so – was soll das denn? Also das konnte ich nicht ab.

I.: Wohnen Sie noch zur Zeit bei Ihren Eltern oder wohnen Sie . . .

S.: Ja, bei meiner Mutter.

I.: Bei Ihrer Mutter. Sind Ihre Eltern geschieden oder . . .?

S.: Sie leben getrennt, ja.

I.: Wie alt waren Sie denn, als das passierte?

S.: Ja, also ich bin unehelich, also ich lebe getrennt, also mein Vater der lebt irgendwo im Rheinland, und wir leben in . . .
I.: Kommen Sie gut aus mit Ihrer Mutter?
S.: Na ja – doch – schon, ich kann mit ihr über alles sprechen.
I.: Wie ist denn das, wenn Sie so abends mal weggehen wollen?
S.: Ja, da . . .
I.: Müssen Sie da immer um Erlaubnis fragen?
S.: Nein. Ich geh' freitags weg, und sie fragt, wenn ich freitags nicht weggehe: „Hattest du Streit, warum gehst du nicht weg?"
I.: Sagen Sie ihr, wohin Sie gehen oder einfach: „Hallo, ich geh' jetzt weg"?
S.: Wir haben ein Heim da ganz in der Nähe bei uns in der Straße, und da sage ich, da gehe ich hin. Und sie weiß, ich komm' um zehn wieder. Und wenn ich um zehn nach zehn noch nicht da bin, dann ruft sie jeden an und . . .
I.: . . . ist aufgeregt!
S.: Ja, ja, genau wie ich. Wenn sie mal zehn Minuten zu spät kommt, dann habe ich schon Todesangst.
I.: Ja. Dann gehen Sie so in ein Heim, sagten Sie, was ist das für ein Heim?
S.: Heim der offenen Tür.
I.: Und, was macht man da so?
S.: Tanzen. Freitags spielt 'ne Band und dienstags ist Diskothek. Und da treffen wir uns alle, alle, die wir uns so kennen.
I.: Nehmen wir einmal an, Sie gehen jetzt abends weg. Müssen Sie dann zu einer bestimmten Zeit wieder zu Haus sein? Kriegen Sie so 'ne Zeit mit?
S.: Nein, ich krieg' keine Uhrzeit mit. Neulich, da bin ich schon – also, schon ist gut – also um viertel vor zehn war ich zu Haus, und es ging bis halb elf. Und sie: „Warum bist du denn nicht bis halb elf geblieben?" Das ist ja gut, damit hatte ich gar nicht gerechnet.
I.: Nein!?
S.: Ja, meine Freundin mußte nach Haus, die kriegt allerdings 'ne Uhrzeit mit.
I.: Und was meinen Sie denn, wenn Sie jetzt mal weggehen würden abends und würden so um zwölf wiederkommen. Würde das ein bißchen Stunk geben zu Hause?
S.: Ja, also meine Mutter hätte bestimmt, also unter Garantie, die Polizei angerufen und alles mögliche . . .
I.: Weil sie so aufgeregt ist?
S.: Ja.
I.: Aber, wenn Sie nun sagen: „Hör mal zu, da ist jetzt so 'ne dolle Sache in diesem Club da, kann ich nicht mal ein bißchen länger bleiben heute, das geht da heute bis zwölf." Was meinen Sie?
S.: Ja. Das war zum Beispiel Silvester so. Von mir aus wollte ich so kurz vor zwölf wiederkommen. Sie war bei meiner Tante, und da wollte ich dann vorbeikommen, und dann sagte meine Tante: „Ach, laß sie doch die ganze Nacht da, das macht doch nichts." Und dann bin ich um drei so wiedergekommen.
I.: Das hat sie akzeptiert?
S.: Ich hab' kurz vor zwölf noch mal angerufen und – ich weiß nicht – war nicht schlimm für sie. Ich meine, sie war ja auch eingeladen.
I.: Sie sagten, Sie sind beide so ein bißchen ängstlich um einander, Sie und Ihre Mutter. Haben Sie nun das, was man so inniges Verhältnis nennt, mögen Sie sich sehr gerne oder gibt's viel Streit?

S.: Ja. Ich glaube, wir mögen uns beide sehr gerne, aber trotzdem, deswegen glaube ich, gibt's immer Streit. Sie versteht mich nicht, und ich versteh' sie nicht. Wir verstehen uns immer falsch. Also, es gibt viele Mißverständnisse.

I.: Können Sie mir mal beschreiben, woran sich solche Streitereien entzünden können? Ist es die Mode, ist es . . .

S.: Nö, die Mode nicht.

I.: Lange Haare oder kurze Röcke?

S.: Nein, das überhaupt nicht. Nein, wir unterhalten uns immer sehr viel. Und auch sonntags, da stehen wir erst so um zwölf auf, und dann reden wir bis drei. Und das ist dann unser Frühstück. Und da unterhalten wir uns, und im Laufe der Unterhaltung gibt es dann meistens Streit irgendwie. Sie denkt, sie fühlt sich immer persönlich angegriffen, ich weiß auch nicht, woher das kommt. Dabei meine ich das gar nicht so. Sonst aber – Mode und so – überhaupt nicht. Da kann ich machen, was ich will. Nur, ich durfte mir keinen Maxi-Mantel kaufen. Da sag' ich gut; aber dieses Jahr kauf' ich mir trotzdem noch einen. Ja, ja, da mach' ich mal den Fußboden mit sauber und so.

I.: Nochmal zu den Lehrern. Wie steht es mit den Lehrern, ist das Verhältnis im allgemeinen ganz gut?

S.: Ja, bis auf die Kochlehrerin. Die hat mir nicht ganz gepaßt, also das war, sie hatte eine ziemlich taktlose Art manchmal. Da hatte ich voriges Jahr Konfirmation, und dann kam ich am nächsten Tag zur Schule. Ich wollte erst nicht gehen, und dann denk ich, ach, geh' man doch, wir haben ja doch nicht so lange gefeiert. Und dann hatte ich Augenränder, und dann sagte die Lehrerin: „Sag mal, du hattest doch gestern Konfirmation?" Ja, ich denk', jetzt will sie mir gratulieren. Nein, sie sagte: „Du hast vielleicht Augenringe!" Also vor der ganzen Klasse, das war mir nicht ganz angenehm.

I.: Das hat Sie geärgert?

S.: Ja. Meine Mutter hat mir daraufhin gleich einen Schrieb mitgegeben, und dann haben wir das alles vor der Klasse noch mal durchgesprochen. Und die anderen haben der Lehrerin nicht Recht gegeben, und sie stand im Unrecht. Aber ich fühlte mich da trotzdem persönlich angegriffen.

I.: Mit Ihren Klassenkameraden kommen Sie prima aus?

S.: Ja.

I.: Ist es denn eine reine Mädchenklasse?

S.: Nein, gemischt.

I.: Sind Sie auch in der Schülermitverwaltung irgendwie tätig?

S.: Nein. Ich bin da ganz gegen.

I.: Warum?

S.: Ja, ich finde . . . Es wär' mir auch zu viel Arbeit gewesen. Und was sollen die Schüler mitbestimmen, wozu? Das . . . ich finde, man ist in der Schule, um was zu lernen und nicht, um da mitzubestimmen. Ich war von Anfang an da schon gegen.

I.: Ja, meinen Sie, daß die Schüler nicht mitbestimmen können?

S.: Ja, wir sind nun eine sehr junge Schule. Wir waren die einzige neunte Klasse, da war keine achte, keine siebente, keine sechste da und dann ging's von der fünften an. Und die haben nur gefordert. Und das führt doch zu nichts. Kamen sie ganz aufgeregt an: „Ja, ja, los, kommt mit, der Rasen ist jetzt gesperrt." Das war so'n

Matschrasen. „Den umstellen wir, und da gehn wir doch rauf.“ Das ist doch kindisch, ist das, was soll das denn? Das hatte doch überhaupt keinen Sinn. Und dann nachher ist es auch geplatzt.

I.: Meinen Sie nicht, daß eine Schülermitverwaltung ganz sinnvoll sein kann, wenn mal Lehrer wirklich ungerecht sind?

S.: Also ich finde, dazu ist doch keine Schülermitverwaltung nötig. Das hab' ich schon früher, wenn mir was nicht paßt, dann hab' ich das gesagt.

I.: Wie oft gingen Sie in den letzten drei Monaten mit einem Jungen oder mit Jungen aus, so ins Kino, ins Lokal, zum Tanzen?

S.: Also ich hab' im Moment keinen Freund. Wir treffen uns alle da im Heim oder auf irgendeiner Party so.

I.: Da sind Jungs und da sind Mädchen und dann tanzt man?

S.: Ja, so ungefähr.

I.: Ist das immer die gleiche Clique, sind das immer die gleichen Mädchen und die gleichen Jungs oder wechselt das sehr?

S.: Ja, sind immer die gleichen. Mit denen wir zusammen sind. Mit den anderen haben wir keinen Kontakt.

I.: Sie sind mit keinem aus der Clique fest befreundet?

S.: Doch, im Moment bin ich schon . . . also verliebt, wenn man das so sagen will, in einen aus dieser Clique.

I.: Wird das nun von ihm erwidert, dieses Gefühl, hat er Sie auch gern?

S.: Ja, ich glaub' schon, also so weit ist es noch nicht. Aber ich hoffe es schon.

I.: Daß sich das entwickelt?

S.: Ja, ich nehme es an. Ich glaub', er mag mich auch, aber er ist eben nicht so – wie soll ich sagen – so stürmisch.

I.: Haben Sie ihm schon mal so zu erkennen gegeben, daß Sie ihn gerne mögen, oder?

S.: Ja, das . . . das geht schon, also.

I.: Und gesagt auch schon?

S.: Nein! Das mache ich nicht!

I.: Warum machen Sie's nicht? Ist das gefährlich?

S.: Nein, ich finde, man sollte das immer noch dem Jungen überlassen, das zu sagen. Ich meine, man kann es ja auch anders machen.

I.: So verdeckter?

S.: Ja. Nicht, daß es nun gleich die anderen mitkriegen, dann geht's ja 'rum, und dann wird alles zerredet.

I.: In Ihrer Schule ist ja sicher auch über Aufklärung geredet worden?

S.: Ja, wir hatten 'n halbes Jahr mindestens, also das letzte halbe Jahr Sexualunterricht.

I.: Hat ein Lehrer gemacht?

S.: Die Klassenlehrerin. Biologie.

I.: Und wie oft haben Sie das gemacht?

S.: Einmal in der Woche.

I.: Und worüber hat die geredet?

S.: Ja, erstmal über, über den männlichen Körper und über den weiblichen Körper. Wir haben natürlich alles ins Biologieheft aufgezeichnet. Und wie es innen funktioniert und wie das eben zustandekommt. Na ja, das wußten wir ja schon vorher.
I.: Über Befruchtung und wie die Kinder entstehen?
S.: Das hat sie sehr sachlich auch gemacht. Und dann haben wir uns auch drüber unterhalten, und das war auch mal ganz gut.
I.: Auch so über andere Probleme, zum Beispiel über Empfängnisverhütung?
S.: Ja. Wir haben auch selbst welche mitgebracht, also ein Junge aus unserer Klasse. Da hat sie sich halbtot drüber gefreut. Ich weiß nicht, ob sie das schon gesehen hatte, ich weiß nicht. Das war so'n Gummischutz. Dann haben wir das durch die ganze Klasse durchgehen lassen.
I.: Jeder hat mal . . .
S.: (lacht) Ja, angefaßt. Ich hatt so'n Ding auch noch nicht angefaßt. Das war ganz interessant.
I.: Und über Themen wie Geschlechtsverkehr bei Jugendlichen, wurde da auch drüber gesprochen?
S.: Ja, da wurde auch drüber gesprochen.
I.: Welche Meinung hat sie denn da vertreten?
S.: Ja, sie meinte, in unserem Alter sollte man doch mindestens schon anfangen. Wir sollten uns doch schon ein Verhütungsmittel kaufen. Wir könnten doch mal in eine Lage kommen, also, der wir nicht gewachsen wären, und dann hätten wir sie nicht.
I.: Und wie fanden Sie das?
S.: Ja, sehr ordentlich.
I.: Und hat sie auch über Probleme gesprochen wie Selbstbefriedigung und so etwas?
S.: Das haben wir, also das war ganz kurz. Sie meinte, das könne nicht schädlich sein, weil es doch eigentlich dasselbe wie Geschlechtsverkehr ist. Nur, wenn man es natürlich zu oft macht, dann wäre es sehr schädlich.
I.: Wie fanden Sie insgesamt diesen Unterricht? Fanden Sie das interessant, fanden Sie das wichtig?
S.: Ja, aber nachher wurde mir das zuviel. Immer wieder dasselbe, also ich . . . Nachher hatte ich auch die Nase voll. Dann haben wir nachher auch noch über die – wie heißen die – über das Eibläschen da, wissen Sie, und mit den Hormonen . . . oh, war das langweilig!
I.: Schon ganz komplizierte Sachen?
S.: Ja. Das war furchtbar, also, das war das Schlimmste.
I.: Haben Sie sich auch an Diskussionen in der Klasse beteiligt?
S.: Ja, ich war immer an erster Stelle.
I.: Und wie wurde das aufgenommen? Bei den Schülern meine ich jetzt. Haben auch manche gekichert, so hinter der vorgehaltenen Hand?
S.: Ja, also, dazu gehörte ich auch. Da waren Wörter dabei, also das war unmöglich.
I.: So lateinische oder wie?
S.: (lacht) Nein, das waren deutsche. Aber meine Freundin und ich, wir lachen über so etwas. Wir haben sowieso immer so viel in der Schule gelacht. Das war das Schärfste.
I.: Was meinen Sie, wieviel wissen Sie selbst über die Sexualität?
S.: Genügend.

I.: Nehmen wir einmal folgendes an: Drei Schüler unterhalten sich über Sexualunterricht in der Schule. Der eine sagt: Der Lehrer soll empfehlen, daß Jugendliche keinen Geschlechtsverkehr haben. Der zweite sagt: Der Lehrer soll sagen, daß Jugendliche selbst wissen müssen, ob sie Geschlechtsverkehr haben oder nicht. Und der dritte sagt: Der Lehrer soll empfehlen, daß Jugendliche Geschlechtsverkehr haben.

S.: Das zweite ist am besten.

I.: Und welches finden Sie am schlechtesten?

S.: Das erste.

I.: Warum finden Sie das erste am schlechtesten?

S.: Das ist Blödsinn, würde ich sagen. Er praktiziert's ja auch, warum sollten wir das nicht machen? Ich meine, es muß doch jeder wissen, was er tut. Und außerdem steht in keinem Gesetzbuch, wann er damit anfangen darf oder kann oder so.

I.: Also, Sie meinen, daß der Lehrer kein Recht dazu hat?

S.: Nein. Ich meine, von mir aus könnte er darüber so viel reden, wie er wollte, ich würde doch tun, was ich wollte.

I.: Denken Sie jetzt doch mal ein bißchen zurück: Wie alt waren Sie, als Sie sich das erste Mal mit einem Jungen verabredet haben?

S.: Wie oft, oder?

I.: Nein, wie alt Sie waren, als Sie das das erste Mal . . .

S.: Dreizehn.

I.: War der Junge etwa gleichaltrig?

S.: Ich glaub', er war fünfzehn. Ich weiß nicht, da waren wir verreist an der Ostsee. Mit meiner Mutter. Und wir haben gezeltet da, und da waren auch noch viele Bekannte von uns auf dem Zeltplatz. Und da haben wir uns abends um acht am Strand getroffen.

I.: Hatten Sie schon mal das, was man so einen festen Freund nennt?

S.: Das höchste war vielleicht vier Wochen.

I.: Vier Wochen. Und wie alt waren Sie da?

S.: Auch dreizehn.

I.: War das der gleiche?

S.: Nein. Das war ein anderer. Es kann auch kürzer gewesen sein, ich weiß es nicht.

I.: Und waren Sie schon mal das, was man so richtig verliebt nennt?

S.: Ja, jetzt.

I.: Ist es das erste Mal?

S.: Ja, schon.

I.: Und wie alt waren Sie da, als es anfing? Geht das schon lange oder ist das jetzt grade passiert?

S.: Weihnachten.

I.: Also fünfzehn waren Sie da. Was meinen Sie, woran liegt das, daß Sie diesen Jungen so gern haben? Ist das, weil er so schick aussieht oder . . .

S.: Nee, also, ich würd' nicht sagen, daß er gerade gut aussieht. Also ich finde ihn gut aussehend, aber meine Freundin sagt, also mit dem nie und so. Aber ich mag ihn eben, ich weiß auch nicht.

I.: Ja. Aber es ist nicht nur das Aussehen?

S.: Nein, gar nicht. Es ist seine Art. Er ist immer ritterlich, und er steht einem immer bei, und bei ihm kann man immer Schutz suchen.

I.: Ist er älter als Sie?
S.: Ja, achtzehn.
I.: Achtzehn. Würden Sie meinen, daß Sie sich auch in einen Jungen richtig verlieben könnten, der Ihr Alter hat?
S.: Glaube ich nicht. Die wechseln so oft, glaube ich. Ich glaube, er nimmt es auch ein bißchen ernster.
I.: Oder sind Ihnen die in Ihrem Alter auch noch zu kindisch oder zu albern?
S.: Albern bin ich selbst, also. Er ist auch noch albern, wenn man das so nimmt. Aber trotzdem, er ist schön stark, und er kann mich immer beschützen. Ich brauch' nur zu ihm hingehen und sagen, der hat mir das und das getan und so. Dann steht er mir bei.
I.: Bei welchen Anlässen denn, was hat einer Ihnen dann getan?
S.: Da muß ich direkt überlegen. Wenn einer irgend mal ein Wort fallengelassen hat, dann sage ich, der redet so ordinär und sag' ihm mal, der soll zu mir so etwas nicht sagen. Dann sagt er sofort zu dem, hör' auf damit.
I.: Ah ja, und das finden Sie gut?
S.: Ja, dann hat man seine Ruhe.
I.: Haben Sie denn schon mal einen Jungen geküßt?
S.: (lacht) Ja. Schon mal ist gut.
I.: Wie alt waren Sie da?
S.: Dreizehn.
I.: Schon mal ist gut, also schon häufig?
S.: Ja.
I.: Wieviel so?
S.: Och, das weiß ich nicht.
I.: Na, schätzungsweise . . .
S.: Zwölf, dreizehn.
I.: Waren das mehr Spielereien oder war das durchaus schon ein bißchen . . .
S.: Mehr Spielereien. Ich hab' das dabei so empfunden. Ich finde das auch furchtbar, gleich am ersten Abend, das mag ich eben nicht.
I.: Und nun ist es ja meistens so, daß man irgendwie weitergeht. Wie war das bei Ihnen, hat schon mal ein Junge Ihre Brust berührt unter der Kleidung? Ich meine nicht mal so draufgedrückt, sondern richtig angefaßt?
S.: Ja, ja.
I.: Wie alt waren Sie denn da?
S.: Also, warten Sie mal . . . ich war noch nicht vierzehn.
I.: Wie viele Jungen haben denn das gemacht, so mal die Brust angefaßt? Waren das auch zwölf oder so?
S.: Nö, ach nee, das nicht. Ich meine, einer hat richtig.
I.: Und wie fanden Sie das?
S.: Ich hab' an sich gar nichts gedacht. Ganz komisch, ich weiß, ich war so – richtig doof, wenn man das so nimmt. Es war ganz komisch, also weil ich ihn dann wohl doch nicht so mochte. Ich weiß auch nicht, wie das kam. Das war ganz komisch.
I.: Haben Sie auch schon Petting gemacht?
S.: Ja, also, wenn man das so bezeichnen kann. Also, er hat angefaßt, aber nur kurz. Aber jetzt hatte ich's da empfunden und hab' . . . Er sagte zu mir: „Mach mal die Beine breit!" Und ich, ich mach' sie breit. Ich weiß gar nicht, das, das begreif'

ich nicht. Ich hab' . . . heute hätte ich gesagt, na du bist, also, ich wär' weggegangen. Ich hab's gemacht, wie so in Hypnose.

I.: Und auch in diesem Alter, dreizehn?

S.: Ja, das war ja derselbe. Das hatte ich nur einmal gemacht.

I.: Ja. Haben Sie ihn auch angefaßt?

S.: Nein. Nein.

I.: Haben Sie überhaupt schon mal einen Jungen angefaßt am Geschlechtsteil?

S.: Nein. Nicht.

I.: Und hat das . . . Daß Sie ein Junge angefaßt hat, war das das einzige Mal oder kam das . . .

S.: Ja, das ist das einzige Mal.

I.: Ist Ihnen das sehr unangenehm, über diese Dinge zu sprechen?

S.: Nö, an sich nicht.

I.: Können Sie da genau so drüber sprechen wie beispielsweise über, na ja, was Sie in der Freizeit machen?

S.: Ja, genau, ich meine natürlich nicht zu jedem. Wenn's anonym ist, dann spreche ich eben, aber wenn's nicht anonym ist, dann hätte ich was dagegen.

I.: Wenn jetzt ein Junge Petting mit Ihnen machen wollte, würden Sie das zulassen oder würden Sie das ablehnen?

S.: Also, ich glaub', ich würde es ablehnen.

I.: Und wenn Sie ihn gern haben?

S.: Ja, so wie bei diesem Jetzigen, ich glaub', er würde das gar nicht erst versuchen. Also, ich glaub' erst, wenn wir ein paar Monate zusammen gehn würden, also dann, dann würde ich auch ja sagen, natürlich nicht gleich alles, aber . . . Dann würde ich auch, also . . . Wenn man ihn dann wirklich gern hat, dann kann man das doch ruhig machen, also.

I.: Wenn man ihn gern hat und sich einige Monate kennt, so daß man weiß, daß man ihn wirklich gern hat . . .

S.: Daß andere nicht darüber sprechen, das wär' mir auch unangenehm. Und das befürchte ich immer so bei den jüngeren Jungs, die prahlen dann damit. Ja, mit der und so.

I.: Haben Sie das mal erlebt, daß Jungen über andere Mädchen gesprochen haben?

S.: Ja.

I.: Und in welchem Ton machen die das denn?

S.: Ach, die alte Nutte!

I.: So abfällig?

S.: Ja. Die Hure, die geht mit jedem ins Bett, und so.

I.: Und davor schrecken Sie richtig zurück, und das würde Sie sehr vorsichtig machen?

S.: Ja. Ich würd's nur mit einem Jungen machen, also ich mein', da würd' auch gar keiner was dazu sagen, wenn man da schon ein halbes Jahr zusammen geht und das dann macht. Das ist völlig natürlich. Aber, wenn man heut mit dem ins Bett geht und morgen mit dem, dann . . .

I.: Aber wie ist das denn nun umgekehrt? Es gibt ja nun auch Jungs, die auch gleich am ersten Abend mit dem Mädchen schlafen, am nächsten Abend mit einer anderen. Sagen denn nun auch mal die Mädchen, guck mal, das ist ein Hurenbock?

S.: (lacht)

I.: Oder, das ist 'ne Sau, oder? Wie sieht man denn diesen Jungen nun, der das macht, der im Grunde das gleiche macht wie das Mädchen, das viele Partner hat?

S.: Ach Mensch, der ist toll. Also ich würd's nicht sagen, aber die anderen. Mensch, der kann aber was, oder so. Ich weiß auch nicht, also. Aber abfällig würde man nicht über ihn reden. Und die anderen Jungs würden ihn beneiden und bewundern direkt. Mensch, du gehst auch mit jeder, an jedem Abend mit einer anderen ins Bett.

I.: Aha. Also die Mädchen beschimpft man oder verachtet man?

S.: Ja.

I.: Und die Jungs bewundert man?

S.: Ja.

I.: Und wie denken Sie nun über solche Jungs? Bewundern Sie solche Jungs auch?

S.: Nö, ich guck ihn mir erstmal näher an, was so an ihm dran ist, und bewundern tu ich ihn aber nicht.

I.: Möchten Sie später mal so'n Jungen haben, der in der Jugend viel erlebt hat, oder lieber so einen, der ein bißchen zurückhaltender gewesen ist?

S.: Nee, ich glaub' später da – ein bißchen Erfahrung möchte ich auch schon haben. Meine Mutter hat gesagt, wenn ein Junge noch keine Erfahrung hat, dann ist er nur auf seine eigene Befriedigung aus. Aber wenn er schon viel Erfahrung hat mit anderen Frauen, dann macht er's so, daß man auch was davon hat.

I.: Wie finden Sie das, daß man praktisch das gleiche Verhalten von Jungen und Mädchen so unterschiedlich bewertet? Ich meine das Mädchen, das viele Partner hat und nicht lange wartet, bis sie mit denen ins Bett geht, und den Jungen, der das auch tut.

S.: Ja, ich weiß nicht, was ich dazu sagen soll, weil ich glaube, daß das schon zu allen Zeit so war. Ich weiß nicht, ob es richtig ist oder falsch.

I.: Meinen Sie denn, daß Jungen mehr Recht haben auf Sex als Mädchen?

S.: Na, also früher war's zumindest so, aber was man so hört . . .

I.: Und würden Sie das auch akzeptieren für sich?

S.: Ja, im Moment bin ich noch nicht so drauf aus, aber . . . später, natürlich.

I.: Meinen Sie auch, daß das später so weitergeht, zum Beispiel innerhalb einer Freundschaft, daß der Junge untreu ist und das Mädchen treu bleiben muß?

S.: Nein, das ist also . . . das finde ich nicht richtig. Ich meine, wenn er irgendwie untreu wär', würde ich das auch machen, also untreu werden. Das wär' dann meine Rache.

I.: Wär' Ihre Rache.

S.: Wenn er meint, er ist Gott in Frankreich.

I.: Geschlechtsverkehr haben Sie noch nicht gehabt?

S.: Nein.

I.: Was meinen Sie denn, in Ihrer Klasse, wie viele Mädchen haben da schon mal irgendwann Geschlechtsverkehr gehabt?

S.: Von zweien weiß ich es bestimmt und von einer glaube ich's.

I.: Und wie viele Jungs aus der Klasse haben Geschlechtsverkehr gehabt?

S.: Einer bestimmt. Bei uns waren auch ein paar ziemlich unterentwickelte Typen dabei. Da hatte man sagen können, Mensch, du gehst in die neunte, nee fünfte, also so sahen sie aus.

I.: Wie denken Sie darüber, daß Sie sexuell noch nicht weitergegangen sind?

S.: Ja, ich finde es o. k. Also, ich finde mit sechzehn, was soll ich das schon mit sechzehn machen? Also, ich denke, ich warte bis siebzehn. Wenn es sich so ergibt.

Ich werde da also nicht krampfhaft nun darauf warten, das kann ja vielleicht nicht gut werden, das erste Erlebnis.

I.: Man sollte es dann machen, wenn man den richtigen Partner hat?

S.: Ja, finde ich auch.

I.: Und wenn man das Bedürfnis danach hat?

S.: Ja, ja, ja, nur dann. Sonst ist es ja Blödsinn.

I.: Wie ist denn das, haben Sie sich schon mal so Gedanken über die Zukunft gemacht? Wie Sie mal leben wollen, so im nächsten Jahr oder in den nächsten zwei Jahren. Möchten Sie beispielsweise gern einen festen Freund haben?

S.: Ja, diesen. Den würd' ich gern haben.

I.: Und haben Sie sich schon mal vorgestellt oder heimlich gewünscht, daß Sie den auch mal heiraten, oder denken Sie so weit nicht?

S.: Na, ich würd' ihn heiraten.

I.: Sie würden ihn heiraten. Auch schon bald?

S.: Nein. Aber meine Freundin hat gesagt, also das geht vorüber, das wollt' sie auch schon. Das glaub' ich auch, daß das vorübergeht.

I.: Na ja, man muß sich dann ja auch näher kennenlernen.

S.: Im Moment würde ich ihn heiraten. Könnte ich mir gut vorstellen.

I.: Und nehmen wir einmal an, Sie würden sich fest befreunden und würden auch bald meinen, das wär' was fürs Heiraten. Würden Sie dann drauf dringen, möglichst schnell zu heiraten oder würden Sie sagen, erstmal Beruf?

S.: Nö, ich will noch nicht so schnell heiraten. Ich würde erst sagen, zusammenleben. Also mit dreißig heiraten, wäre ein angemessenes Alter.

I.: Und wie würde man bis dahin zusammenleben?

S.: In einer Wohnung.

I.: Jeder hat seinen Beruf?

S.: Ja.

I.: Noch keine Kinder in dieser Zeit?

S.: Vielleicht, wenn ich mir welche wünsche, dann würde ich auch welche haben.

I.: Egal, ob man verheiratet ist?

S.: Das ist mir sowieso völlig gleich. Ich könnte das auch so machen, wenn ich keinen festen Freund hätte, so mit fünfundzwanzig, daß ich mir eben ein Kind anschaffen würde und dann nur ein Kind haben würde.

I.: Daß Sie sich ein Kind machen lassen würden?

S.: Ja, ich meine, ich müßte ihn natürlich auch lieben in dieser Zeit, aber ihn trotzdem nicht heiraten. Ich meine, ich muß aber für das Kind sorgen können.

I.: Also, Sie würden das nicht mit irgend jemandem machen?

S.: Ja. Ich würd's genau so wie meine Mutter machen, die war sechsunddreißig und die wollte nur ein Kind haben. Sie wollte keinen Mann, weil sie schon einmal davor verheiratet war. Und das wollt' sie nicht noch mal machen, und danach war sie geschieden, so mit sechsunddreißig, ja mit sechsunddreißig wollte sie dann eben nur noch ein Kind haben. Aber mit dem, also mit meinem Vater, hat sie, glaube ich, auch 'ne Zeitlang zusammengelebt.

I.: Nehmen wir jetzt einmal an, Sie seien fest befreundet. Jetzt mit diesem oder mit einem anderen. Was würden Sie tun, wenn Ihr Freund eine andere Frau oder ein anderes Mädchen küssen würde?

S.: Also, ich bin sehr eifersüchtig. Also, ich weiß nicht, ich glaube, ich würd' – ich weiß nicht, was ich machen würde. Ich wär' zuerst mal beleidigt für vier Wochen, nur für mich.

I.: Für vier Wochen?

S.: Also – in der Woche eben – er würde es schon merken.

I.: Und wenn er nun Petting mit der machen würde?

S.: Dann wär's aus. Nee, das dürfte er nicht.

I.: Und wären natürlich auch sehr eifersüchtig?

S.: Ja.

I.: Und wenn er nun Geschlechtsverkehr mit der hätte?

S.: Ja, also, ich weiß ja nicht, ob er zu – wie soll ich das sagen – da in 'n Freudenhaus geht.

I.: Nein . . . gut . . . ja. Wir nehmen zunächst mal den Fall, daß er es mit einem Mädchen, nicht mit einer Prostituierten macht.

S.: Nee, das wär' auch schlecht. Das wär' ja wohl das letzte. Das müßte er ja mit mir machen und nicht mit der.

I.: Ja. Jetzt nehmen wir mal an, er hätte es auch mit Ihnen und würd's dann mit der anderen . . .

S.: Das wär' nun ganz schlimm.

I.: Das wär' das Allerschlimmste?

S.: O ja.

I.: Also, wenn er es mit Ihnen nicht hätte und würde es mit 'ner anderen machen, das wär' noch eher verzeihlich?

S.: Ja.

I.: Und wenn er es nun mit Ihnen hätte und würd' zu einer Prostituierten gehen?

S.: Das wär' auch schon unverzeihlich, aber nicht so wie bei 'ner anderen. Aber, wozu geht er zu der hin?

I.: Sie würden es mit der Prostituierten noch nicht ganz so schlimm finden wie mit einem anderen Mädchen?

S.: Nein, das würde ich nicht so schlimm finden.

I.: Und warum nicht?

S.: Ja, also, wenn er zu einer hingehen würde, wenn er noch nichts mit mir hätte, dann würde ich das nicht so schlimm finden, weil, ich weiß ja nicht, er braucht das bestimmt und dann könnte er das auch, aber er bräuchte mir das nicht grad' erzählen. Also, ich würde dadrüber hinwegsehen.

I.: Würden Sie Ihrem festen Freund sagen, daß Sie ihn lieben? Ganz offen, ins Gesicht?

S.: Wenn er es zuerst gesagt hätte, dann würde ich das auch sagen.

I.: Er muß es zuerst sagen?

S.: Ja. Ich finde, man sollte sich nicht so abhängig machen. Nicht, daß er denkt, mit der kann ich ja doch machen, was ich will. Die kommt ja doch immer wieder. Das dürfte er nicht wissen.

I.: Also, er darf nicht zu genau wissen, wie Sie zu ihm stehen, weil Sie dann Angst haben würden, er könnte Sie vielleicht ausnützen?

S.: Ja.

I.: Nehmen wir einmal an, Sie lernen einen jungen Mann kennen, den Sie nett und prima finden. Sie erfahren, daß dieser junge Mann schon mit anderen Mädchen Geschlechtsverkehr hatte. Was tun Sie?

S.: Ja, ich würde schon erfahrene Jungs bevorzugen.

I.: Wenn Sie das jetzt mal auf Ihre jetzige Situation mit diesem Freund beziehen, wenn Sie sich jetzt wünschen könnten, ob der schon mal mit Mädchen geschlafen hätte oder noch nicht, wofür wären Sie eher?

S.: Ja, hätte.

I.: Was meinen Sie umgekehrt? Würde er bei 'ner Freundin, bei 'ner festen Freundin lieber eine haben, die es noch nie oder die es schon mal gemacht hat?

S.: Das weiß ich nicht, aber mein Freund hat mir mal gesagt, also er hat groß erzählt, ihm wär's an sich egal, ob sie nun Jungfrau wär' oder nicht.

I.: Was meinen Sie, ab welchem Alter darf man Petting machen?

S.: Ach, von dürfen ist doch keine Rede, finde ich. Wie man sich, also, wie man den Dingen gewachsen ist. Für mich also, hat das natürlich gar keinen Schock hinterlassen. Ich war hinterher – zwei Minuten hat er da angefaßt – also ganz normal, ganz komisch. Ich kann das gar nicht beschreiben. Aber ich glaub', heute wär's wieder anders. Damals war es mir völlig egal. Das Schöne ist, jetzt kommt der auch immer ins Heim.

I.: Und wie erleben Sie das? Ist Ihnen das etwas peinlich jetzt oder?

S.: Ja, ich habe schon Angst, daß er es vielleicht erzählen könnte. Also, er forderte mich zum Tanzen auf, ja, er fragte schon so komisch. Na ja: „Wir kennen uns doch irgendwie", sagte er, und ich: „Nö, wir haben uns noch nie gesehen". Ich würde dann eben meinen, den ich mag, holen. Dann würd' ich sagen: „Der spinnt!" Und dann würd' er sagen: „Halt bloß deinen Mund!"

I.: Das heißt, man muß so – man muß doch sehr um seinen Ruf besorgt sein als Mädchen?

S.: Ja.

I.: Sonst hat man verspielt bei vielen Jungs?

S.: Aber auch bei den Erwachsenen. Ich möcht' auch nicht gern durch die Straßen gehen, und jeder sagt: „Oh, guck dir mal die Nutte da an!"

I.: Meinen Sie, daß man 'ne Nutte ist, wenn man ...

S.: Das sagen die Leute, das sagen wir nicht, aber die Leute sagen das, und das wär' mir nicht so angenehm.

I.: Würden Sie auch zum Mädchen „Nutte" sagen oder vielleicht auch so reden, wenn Sie wüßten, daß sie mit verschiedenen Jungs schläft, oder wie würden Sie das sehen?

S.: Ja, ich kenn' ihre persönlichen Gründe ja nicht. Vielleicht braucht sie das ja auch, und da kann ich ja nicht drüber urteilen. Das muß dann jeder selbst wissen.

I.: Und von welchem Alter ab darf man Ihrer Meinung nach Geschlechtsverkehr haben, zum Beispiel Jungen?

S.: Jungen? Wann sie wollen, also.

I.: Und Mädchen?

S.: Auch.

I.: Sie würden aber Mädchen doch Vorsicht empfehlen?

S.: Ja, ich würd' meinen, wenn ich eine Tochter hätte, würde ich ihr die Pille geben, also ich würd' das so einrichten, daß sie mir alles sagen würde.

I.: Nehmen Sie einmal an, Sie hätten einen Sohn und eine Tochter in Ihrem Alter, wie Sie jetzt sind, so fünfzehn, sechzehn Jahre. Der Sohn fragt: „Mensch, soll ich nun Geschlechtsverkehr haben oder nicht?" Was würden Sie ihm sagen?

S.: Durchaus.

I.: Und jetzt kommt das Mädchen und sagt: „Mensch, soll ich nun Geschlechtsverkehr haben oder nicht?"

S.: Ja auch. Aber dann würde ich erstmal sagen, wann sie ihre unfruchtbaren Tage hat. Da muß man ja auch einigermaßen aufgeklärt sein, sonst weiß man es ja nicht. Und dann würde ich ihr Verhütungsmittel geben, unschädliche.

I.: Würden Sie ihr auch so was sagen, was Sie vorhin sagten, daß sie lieber ein bißchen vorsichtig sein sollte?

S.: Ja. Ein bißchen vorsichtig schon. Ich würd' ihr sagen, daß – meine Mutter sagt immer, das ist das i-Tüpfelchen überhaupt – also, wenn man einen Mann kennengelernt hat, daß man nicht gleich mit ihm ins Bett geht, man muß sich auch geistig mit ihm verstehen, ebenso wie körperlich, wenn man sich vor ihm ekelt, das wird ja nie was. Und das würde ich ihr in dem Sinne auch so sagen. Aber ich würd' nie sagen, mach das bloß nicht, das ist schlecht und so. Dann würd' sie auch 'ne ganz falsche Einstellung kriegen.

I.: Und was würden Sie sagen, darf ein Junge oder ein junger Mann Ihrer Meinung nach Geschlechtsverkehr mit seiner Verlobten machen?

S.: Ja.

I.: Mit einem Mädchen, das er liebt?

S.: Ja.

I.: Mit einem Mädchen, das er sexuell begehrt, aber nicht liebt?

S.: Ja, es kommt immer auch noch auf das Mädchen an. Bei dem Jungen ist das an sich, glaube ich – dem ist das egal, glaube ich.

I.: Ja, darf man das, meinen Sie?

S.: Ja, ich meine, wenn sie ja sagt – da haben an sich immer beide Schuld.

I.: Und wie ist das mit dem Mädchen mit ihrem Verlobten?

S.: Ja.

I.: Und mit einem Jungen, den sie liebt?

S.: Ja.

I.: Und mit einem Jungen, den sie sexuell begehrt, aber nicht liebt?

S.: Doch, schon, wenn sie soweit ist. Also, ich würde es jetzt wohl noch nicht machen.

I.: Wir haben vorhin schon ganz kurz darüber gesprochen, daß Eltern und Lehrer manchmal auch heute noch die Ansicht vertreten, daß Jugendliche, die noch zur Schule gehen, noch keinen Geschlechtsverkehr haben sollen. Was halten Sie davon?

S.: Blödsinn. Ich finde, das kann man gar nicht begründen. Das kann doch jeder machen, wie er es denkt. Wir sind doch alles freie Menschen. Wer will einem denn da was vorschreiben?

I.: Würden Sie auch sagen, dieses Recht hat auch ein Dreizehnjähriger?

S.: Ja.

I.: Was meinen Sie denn, wer hat eine stärkere Sexualität, die Erwachsenen oder die Jugendlichen?

S.: Die Jugendlichen.

I.: Und woher kommt das?

S.: Ja, also das hatten wir auch im Sexualkundeunterricht. Sie hat gesagt – das hab' ich auch in Zeitungen gelesen –, Jungs in der Pubertät haben am meisten Verlangen danach, also in ihrem Leben überhaupt. Und das ist sehr schwierig, und sie können schlecht ihren Trieb unterdrücken.

I.: Ist es bei Mädchen auch so schwierig, das zu unterdrücken?

S.: Das weiß ich nicht. Ich glaub', es ist genauso schwierig.

I.: Es gibt nun ganz verschiedene Meinungen darüber, wie sich junge Mädchen in Ihrem Alter verhalten sollten. Ich hab' jetzt hier eine Reihe von Ansichten, die ich Ihnen mal vorlese, und Sie sagen mir bitte, was Sie am sinnvollsten und was Sie am wenigsten sinnvoll finden.

1. Junge Mädchen sollten sexuell völlig enthaltsam leben, das heißt weder Selbstbefriedigung noch Petting noch Geschlechtsverkehr.
2. Junge Mädchen sollten keinen Geschlechtsverkehr haben, sie können sich aber durch Selbstbefriedigung sexuell entspannen.
3. Junge Mädchen sollten keinen Geschlechtsverkehr haben und keine Selbstbefriedigung machen, sie können sich aber durch Petting sexuell entspannen.
4. Junge Mädchen können Geschlechtsverkehr haben, sie dürfen dann aber nicht Selbstbefriedigung machen.
5. Junge Mädchen können Geschlechtsverkehr haben und auch Selbstbefriedigung machen.

S.: Ja, ich weiß ja nun nicht mit der Selbstbefriedigung, ob das gut ist, ob das schädlich ist oder so. Man liest zwar überall, das ist nicht schädlich, aber ich weiß es ja nicht.

I.: Na, so von Ihrem jetzigen Wissen her, welchen dieser fünf Punkte würden Sie am besten finden?

S.: Hier das letzte.

I.: Ja. Sie sagten eben, Sie wüßten nicht so recht mit der Selbstbefriedigung Bescheid, ob das nun gut oder schädlich ist, haben Sie da so viel Unterschiedliches gehört?

S.: Ich weiß nicht, also ja, ich hab' da – wir haben so'n Flugblatt in der Schule verteilt, warum der Sexualkunde-Atlas Scheiße ist, steht da drauf. Und da steht drin, daß manche Leute . . . also es wäre mörderisch zu behaupten, daß man durch Selbstbefriedigung krumme Beine oder Rückenmarksschwund kriegen würde. Also, und pervers ist das auch nicht. Na, ich hab' an sich nichts Nachteiliges drüber gehört.

I.: Ja, was könnte denn da sein?

S.: Daß man vielleicht dauernd darauf bedacht ist, daß man das macht. Und an nichts mehr anderes denkt und so. Und das ist eben das Gefährliche an der Sache.

I.: Kennen Sie solche Leute?

S.: Nein.

I.: Haben Sie's auch schon ausprobiert?

S.: Ja.

I.: Haben Sie dabei bis zum Orgasmus . . .?

S.: Ja, natürlich. Hab' ich auch dabei gehabt. Nur, ich weiß nicht, es stand in dem Flugblatt da drin, daß der Geschlechtsverkehr befriedigender wäre als die Selbstbefriedigung. Ich finde, das ist immer noch ein kleiner Trost.

I.: Ja?

S.: Wenn ich jetzt ganz ehrlich bin, der Orgasmus dauert bei mir nicht so lange. Und dann denke ich, wenn das beim Geschlechtsverkehr auch so ist, ist es ja nicht so besonders.

I.: Auf die Selbstbefriedigung kommen wir vielleicht gleich noch mal zurück. Ich wollte jetzt doch noch mal fragen, welche Bedeutung hat Ihrer Meinung nach die Sexualität überhaupt? Warum macht man das?

S.: Na, also früher hab' ich mich auch immer, so als kleines Kind, als ich schon aufgeklärt war, hab' ich mich auch immer gefragt, warum macht man das denn, wozu denn? Damit Kinder kommen? Aber jetzt weiß ich ja, da gibt es einen Orgasmus oder den Orgasmus, und deswegen wohl auch. Ich meine, ich kann mir keinen anderen Grund vorstellen. Ich glaub', um Kinder zu zeugen, macht man das wohl nicht. Das ist wohl nicht der Hauptgrund, wolln wir mal so sagen. Ich meine, wenn man sich natürlich sehr ein Kind wünscht, dann ist es vielleicht mit der Hauptgrund, aber sonst doch nicht.

I.: Zum Beispiel, wenn man Selbstbefriedigung macht, macht man das ja auch nicht, um ein Kind zu kriegen.

S.: Nee, nee.

I.: Ja, was würden Sie denn sagen, ist die Sexualität vor allem da, weil es Freude macht oder weil es zwei Menschen näherbringt?

S.: Ja, weil es Freude macht und weil es zwei Menschen auch näherbringt. Ich weiß es ja nicht, ich hab' immer gehört, daß man sich danach besser verstehen soll . . .

I.: Haben Ihrer Meinung nach junge Mädchen im allgemeinen ein geringeres, gleichgroßes oder größeres sexuelles Verlangen als junge Männer?

S.: Ja, was man im allgemeinen so hört, ein geringeres.

I.: Also, Männer etwas mehr oder Männer sehr viel mehr?

S.: Ich glaub', wenn sie in der Pubertät noch sind, sehr viel mehr. Und nachher etwas mehr. Ich glaub', nachher egalisiert sich das.

I.: Man hört manchmal die Ansicht, daß junge Mädchen bei der Anknüpfung sexueller Beziehungen zurückhaltender sein sollten als junge Männer. Was meinen Sie dazu?

S.: Ja, das stimmt.

I.: Darüber haben wir ja vorhin schon gesprochen. Die Mädchen müssen da etwas vorsichtiger sein, meinten Sie?

S.: Ja. Sie müssen nicht, ich glaub', das sind sie auch von Natur aus.

I.: Ah ja.

S.: Ich glaub', daß auch einem Mann das nicht so furchtbar recht ist, daß das Mädchen nun rangeht. Also, ich kann mir das nicht vorstellen. Ich meine, wenn man sich lange kennt, dann ist es was ganz anderes. Aber so, ich weiß nicht.

I.: Haben Ihrer Meinung nach Frauen beim Geschlechtsverkehr genauso viel Freude wie Männer?

S.: Ja.

I.: Sind Ihrer Meinung nach Frauen von Natur aus treuer als Männer?

S.: Ich glaub' – ja, das weiß ich nicht – ich glaub' ja. Aber es gibt natürlich auch große Ausnahmen.

I.: Man hört manchmal die Ansicht, daß Frauen mehr Liebe und Zärtlichkeit, Männer dagegen mehr Sexualität haben wollen. Finden Sie die Auffassung richtig?

S.: Ja.

I.: Was meinen Sie, in welchem Alter tritt beim Jungen so im allgemeinen das Verlangen nach Geschlechtsverkehr auf?

S.: Zwölf, dreizehn.

I.: Ja. Und beim Mädchen?
S.: Fünfzehn.
I.: Also später. Und wie ist das, haben Sie sich schon mal Gedanken gemacht, wann hört beim Mann im allgemeinen das Verlangen nach Geschlechtsverkehr auf?
S.: Das weiß ich nicht.
I.: Na, was schätzen Sie?
S.: Siebzig, achtzig?
I.: Ja – und bei der Frau?
S.: Ja, ich glaub', die kann also, die kann's wohl noch länger machen. Weil, ich hab' gehört, Männer werden – sie können im hohen Alter noch Kinder zeugen, aber sie werden dann impotent.
I.: Ja. Wissen Sie, was Impotenz ist?
S.: Ja.
I.: Können Sie's kurz erklären?
S.: Also, wenn es sich nicht aufrichtet und versteift, das Glied.
I.: Ja. Möchten Sie mal heiraten?
S.: Ja.
I.: Aber, wie gesagt, eigentlich, wenn Sie's heute sehen, erst so mit dreißig?
S.: Ja. Wenn ich's heute sehe, aber ich weiß ja nicht . . .
I.: . . . Das kann sich ändern?
S.: Ja. Aber ich wünsche mir dann auch noch viele Kinder.
I.: Ja, wie viele denn?
S.: Sechs Jungs.
I.: O Gott, ja (lachend).
S.: Doch, wünsch' ich mir.
I.: Und wie viele Töchter?
S.: Gar keine.
I.: Aha. Was halten Sie übrigens davon, verlobt zu sein?
S.: Nö, bloß nicht. Na, ich meine, das muß man dann entscheiden. Verlobt ist an sich so altmodisch, finde ich.
I.: Es gibt ja nun verschiedene Möglichkeiten, eine Ehe zu führen. Ich les' Ihnen mal drei Möglichkeiten vor:
1. Der Mann geht seinem Beruf nach und sorgt für den Unterhalt der Familie, die Frau versorgt Haushalt und Kinder.
2. Der Mann geht seinem Beruf nach und sorgt für den Unterhalt der Familie, die Frau versorgt Haushalt und Kinder, arbeitet aber zeitweise mit, um das Einkommen aufzubessern.
3. Mann und Frau gehen beide ihrem Beruf nach und sind beide gleichermaßen für Haushalt und Kindererziehung verantwortlich, so daß jeder für seinen Beruf die gleiche Zeit hat.
S.: Ja, das dritte. Aber ich würd' nicht, also ich fänd' das nicht gut, wenn der Mann zum Beispiel saubermachen würde. Das mag ich nicht. Ich weiß nicht.
I.: Und welches finden Sie am schlechtesten?
S.: Das erste.
I.: Nehmen wir mal folgendes an: Sie haben eine Berufsausbildung abgeschlossen und machen Ihren Beruf . . .

S.: Ja, ich will danach noch Fremdsprachenschule machen, und dann möchte ich ein Jahr nach Amerika und überall mal hin. Ich weiß noch nicht, was ich genau werden will. Wenn ich mir das so vorstelle, würde ich gern Journalistin werden.
I.: Gut, nehmen wir mal an, Sie sind Journalistin und Ihr Mann ist, nehmen wir mal an, Journalist oder Kaufmann. Jetzt kommen Kinder. Würden Sie es gut finden, daß Sie jetzt beide nur noch halbtags arbeiten und sich die Pflege des Kindes und des Haushalts genau teilen, daß also jeder mal das Baby wickelt, jeder saubermacht, jeder mal kocht, daß also jeder seinen Beruf hat und man sich das, was so im Haushalt anfällt, genau teilt?
S.: Fände ich nicht gut. Man müßte sich die Arbeit so einteilen können, daß man trotzdem noch Zeit für's Kind hätte. Ich weiß ja nicht, ob man den Beruf auch im Haus ausüben kann. Aber ich meine, das wär' mir zu langweilig, nur am Herd stehen und kochen und Boden schrubben und so.
I.: Ja, deshalb fragte ich ja, ob der Mann auch mit in den Haushalt gehen soll und sie sich das teilen.
S.: Nein. Wenn wir beide arbeiten würden, dann müßte so viel Geld zusammenkommen, daß wir uns irgendwie so 'ne Putzfrau oder so . . .
I.: Und der Mann soll gar nicht mit im Haushalt arbeiten?
S.: Nö. Wenn, dann höchstens ich noch, kochen oder so.
I.: Ja. Und auch nicht abtrocknen oder so?
S.: Nö.
I.: Würden Sie nicht gut finden?
S.: Na, ich finde das furchtbar, er steht da mit Schürze und dann kommt seine Frau. Genau, wenn ich ein Auto reparieren würde, das finde ich auch . . .
I.: Jetzt nehmen wir mal drei Ehepaare. Das eine Ehepaar hat sich Treue versprochen, und die sind sich auch treu. Das zweite Ehepaar hat sich auch Treue versprochen, aber beide gehen heimlich fremd, ohne daß der andere das weiß. Und das dritte Ehepaar sagt, wir machen das so, jeder darf, wenn er mal will, auch mit 'nem anderen Partner schlafen. Das gestehen wir uns zu. Welches dieser drei Ehepaare halten Sie für am vernünftigsten?
S.: Also, für am vernünftigsten halte ich das letzte, aber am besten das erste – wenn ich mir jetzt eine Ehe vorstelle. Aber wenn ich ein paar Jahre älter bin? Aber im Moment fände ich das mit Treue am besten.
I.: Nehmen wir mal an, Sie hätten jetzt die feste Freundschaft, mit diesem Jungen zum Beispiel. Und es wären diese drei Dinge. Wofür würden Sie sich entscheiden?
S.: Na, für die Treue.
I.: Also Treue versprechen und treu sein.
S.: Ja.
I.: Und nehmen wir mal nun an, es würd' sich so ergeben und Sie würden mal fremd gehen. Würden Sie sich dann verpflichtet fühlen, ihm das zu sagen oder würden Sie es ihm lieber verschweigen?
S.: Ja, ich würd's ihm wohl sagen. Aber, ich würd's gar nicht erst machen, glaube ich.
I.: Und wie ist es umgekehrt? Nehmen wir einmal an, er würde es machen. Würde es Ihnen lieber sein, wenn er es Ihnen verschweigt oder daß er es Ihnen sagt?
S.: Ja, er soll mir das dann auch sagen. Ich merk' ja dann doch, was los ist.
I.: Nehmen wir einmal an, eine gute Freundin fragt Sie, was man am besten machen kann, damit es beim Geschlechtsverkehr nicht zu einer Schwangerschaft kommt, was würden Sie ihr sagen?

S.: Ja, wenn ich an die Pille rankommen würde, würde ich ihr die verschaffen, wenn sie nicht da rankommen würde, ich meine, wenn ich rankommen würde.
I.: Nehmen wir einmal an, Sie kämen beide nicht an die Pille ran, was würden Sie ihr dann raten?
S.: Ja, eine Woche nach der Periode könnte Sie es ruhig machen, also, hab' ich mir so eingeprägt.
I.: Sehr unsicher.
S.: Ja, ich weiß. Oder eben Gummischutz.
I.: Ja, und was würden Sie zum Coitus interruptus sagen, haben Sie da mal was gehört?
S.: Ja. Das würde ich nicht sagen, das hat keinen Sinn. Nee, dann würde ich wohl auch Petting dann noch sagen.
I.: Wir haben vorhin auch schon kurz von Selbstbefriedigung gesprochen. Sie hatten gesagt, daß Sie das gemacht haben. Wie alt waren Sie, als Sie das das erste Mal machten?
S.: Fünfzehn.
I.: Und wie sind Sie darauf gekommen? Was hat Sie darauf gebracht?
S.: Vor allen Dingen hatte meine Mutter, glaube ich, ein Jahr vorher . . . Ich hatte mal solche Augenränder, ich weiß auch nicht, wie das kommt.
I.: Solche was?
S.: Augenränder. Und dann fragte sie so, ach, onanierst du vielleicht oder so. Da war ich ja empört! Ich dachte, was soll das denn, also unerhört. Weil ich es da ja nicht gemacht hatte.
I.: Da kriegt man auch keine Augenränder von.
S.: Ja, aber – vom Geschlechtsverkehr würde man Augenränder kriegen?
I.: Nein, sicher nicht.
S.: Ach so. Ich denk' schon immer.
I.: Und Sie sind auch darauf gekommen durch solche Schriften?
S.: Ja. Das regt einen schon ziemlich an.
I.: So Bilder?
S.: Diese Schriften wohl mehr. Also auch Zeitschriften. Da steht ja auch viel Schweinkram drin, manchmal.
I.: Zum Beispiel, was meinen Sie jetzt?
S.: Ach, Praline, da steht – das kann einen furchtbar anregen, was da drin steht. Die Sexualbräuche der Naturvölker also, die sind so richtig primitiv, und denn hat man auch gar keine Hemmungen mehr, weil die auch so primitiv sind. Also primitiv – keine Abwertung.
I.: Und nach so einer Sache, haben Sie's dann mal gemacht?
S.: Ja. Das erste Mal konnte ich das noch nicht so richtig, dann wurde es besser.
I.: Wie oft haben Sie es denn in den letzten vier Wochen gemacht? Was schätzen Sie? Na, so über'n Daumen, kommt nicht so genau drauf an.
S.: Höchstens sieben Mal.
I.: Und kommen Sie dabei immer zum Orgasmus? Oder nicht immer?
S.: Doch immer. Aber jedes Mal danach denke ich, ach, das war doof.
I.: Wie kommt das?
S.: Ich weiß nicht. Ich denke, wenn das beim Geschlechtsverkehr auch so ist . . .
I.: War Ihnen zu wenig oder wie?

S.: Ja. Das kann man schon sagen. Also, ich war besonders freundlich zu meiner Mutter.

I.: Hinterher?

S.: Hinterher.

I.: Weil Sie dachten . . .

S.: . . . sie merkt was.

I.: Wenn Ihre Mutter Sie nun fragen würde: „Sag mal, machst du das auch manchmal?" Was würden Sie ihr sagen?

S.: Ja, ich weiß nicht, ich glaub', sie hat es schon gemerkt. Sie guckt mich immer so prüfend an.

I.: Ist sie mal drüber zugekommen?

S.: Ja, ja, das glaub' ich auch beinah. Ich konnte das noch schnell – also vertuschen.

I.: Meinen Sie manchmal, daß man es vielleicht doch besser lassen sollte als Mädchen?

S.: Ja. Also wenn ich, wenn man es so mal nennen soll, wenn ich angeregt bin, dann finde ich es ja toll. Aber danach denke ich, das ist doch nicht so gut. Es ist eben immer so kurz.

I.: Ist denn hinterher diese Spannung weg?

S.: Ja, die ist weg.

I.: Daß man doch entspannt ist?

S.: Ja.

I.: Haben Sie schon mal Hasch genommen?

S.: Nein.

I.: Meinen Sie, daß in Ihrer Klasse schon mal jemand gehascht hat?

S.: Ja. In der Schule sogar.

I.: Sind das viele, die das machen, oder sind das wenige?

S.: Ein Drittel. Ich weiß es nicht genau, aber ich nehme es an. Oder ein Viertel, 'n Viertel ist wohl besser.

I.: Finden Sie es gut oder schlecht, wenn Jugendliche Haschisch rauchen?

S.: Also ich finde es schlecht.

I.: Ja. Können Sie es ein bißchen erklären?

S.: Ja – also, das ist schädlich, würde ich sagen. Obwohl viele sagen, Alkohol wäre schädlicher. Aber ich glaub' doch, daß es schädlich ist. Es ist immerhin ein Rauschgift, und ich kann mir nicht vorstellen, daß man da – daß man da nicht süchtig von wird. Und demnach ist es also auch schädlich.

I.: Sind also eher dagegen?

S.: Eher dagegen, ja.

I.: Ja, jetzt hab' ich eigentlich nur noch ein paar allgemeine Dinge. Gehören Sie zur Zeit einer Jugendorganisation an?

S.: Nein.

I.: Interessieren Sie sich überhaupt für Politik?

S.: Na, wir haben ziemlich viel in der Schule darüber gesprochen, aber ich persönlich interessiere mich nicht so sehr dafür.

I.: Welche Partei finden Sie am besten?

S.: Liberal. FDP. Na ja, am besten, ich weiß nun auch nicht, aber ich . . . Mir wurde es so erklärt, daß liberal heißt, so ungefähr, leben und leben lassen. Ja, so bin ich. Also, ich könnte da keinem was tun oder so. Was soll es denn überhaupt, Krieg führen und so. Das ist Blödsinn. Ich nehme an, daß die auch so sind. Ich weiß es ja nicht.

I.: Wie beurteilen Sie es, wenn Schüler politisch aktiv sind? Zum Beispiel demonstrieren?

S.: Ich finde, da sind dann doch nur ein paar Anführer, die, die machen das vielleicht, weil sie was verwirklichen wollen, aber der Rest, der da mittreibt, die wissen doch gar nicht, warum es geht. Die sagen, wir machen da auch mit, wir sind jetzt auch so. Aber das sind doch nur die Mitläufer. Ich mein', ich würd' da nie mitmachen, wenn ich da gar nicht für interessiert wär'. Aber das machen ja viele.

I.: Also, sind Sie eher dafür oder dagegen, daß die mitdemonstrieren?

S.: Dagegen, ich finde, was soll's, nicht? Ich meine, wenn man natürlich sehr davon besessen ist, dann sollte man seine Meinung auch kundtun. Da hab' ich gar nichts gegen.

I.: Waren Sie mal in der Kirche im letzten Jahr?

S.: Ja, sogar in diesem, da war die Konfirmation von meiner Freundin und voriges Jahr war meine Konfirmation.

I.: Also nur zu besonderen Anlässen, nicht so mal?

S.: Nö.

I.: Und wieviel Geld haben Sie durchschnittlich pro Monat, so zur Verfügung? Und zwar meine ich jetzt für Hobbies und Freizeit und Modeartikel.

S.: Fünfundzwanzig bis dreißig.

I.: Kommen Sie damit aus oder . . .?

S.: Ich komm' damit ganz gut hin.

I.: Wenn Sie vorher gewußt hätten, was Sie hier alles gefragt werden, wären Sie dann gekommen?

S.: Ja.

I.: Ist es Ihnen schwergefallen, darüber zu reden?

S.: Nein. Weil ich weiß, daß es geheim bleibt, dann kann man auch besser darüber reden.

I.: Ist es mal ganz gut so, darüber zu reden?

S.: Ja. Also, nun weiß ich das mit der Selbstbefriedigung, das wußte ich vorher auch nicht, und Sie wissen da ja mehr drüber Bescheid, viel mehr. Und da kann man ja noch was lernen draus.

I.: Und wenn Sie jetzt zurückdenken an dieses Interview, worüber ist es Ihnen verhältnismäßig am schwersten gefallen, so offen zu reden?

S.: Na ja, daß ich unehelich bin. Eben das.

I.: Das fällt Ihnen schwer, das zu sagen?

S.: Ja.

I.: Schwerer als über Selbstbefriedigung zu reden?

S.: Ja.

I.: Fiel es Ihnen schwerer, über Selbstbefriedigung zu reden als über Ihre Pettingerlebnisse beispielsweise?

S.: Ja, ein bißchen schwerer schon.

I.: Eine Frage zum Schluß: Sie haben jetzt dieses Gespräch mit einem Mann geführt. Hätten Sie es ebenso unbefangen mit einer Frau geführt?

S.: Nö, glaube ich nicht.

I.: Glauben Sie nicht?

S.: Ich komm' sowieso im allgemeinen, glaube ich, mit Männern besser aus. Auch mit – zum Beispiel auch mit Lehrern komm' ich viel besser aus als mit Lehrerinnen. Ich weiß nicht, was die gegen mich haben, aber mich mögen viele Frauen nicht. Ich weiß gar nicht, woher das kommt. Das ist nicht so schön. Auch bei uns im Haus. Ich tratsche nicht mit denen, also das finde ich das letzte. Und meine Mutter auch nicht. Und vielleicht mögen sie das ja nicht. Also, wenn ich das schon sehe, im Sommer, da sitzen sie in einer Reihe auf der Bank, und dann geht das los. Das finde ich furchtbar.

Interview II

I. (Interviewer): Sie gehen hier in . . . auf die Oberschule?
S. (Schülerin): Ja, auf die . . .
I.: Was machen Sie da für einen Zweig?
S.: Die ist noch nicht geteilt worden. Wahrscheinlich will ich den sprachlichen Zweig machen.
I.: Aha, dann sind Sie noch . . .
S.: 10. Klasse.
I.: Was machen Sie so in Ihrer Freizeit?
S.: Ah, . . . Malen . . ., Tanzen, was man so macht.
I.: Malen. Machen Sie da auch Kurse mit oder so etwas, oder machen Sie das nur, weil es Ihnen Spaß macht.
S.: Nur, weil es mir Spaß macht.
I.: Und was da besonders?
S.: Plakate und . . .
I.: Ah ja, Popsachen oder so?
S.: Ja, Grafiken.
I.: Und mit wem verbringen Sie vorwiegend Ihre Freizeit, alleine oder mit einer Freundin oder mit einem Freund oder mit einer Gruppe?
S.: Mit 'nem Freund . . . Nein, alles mit 'ner Gruppe.
I.: Können Sie die Gruppe ein bißchen beschreiben?
S.: Oh, es sind also alles Paare. Und die Jungs sind so zwanzig, fünfundzwanzig, und die Mädchen sind so in meinem Alter.
I.: Also Jungs, die so vier bis zehn Jahre älter sind? Ja, und was sind das für Jungs?
S.: Studenten.
I.: Alles Studenten?
S.: Ja.
I.: Und die Schüler Ihres Alters, die sind nicht in dieser Gruppe drin?
S.: Nö, nein.
I.: Woran liegt das?
S.: Ja, ich weiß nicht.
I.: Sind die Ihnen zu klein oder zu albern?
S.: Ja, das ist manchmal – ich weiß nicht, woran das liegt. Aber vielleicht, sie haben auch ganz andere Interessen vielleicht. Sie sind also immer später in der Gruppe da drin.
I.: Ist die Gruppe politisch irgendwie aktiv?
S.: Ja, und die haben auch nicht das Interesse daran, und deshalb kommen wir auch nicht zusammen.

I.: Wenn Sie nun abends mal weggehen wollen, müssen Sie da zu Hause fragen? Oder wie ist das mit der Erlaubnis?
S.: Fragen brauch' ich nicht direkt. Ich muß bloß sagen, daß ich weggehe.
I.: Aber, wird denn Ihr Ausgang irgendwie beschränkt? Durch die Eltern?
S.: Ich kann nicht jeden Tag um fünf nach Hause kommen.
I.: Wenn Sie abends weggehen, müssen Sie da zu einer bestimmten Zeit wieder zurück sein?
S.: Eigentlich nicht.
I.: Immer frei?
S.: Ja, nicht immer. Sieben Tage in der Woche kann ich natürlich nicht so lange bleiben. Aber, ich muß auch schlafen.
I.: Aber, wenn Sie samstags mal wegbleiben und kommen, sagen wir mal, um fünf nach Hause.
S.: Ja. Da sagen sie nichts.
I.: Ist o.k., wird akzeptiert?
S.: Ja.
I.: Sie wohnen bei den Eltern zur Zeit?
S.: Ja.
I.: Und wie ist Ihr Verhältnis zu Ihren Eltern?
S.: Nicht besonders gut.
I.: Wodurch wird es denn belastet?
S.: Daß sie eine andere Auffassung haben als ich. Und nicht immer so einverstanden sind mit dem, was ich mache.
I.: Politisch auch?
S.: Ja, das auch. Auch mit meinen Freunden und so weiter, die finden sie nicht gut und . . .
I.: Dann gibt es häufig Konflikte?
S.: Ja, doch. Aber die lösen sich dann immer wieder. Ach, sie versuchen, mich in andere Kreise hineinzubekommen. Aber das schlägt dann immer fehl. Und dann sehen sie ein, daß das keinen Zweck hat.
I.: Bringen Sie denn Ihren Freund oder Ihre Freunde auch mal mit nach Hause?
S.: Ja, die kommen so einfach.
I.: Und?
S.: Ja, dann sind meine Eltern meistens zuerst geschockt. Aber, wenn sie sich dann mit den Leuten unterhalten, dann sehen sie eben doch ein, daß sie . . .
I.: Was schockt sie?
S.: Ach so Kleidung, Aussehen . . .
I.: Lange Haare?
S.: Ja, ja.
I.: Ist Ihr Verhältnis zu den Lehrern oder zu den Eltern besser?
S.: Zu den Eltern.
I.: Gibt's mit den Lehrern richtige Schwierigkeiten?
S.: Nein.
I.: Wie sind Sie denn in der Schule?
S.: Ach, ganz gut. Deswegen können sie mich auch nicht rausschmeißen. Ja, ich meine, man kann sich das eher leisten, gegen sie anzugehen, wenn man gut ist. Nicht? Das ist besser.

I.: Und seit wann arbeiten Sie politisch?
S.: Seit drei Jahren.
I.: Das ist ja relativ früh. Und wie reagieren die Lehrer darauf, daß Sie politisch arbeiten?
S.: Ach, die versuchen, mich davon abzuhalten, ich soll mich auf die Schule konzentrieren usw. Na, dann ist da mal was rausgekommen, daß ich bei einer Demonstration geschnappt wurde, und dann geht das wieder los . . . Warum, warum hast du das getan und so weiter. Und dann haben wir auch im Unterricht aktuelle Themen angesprochen. Und dann meinten die, ja, wir wären zum Lernen hier und nicht zum Diskutieren und so weiter.
I.: Gehen Sie denn gern oder ungern zur Schule?
S.: Das ist eine schlimme Frage. Wenn die Lehrer liberal sind, macht der Unterricht auch Spaß. Aber ansonsten, ich weiß nicht. Vielleicht doch nicht so ganz.
I.: Können Sie denn da Ihre Ansichten mal durchsetzen, ich meine jetzt im Unterricht?
S.: Ja, das kommt deswegen, weil jetzt von den oberen Klassen mehr reinkommen, die auch in unserer Gruppe sind. Und dadurch schaffen wir das schon eher, andere Meinungen durchzusetzen. Nämlich sonst, wenn wir zum Beispiel Aufsatz schreiben, die wählt leider immer politische Themen. Und dann krieg' ich grundsätzlich 'ne Fünf. Und dann hab' ich sie mal angesprochen darauf, daß man eben nicht dieselbe politische Meinung haben kann wie sie. Nicht?
I.: Und wie stehen die anderen in der Klasse dazu?
S.: Ach, die anderen, die sagen nichts dazu. Nicht? Die schütteln manchmal den Kopf, das stimmt schon.
I.: Ist Ihr Ansehen eher hoch oder niedrig?
S.: Eher hoch.
I.: Wie oft gingen Sie denn in den letzten drei Monaten mit einem Jungen oder mit einem Freund aus?
S.: Ach, das kann ich nicht zählen.
I.: So ungefähr? Einmal, nie, häufiger als dreißig Mal?
S.: Häufiger.
I.: Ja. Was waren das für Jungen oder für junge Männer. War das Ihr Verlobter, waren das Ihre festen Freunde, Gelegenheitspartner, flüchtige Bekanntschaften?
S.: Feste Freunde.
I.: Feste Freunde, ja. Warum trafen Sie sich mit diesen jungen Männern oder Jungen überhaupt? Können Sie das kurz mal beschreiben?
S.: Ja, einmal, weil wir politisch zusammen gearbeitet haben, und zum anderen, um eben einfach mit ihnen zusammen zu sein.
I.: Nun ist ja im Schülerparlament und in der Schülerschaft ungeheuer viel in der letzten Zeit über Sexualerziehung geredet worden. Haben Sie sich an dieser Diskussion beteiligt?
S.: Ja.
I.: Mitgemacht an diesen Richtlinien, die das Schülerparlament ausgearbeitet hat?
S.: Ja, doch. Wir haben die Stellungnahme über den Sexualkunde-Atlas, da haben wir mitgemacht.
I.: Und wie war Ihre Stellungnahme dazu?

S.: Daß wir ihn nicht gut finden, weil der nicht genügend informiert. Wenn er als Grundlage für den Klassenunterricht gilt, gibt er also zu wenige Informationen und ist zu schwer. Für die fünften Klassen ist es natürlich zu schwer, alles zu verstehen.
I.: Was fehlt denn Ihrer Meinung nach vor allem drin? Nehmen wir mal an, für die 10. Klasse, also für Ihre Altersstufe?
S.: Überhaupt die ganzen Liebesspiele.
I.: Und, was meinen Sie, wie aufgeklärt sind Sie selber?
S.: Genügend.
I.: Und, was meinen Sie, wodurch oder durch was haben Sie die Dinge über Sexualität erfahren, die für Sie am wichtigsten sind?
S.: Durch Studenten.
I.: Also durch Ihre Freunde.
S.: Ja.
I.: War's jetzt durch den Freund oder war's durch die Gruppe?
S.: Teils, teils.
I.: Nehmen wir einmal an jetzt, drei Schüler unterhalten sich über Sexualunterricht in der Schule. Der eine sagt: „Lehrer sollen empfehlen, daß Schüler keinen Geschlechtsverkehr haben." Das ist also der erste Schüler. Der zweite Schüler sagt: „Der Lehrer soll sagen, daß Jugendliche selbst wissen müssen, ob sie Geschlechtsverkehr haben oder nicht." Und der Dritte sagt: „Der Lehrer soll empfehlen, daß Jugendliche Geschlechtsverkehr haben."
S.: Die zweite Möglichkeit.
I.: Finden Sie am besten? Und was am schlechtesten?
S.: Das erste.
I.: Können Sie kurz begründen, warum Sie das Mittlere am . . .
S.: Ja, weil der – erstens keinen Einfluß direkt hat auf die Schüler und weil es außerdem gut ist, finde ich. Ja. aber das Dritte ist auch sehr gut. Ich finde die Fragen nicht gut, weil der Lehrer Einfluß auf die Schüler hat. Das ist Privatleben.
I.: Soll er in keiner Weise Zwang ausüben, weder in der einen Richtung noch in der anderen?
S.: Er kann es auch eigentlich gar nicht, weil es Privatsache ist.
I.: Denken Sie doch noch mal ein bißchen zurück. Wie alt waren Sie, als Sie sich zum ersten Mal mit einem Jungen verabredet haben.
S.: Elf.
I.: Und hatten Sie schon einmal einen festen Freund?
S.: Ja, mit vierzehn.
I.: Sind Sie mit dem heute noch befreundet?
S.: Nein.
I.: Und waren Sie, so mal jetzt ganz einfach gesagt, waren Sie schon einmal das, was man so richtig verliebt nennt?
S.: Ja.
I.: Wie alt waren Sie da, als es das erste Mal war?
S.: Auch vierzehn.
I.: Haben Sie schon mal einen Jungen geküßt?
S.: Ja (lacht).
I.: Wie alt waren Sie da?

S.: Das war mit elf.
I.: Nun, es bleibt ja nicht immer beim Küssen, sondern man geht ja weiter. Hat schon einmal ein Junge Ihre Brust unter der Kleidung berührt?
S.: Ja.
I.: Das, was man so Petting nennt. Und wie alt waren Sie da?
S.: So dreizehn.
I.: Und wie alt waren Sie, als ein Junge zum ersten Mal Ihr Geschlechtsteil berührt hat?
S.: Mit vierzehn schon.
I.: Und umgekehrt, daß Sie . . .
S.; Auch, mit vierzehn. War beides gleichzeitig.
I.: Und wie alt waren Sie beim ersten Geschlechtsverkehr?
S.: Ah, ich war grade sechzehn geworden.
I.: Die Fragen, die hier gestellt werden, die sind ja ziemlich ungewöhnlich. Wie erleben Sie das, ist Ihnen das etwas peinlich, das zu beantworten? Oder beantworten Sie es, wie Sie die ersten Fragen nach der Freizeit beantwortet haben?
S.: Ja, genauso. Da ist kein Unterschied.
I.: Wir wollen jetzt ein bißchen näher noch auf den ersten Geschlechtsverkehr eingehen, den Sie hatten. Der Junge war älter als Sie?
S.: Ja. Siebenundzwanzig.
I.: Und der hatte sicher schon vorher Erfahrung?
S.: Ja.
I.: Und wer fing denn eigentlich an damals, von wem ging das aus?
S.: Beide.
I.: Und hatten Sie vorher darüber gesprochen, daß Sie's mal machen wollten?
S.: Nein, nicht direkt.
I.: Kannten Sie ihn vorher schon länger? Oder ist es gleich beim ersten Mal passiert, als Sie ihn kennenlernten?
S.: Nö, ich kannte ihn eine Woche ungefähr. Ich weiß nicht. Eigentlich gedacht hab' ich nicht daran, oder doch, na ja, wie man eben so denkt.
I.: Und haben es schon andere Männer oder Jungs vorher mal versucht, mit Ihnen zu schlafen?
S.: Ja.
I.: Und warum hat das nicht . . .?
S.: Weil ich die nicht so sehr mochte.
I.: Und wie standen Sie zu diesem Mann?
S.: Fest befreundet.
I.: Was heißt eigentlich fest befreundet?
S.: Daß ich, daß ich mit keinem anderen weggegangen bin.
I.: Hatten Sie damals den Wunsch, diesen Mann zu heiraten?
S.: (lacht) Nein. Ich glaub', das wär' nicht gutgegangen.
I.: Und haben Sie diesen Mann geliebt, richtig geliebt, wie man das so schön nennt?
S.: Richtig geliebt hab' ich ihn nicht. Ich war verliebt, aber geliebt – glaube ich nicht. Das kann ich nicht sagen.
I.: Und können Sie ein bißchen genauer schildern, wie es zu dem ersten Geschlechtsverkehr kam?
S.: Ich war in England bei einer Familie, und ich hab' ihn erstmal auf'm Strand ken-

nengelernt, und dann sind wir zusammen nach London gefahren und da ist's passiert.

I.: Wie erlebten Sie überhaupt diesen ersten Geschlechtsverkehr? Waren Sie enttäuscht, waren Sie stolz auf sich, fühlten Sie sich erwachsen?

S.: Nein, also stolz war ich nicht. Ich hatte nicht viel davon.

I.: Es war nicht befriedigend?

S.: Nein.

I.: Waren Sie denn erregt, als es dazu kam?

S.: Ja, zuerst, dann nicht mehr.

I.: Sie haben nicht viel erlebt, weil es weh getan hatte?

S.: Ja, weil es weh getan hatte.

I.: Und haben Sie hinterher so was wie Reue oder . . .

S.: Nein.

I.: Sie sagten, stolz sind Sie nicht gewesen, aber so, daß man sich sagte, na ja, das hast du nun endlich hinter dir?

S.: Na ja, es war positiv, daß ich's hinter mir hatte.

I.: Und waren Sie nun scharf darauf, es bald wieder zu machen?

S.: Ja, doch.

I.: Hatten Sie dafür gesorgt, daß es nicht zur Schwangerschaft kam?

S.: Ja, er. Mit 'nem Präser.

I.: Wie oft haben Sie im letzten Jahr, also seit letztem April bis heute, Petting gemacht, also ohne daß es zum Geschlechtsverkehr kam?

S.: Ziemlich oft.

I.: Hundertmal, zehnmal, zwanzigmal, fünfmal?

S.: Hundertmal, so ungefähr.

I.: Und wie oft kamen Sie dabei, jetzt in Prozenten ausgedrückt – zum Orgasmus?

S.: 70 %.

I.: Und wie oft haben Sie, sagen wir in den letzten vier Wochen, ungefähr Geschlechtsverkehr gehabt?

S.: So zwanzig mal.

I.: Also ziemlich regelmäßig. Möchten Sie gern mehr oder seltener?

S.: Nö. Wenn ich wollte, hätte ich ja mehr.

I.: Mit wieviel Männern hatten Sie in den letzten zwölf Monaten Geschlechtsverkehr?

S.: Mit zwei.

I.: Das war der erste und ist der jetzige Freund?

S.: Ja.

I.: Und es waren immer feste Freunde, kann man sagen?

S.: Ja. Ich war in sie verliebt.

I.: Sie machen da, auch vorhin, einen Unterschied zwischen Liebe und Verliebtsein. Können Sie das mal erklären, wie Sie da den Unterschied sehen?

S.: Ich weiß nicht, Liebe . . . Ich glaube, daß Liebe länger andauert. Zum Beispiel diesen einen, mit dem ich zum ersten Mal geschlafen habe, als ich den wiedersah, mochte ich ihn doch nicht so gern, daß ich weiter mit ihm gegangen wäre.

I.: Wie ist das, sorgen Sie jetzt immer dafür, daß es nicht zu einer Schwangerschaft kommt?

S.: Ja. So gut wie immer.

I.: Wie machen Sie es?

S.: Also, meistens Präser.
I.: Auch mal Coitus interruptus?
S.: Nein.
I.: Warum nehmen Sie nicht die Pille?
S.: Ach, weil ich die so schlecht bekomme und außerdem, ich weiß nicht.
I.: Haben auch ein bißchen Vorbehalte?
S.: Ja.
I.: Können Sie die beschreiben?
S.: Ja, erstens, weil es im Moment nicht gut für mich ist und meine Regel unregelmäßig kommt. Meine Eltern sind auch dagegen.
I.: Aber Sie sind auch gar nicht so scharf darauf, die Pille zu nehmen.
S.: Nö.
I.: Stört Sie das Präservativ nicht?
S.: Das erste Mal ja, aber jetzt nicht mehr.
I.: Wenn es jetzt zum Geschlechtsverkehr kommt, wer fängt dann eigentlich an? Immer der Junge?
S.: Das ist unterschiedlich.
I.: Meistens der Junge, meistens Sie oder etwa gleich häufig?
S.: Etwa gleich häufig.
I.: Und wer legt mehr Wert auf Zärtlichkeit, also Küssen, Streicheln, zärtliche Gespräche, Sie oder der Mann?
S.: Beide, doch.
I.: Und wer mehr?
S.: Vielleicht ich etwas.
I.: Wo haben Sie im allgemeinen Geschlechtsverkehr?
S.: In der Wohnung des Freundes. Mit anderen zusammen.
I.: Alle aus der Gruppe im gleichen Zimmer?
S.: Nein, nicht unbedingt. Vielleicht zwei Paare in einem Zimmer.
I.: Stört Sie das irgendwie, daß noch ein Paar dabei ist, oder nimmt es den Reiz?
S.: Nö, das auch nicht. Also, man schaltet dann ab von den anderen.
I.: Und warum macht man das zusammen?
S.: Ja, weil wir keinen Platz haben.
I.: Aber wird Ihre Befriedigung dadurch irgendwie gestört?
S.: Nein.
I.: Und kommt es dabei auch mal zu Gruppensex?
S.: Früher, jetzt nicht mehr.
I.: Daß man die Partner mal tauscht?
S.: Ja, früher, jetzt nicht mehr.
I.: Und wie haben Sie das erlebt? Fanden Sie das gut, oder?
S.: Eine Zeit lang. Es war nur drei Mal, also. Das fand ich nicht gut nachher.
I.: Warum?
S.: Ja, weil es einfach eine Befriedigung war, mehr nicht.
I.: Es fehlte so das – na, ich sag's jetzt mal simpel – das Seelische, oder wie?
S.: Ja.
I.: Waren Sie, wenn es Ihr Freund machte mit einem anderen Mädchen, waren Sie dann eifersüchtig?
S.: Nein, eigentlich nicht.

I.: Eigentlich nicht. Und kamen Sie auch bei dem anderen Jungen zum Orgasmus?
S.: Ja, keine Schwierigkeiten.
I.: Und Ihre Eltern, wissen die, daß Sie Geschlechtsverkehr haben?
S.: Nein.
I.: Vermuten die denn was?
S.: Ja, das kann ich mir vorstellen (lacht).
I.: Wird mal drüber gesprochen?
S.: Na, so Anspielungen.
I.: Und wie lauten die?
S.: Na, wo warst du denn schon wieder, und so.
I.: Aber haben sie Sie schon mal direkt gefragt, ob Sie mit einem Jungen geschlafen haben?
S.: Nein.
I.: Was würden Sie antworten in solchem Fall?
S.: Ja!
I.: Ohne mit der Wimper zu zucken.
S.: Ja.
I.: Ja, aber würden Sie nicht in die Versuchung kommen, doch zu schwindeln, um so Konflikten aus dem Wege zu gehen?
S.: Ich glaube nicht.
I.: Wie lange sind Sie mit diesem Freund befreundet?
S.: Schon ein dreiviertel Jahr.
I.: Und wie stehen Sie zu Ihrem Freund?
S.: (lacht) Verliebt.
I.: Auch diesen lieben Sie nicht?
S.: Ich weiß es noch nicht. Ich kenne ihn noch nicht so direkt.
I.: Haben Sie Jungen geküßt, seit Sie mit diesem Freund zusammen sind?
S.: Ja. Mehrmals. Aber es war dann eben nur so aus Quatsch.
I.: Ja. Und haben Sie mit anderen Pettings gehabt?
S.: Na ja, dreimal.
I.: Und Geschlechtsverkehr?
S.: Nein.
I.: Sie sagten vorhin diese Gruppensachen.
S.: Ja, das ja. Ich dachte, Sie meinten in der letzten Zeit.
I.: Nein, nein, überhaupt, solange Sie ihn kennen.
S.: Ja, diese Male.
I.: Was würden Sie tun, wenn Ihr Freund ein anderes Mädchen küßt?
S.: Ich hätte nichts dagegen (lacht).
I.: Wären Sie eifersüchtig?
S.: Nein.
I.: Und was würden Sie machen, wenn Ihr Freund mit einem anderen Mädchen scharfe Pettings macht?
S.: Wenn er das will, soll er.
I.: Sie hätten nichts dagegen? Oder fänden Sie das gut?
S.: So gut finde ich das auch nicht.
I.: Und wären Sie eifersüchtig?
S.: Nein.

I.: Und wenn er nun Geschlechtsverkehr hätte mit einem anderen Mädchen?
S.: Nein, das finde ich nicht so gut.
I.: Fänden Sie nicht so gut. Was würden Sie machen?
S.: Ich würde mich mit ihm unterhalten, warum.
I.: Aber Schluß machen würden Sie nicht?
S.: Nein.
I.: Und aus Rache es ebenso machen?
S.: Nein.
I.: Wären Sie dann eifersüchtig?
S.: Vielleicht ein bißchen.
I.: Haben Sie Ihrem Freund schon mal gesagt, daß Sie ihn lieben?
S.: Ja. Verliebt hab' ich gesagt.
I.: Und wie finden Sie überhaupt diese Partnerschaft?
S.: Ja, mich stört, daß wir nicht zusammenwohnen und dadurch nicht so oft zusammen sind.
I.: Also, wenn es ginge, würden Sie gern mit ihm zusammenwohnen?
S.: Ja. Oder in seiner Kommune.
I.: Und warum tun Sie es nicht?
S.: Wegen meiner Eltern.
I.: Haben Sie sie mal gefragt?
S.: Ja, aber das haben sie natürlich nicht erlaubt.
I.: Wie haben sie denn reagiert?
S.: Du bist wohl wahnsinnig.
I.: Ja. Und was würden Sie vorziehen, mit ihm in die Kommune ziehen oder mit ihm zusammenziehen, so daß Sie allein mit ihm sind?
S.: In die Kommune.
I.: Warum?
S.: Ich weiß nicht. Ich fühl' mich in der Kommune wohler. Die Leute sind nicht so egoistisch und – eben weil der Egoismus da auch ziemlich abgeschafft ist.
I.: Was finden Sie besser, mit einem Mann – vorausgesetzt man versteht sich gut – einige Jahre zusammenzuleben – ob nun Kommune oder nicht, das wollen wir außen vor lassen – oder lieber häufiger wechseln, mit mehreren Partnern, also hintereinander?
S.: Dann lieber mit einem, weil man sich auf den besser einstellen kann.
I.: Sexuell oder auch anders?
S.: Ja, auch anders.
I.: Und wie sieht die Rollenverteilung aus in solcher Partnerschaft? Wenn Sie es sich jetzt mal vorstellen können, haben beide gleich viel zu sagen, gleich viel Macht sozusagen? Oder wünschen Sie sich doch vielleicht lieber einen Mann, zu dem Sie ein bißchen aufblicken können oder der Sie so ein bißchen beschützt?
S.: Ja, eigentlich ja, aber . . . das finde ich nicht gut.
I.: Und wie erklären Sie sich, daß das so ist?
S.: Weiß ich nicht.
I.: Könnten Sie beispielsweise mit einem Mann zusammenleben, der Ihr Alter hat?
S.: Nein.
I.: Und der, sagen wir, vielleicht älter ist als Sie, aber der politisch und intellektuell genau so weit ist wie Sie?

S.: Nö, das mag ich auch nicht gern.
I.: Oder mit einem, der noch weniger weit ist als Sie?
S.: Nein, auf keinen Fall.
I.: Warum nicht?
S.: Jedenfalls finde ich das besser, wenn ich von dem noch irgend etwas lernen kann.
I.: Nun könnte natürlich auch umgekehrt der Junge sagen, ich möchte lieber eine Freundin, von der ich etwas lernen kann.
S.: Im Augenblick will er das ja nicht.
I.: Würden Sie denn meinen, wenn Sie das jetzt auf die Jungen-Situation übertragen, daß ein Junge in Ihrem Alter möglichst auch eine Freundin anstreben sollte, die älter ist als er?
S.: Nein.
I.: Sie machen also da doch noch so gewisse Unterschiede zwischen Männern und Frauen?
S.: Ich komme auch irgendwie aus der Entwicklung heraus.
I.: Bewundern Sie Ihren Freund?
S.: Nein, nicht direkt.
I.: Ein bißchen?
S.: Manchmal, aber nur selten.
I.: Und was an ihm besonders?
S.: Ach, wenn er mal in der Diskussion gut war oder so.
I.: Dann freuen Sie sich?
S.: Ja.
I.: Nehmen wir einmal an, Sie lernen einen Jungen kennen, den Sie prima finden, und Sie erfahren, daß dieser Junge schon mit anderen Mädchen Geschlechtsverkehr gehabt hat. Was würden Sie tun?
S.: Das ist doch gut!
I.: Würden Sie einen solchen Jungen bevorzugen?
S.: Ja.
I.: Und warum?
S.: Na, eben weil er erfahren ist.
I.: Was meinen Sie denn, von welchem Alter ab darf man Ihrer Meinung nach Geschlechtsverkehr haben?
S.: Ach Gott, so bald man es will.
I.: Machen Sie da für Jungen und Mädchen irgendeinen Unterschied?
S.: Nein. Die Leute müssen sich natürlich über die Folgen im klaren sein, nicht daß sie dann großartig rumjammern nachher. In unserer Klasse ist es so, da ist eine zum Beispiel, die bekommt ein Baby, und das ist natürlich schlimm für sie.
I.: Ja, wie ist denn das, darf ein Mädchen Ihrer Meinung nach Geschlechtsverkehr mit dem Verlobten haben?
S.: Ja.
I.: Mit einem Jungen, den sie liebt?
S.: Ja.
I.: Mit einem Jungen, den sie sexuell begehrt, aber nicht liebt?
S.: Das muß sie wissen.
I.: Würden Sie darin ein moralisches Problem sehen oder nicht?
S.: Wenn sie das immer macht, ist es nicht so gut. Wenn sie es nur tut, ja, das finde

ich nicht gut. Aber nicht, weil es unmoralisch ist, sondern vielleicht, weil ich es für sie auch nicht gut finde.

I.: Warum finden Sie es nicht gut für sie?

S.: Ich glaube, sie kann sich später auf keinen einstellen. Daß sie irgendwie abgestumpft ist nachher.

I.: Sexuell oder gefühlsmäßig?

S.: Beides wohl.

I.: Also, Sie würden sagen, sie dürfte es machen, sie sollte es aber lieber nicht machen?

S.: Ja.

I.: Und wie ist es bei den Jungen? Mit jedem Mädchen, das er sexuell begehrt, aber nicht liebt?

S.: Hm. Ach, darf er mal.

I.: Sehen Sie da einen Unterschied zwischen Jungen und Mädchen?

S.: Ja, ich glaube, ein Mädchen achtet auch ein bißchen mehr aufs Gefühl als der Junge.

I.: Sie sagten vorhin, bei Mädchen wären Sie nicht so dafür. Würden Sie diese Gefahren auch bei den Jungen sehen?

S.: Nein, glaube ich nicht.

I.: Wie mag das kommen?

S.: Ach, vielleicht, daß er sich im Augenblick abreagieren will und, ich glaube, beim Mädchen ist es nicht so betont, das Abreagieren, das Seelische spielt mit. Und ich glaube kaum, daß es beim Jungen so mitspielt wie beim Mädchen.

I.: Würden Sie mit einem Mann, den Sie körperlich attraktiv finden, aber für den Sie sonst nichts empfinden, würden Sie mit dem schlafen können?

S.: Können schon, aber wahrscheinlich nicht tun.

I.: Würden Sie meinen, daß Sie mit ihm schlafen können und es gut finden könnten?

S.: Ja, vielleicht. Aber auch nur zum Abreagieren, nicht daß ich weiter mit ihm gehen würde.

I.: Würde es Ihnen nicht genügend Spaß machen?

S.: (lacht) Ach, ich glaube schon, daß es mir Spaß macht. Aber es ist einseitig.

I.: Was halten Sie denn davon, wenn ein Paar, das sich gern mag, das befreundet ist, nur Pettings, aber keinen Geschlechtsverkehr macht? Wie finden Sie das?

S.: Das müssen die selber wissen, wenn sie dazu keine Lust haben oder irgendwelche anderen Gründe.

I.: Und ein Paar, das verlobt ist und abstinent lebt aus Überzeugung?

S.: Soll'n sie.

I.: Könnten Sie mit solchen Leuten befreundet sein?

S.: Ach ja, befreundet – nee, eigentlich nicht.

I.: Eltern und Lehrer vertreten ja nun häufig die Ansicht – das kennen Sie ja zur Genüge –, daß Jugendliche, die zur Schule gehen oder in der Lehre sind, keinen Geschlechtsverkehr haben sollen.

S.: Ich finde, die sollten keinen Einfluß aufs Privatleben ausüben. Das können sie auch gar nicht.

I.: Sie versuchen es aber.

S.: Na ja, aber das schlägt meistens fehl.

I.: Man hört nun verschiedene Ansichten darüber, wie sich Mädchen in Ihrem Alter sexuell verhalten sollen. Ich nenne Ihnen mal eine Reihe von Ansichten: Junge

Mädchen sollten sexuell völlig enthaltsam leben, das heißt weder Selbstbefriedigung noch Petting noch Geschlechtsverkehr haben.

S.: Das finde ich nicht gut.

I.: Ja, das ist die erste. Die zweite: Junge Mädchen sollten keinen Geschlechtsverkehr haben, können sich aber durch Selbstbefriedigung entspannen. Die dritte: Junge Mädchen sollten keinen Geschlechtsverkehr haben und keine Selbstbefriedigung machen, sie können sich aber durch Pettings sexuell entspannen. Die vierte: Junge Mädchen können Geschlechtsverkehr haben, sie dürfen dann aber nicht Selbstbefriedigung machen. Und die fünfte: Junge Mädchen können Geschlechtsverkehr haben und auch Selbstbefriedigung machen.

S.: Wenn sie das wollen, soll'n sie das.

I.: Welche von diesen fünf Ansichten würden Sie für am sinnvollsten halten?

S.: Die letzte.

I.: Und welche für am blödesten?

S.: Daß sie überhaupt nichts machen sollen.

I.: Was meinen Sie, haben junge Mädchen im allgemeinen ein geringeres, gleichgroßes oder größeres sexuelles Verlangen als junge Männer?

S.: Gleichgroßes.

I.: Man hört manchmal die Ansicht, daß junge Mädchen bei der Aufnahme von sexuellen Beziehungen zurückhaltender sein würden als junge Männer. Was meinen Sie dazu?

S.: Glaube ich nicht.

I.: Haben Ihrer Meinung nach Frauen beim Geschlechtsverkehr genausoviel, mehr oder weniger Freude als Männer?

S.: Wenn es gut ist, genausoviel.

I.: Was heißt das?

S.: Wenn man sich aufeinander eingespielt hat, dann, glaub' ich, schon genausoviel, aber wenn nicht, dann nicht.

I.: Also, wenn sich jetzt ein Paar trifft und sich nicht kennt und geht ins Bett, dann meinen Sie, daß der Mann im allgemeinen davon eher was hat als die Frau?

S.: Ja, glaube ich doch.

I.: Nehmen wir einmal an, es schlafen zwei zusammen, die sich einfach sexuell attraktiv finden, die sich aber nicht durch Liebe oder Gefühl zueinandergehörig fühlen. Meinen Sie, daß in einer solchen Situation ein Unterschied ist im Erleben zwischen Mann und Frau?

S.: Ja, doch, das glaube ich schon.

I.: Ja, und in welcher Weise?

S.: Ja, daß man sich eben nur befriedigt, und mehr nicht.

I.: Ja, aber meinen Sie, daß unter solchen Bedingungen der Mann mehr davon haben könnte als die Frau?

S.: Das glaube ich nicht. Beide gleich.

I.: Sie meinen aber, für beide wäre das nicht so befriedigend.

S.: Glaube ich.

I.: Sind Ihrer Meinung nach Frauen von Natur aus treuer als Männer?

S.: Glaube ich nicht.

I.: Man hört manchmal die Ansicht, daß Frauen mehr Liebe und Zärtlichkeit, Männer dagegen mehr Sex haben wollen. Wie beurteilen Sie das?

S.: Ich weiß nicht, ich glaube beide gleich.
I.: Möchten Sie eigentlich mal heiraten?
S.: Nein.
I.: Warum nicht?
S.: Na, ich weiß nicht, ich glaub', ich könnte nicht immer mit einem Mann glücklich sein. Erstens das. Und zweitens überhaupt, ich finde es nicht gut, wenn man dann nicht glücklich ist und so nebeneinander herlebt.
I.: Dann kann man sich scheiden lassen.
S.: Ja, trotzdem, aber . . . finde ich nicht gut.
I.: Aber da hätten Sie auch Angst, daß Sie durch die Ehe unterdrückt werden?
S.: Ja. In der Kommune ist es einfacher, glaube ich. Und auch die ganze Kindererziehung.
I.: Wie stellen Sie sich dann nun, wenn Sie nicht heiraten wollen, Ihr Leben in dieser Hinsicht vor. Wollen Sie z. B. Junggesellin bleiben? Und enthaltsam leben?
S.: Nein, bestimmt nicht.
I.: Oder wollen Sie mit einem Freund zusammenleben, ohne verheiratet zu sein?
S.: Ja, in der Kommune.
I.: Und wie sollte diese Kommune strukturiert sein? So, daß Paare drin leben?
S.: Ach, das weiß ich jetzt noch nicht.
I.: Na, im Augenblick?
S.: Im Augenblick möchte ich lieber Paare haben.
I.: Und sollten die Paare dann untereinander treu sein? Oder sollten die zwar hauptsächlich miteinander leben und Sex haben, aber durchaus mal mit jemand anderem schlafen?
S.: Ja, das glaube ich, das finde ich besser.
I.: Also nicht so ganz feste Treue?
S.: Nein, es kommt auf die Leute an, wenn sie das so wollen.
I.: Möchten Sie denn mal Kinder haben?
S.: Ja.
I.: Warum wollen Sie Kinder haben?
S.: Ach, das ist schwer.
I.: Meinen Sie, daß das dazugehört für eine Frau, oder . . .
S.: Nein, nicht unbedingt.
I.: Aber Sie wollen doch sicher einen Beruf, einen richtigen Beruf?
S.: Ja, Ärztin.
I.: Und haben Sie irgendwie Vorstellungen, wie Sie das verbinden wollen, den Beruf und die Kinder?
S.: Ja. Warum soll ich mich in einer Kommune allein um die Kinder kümmern? In einer Kommune geht das ja gut.
I.: Wir wollen noch mal auf die Ehe zurückkommen. Sie wollen nicht heiraten. Aber es gibt ja nun verschiedene Möglichkeiten, eine Ehe zu führen. Ich lese Ihnen jetzt mal drei Möglichkeiten vor, und Sie sagen mir bitte, welche Sie für die beste halten: Der Mann geht seinem Beruf nach und sorgt für den Unterhalt der Familie, die Frau versorgt Haushalt und Kinder. Zweitens: Der Mann geht seinem Beruf nach und sorgt für den Unterhalt der Familie, die Frau versorgt Haushalt und Kinder, arbeitet aber zeitweise mit, um das Einkommen aufzubessern. Und drittens: Mann und Frau gehen beide ihrem Beruf nach und sind beide gleichermaßen

für Haushalt und Kindererziehung verantwortlich, so daß jeder für seinen Beruf die gleiche Zeit hat. Welche finden Sie am besten?

S.: Das letzte.

I.: Und am schlechtesten?

S.: Das erste.

I.: Könnten Sie sich vorstellen, daß Sie eine Ehe von dem dritten Typ irgendwann mal führen würden, oder würden Sie da auch die Kommune vorziehen?

S.: Auch eine Kommune vorziehen!

I.: Was halten Sie davon, wenn ein verheirateter Mann Geschlechtsverkehr mit anderen Frauen hat?

S.: Das müssen sie selber wissen. Das finde ich nicht schlimm. Wenn er sich mit seiner Frau nicht versteht. Ich meine, ich würde nicht mit ihm schlafen, aber immerhin.

I.: Jetzt haben Sie gesagt, er kann es machen, Sie würden es verstehen . . .

S.: Ja.

I.: Sie sagten vorhin, wenn er sich mit seiner Frau nicht versteht. Meinen Sie, das wäre der einzige Grund oder?

S.: Vielleicht genügt sie ihm nicht mehr.

I.: Und umgekehrt, wenn eine verheiratete Frau Geschlechtsverkehr mit anderen Männern hat?

S.: Dasselbe. Sehen Sie, und weil ich das akzeptiere, würde ich auch nie eine Ehe eingehen.

I.: Ja, meinen Sie, daß in der Ehe immer das Treuegelöbnis sein müßte?

S.: Ja, ich finde es besser, auch für die Kinder.

I.: Und Sie meinen, wenn man schon eine Ehe eingeht, sollte man doch besser treu sein?

S.: Ja.

I.: Und wenn man in einer Partnerschaft lebt, wenn man einen Partner hat und in der Kommune lebt, sollte man da auch besser treu sein?

S.: Nein.

I.: Das ist nicht so schlimm?

S.: Nein, weil man auch nicht mit ihm verheiratet ist. Das muß man ihm eben vorher klarmachen.

I.: Aber meinen Sie denn, daß die Tatsache, einen Trauschein zu haben, die Sache grundlegend ändert?

S.: Nein. Aber wenn man schon eine Ehe eingeht, dann sollte man, finde ich, treu bleiben.

I.: Worin sehen Sie den Unterschied, der das begründet, was Sie eben sagten, zwischen einer Ehe und einer festen Freundschaft?

S.: Ja eben, daß man nicht verheiratet ist, daß man eben auch fremdgehen kann, und überhaupt in der ganzen Erziehung, und daß man den Egoismus weitgehend abbaut, wenn man in einer Kommune ist und daß man gleichberechtigt ist, was in einer Ehe, glaube ich, doch etwas schwer ist.

I.: Es gibt ja verschiedene Absprachen oder Möglichkeiten, wie Ehepaare sich arrangieren. Das eine Paar sagt: Wir sind verheiratet, wir geloben uns gegenseitig Treue, und sie sind auch treu. Das zweite Ehepaar gelobt sich auch Treue, aber sie gehen beide mal so sporadisch fremd, ohne daß der andere davon weiß. Und das dritte Ehepaar sagt: O. k., wir sind verheiratet, das sagt aber über unsere Sexualität gar nichts aus, selbstverständlich können wir mit anderen Partnern schlafen, wenn uns das gefällt. Wir gestehen uns das zu. Was würden Sie am besten finden?

S.: Das erste. Das zweite ist mir am schlechtesten und das dritte, na ja, das muß man eben vorher sagen, und ich meine . . .

I.: Ja, nehmen wir mal an, es würde vorher gesagt, warum finden Sie das schlecht?

S.: Weil das keine Ehe ist. Dann sollen sie in 'ne Kommune gehen.

I.: Ja. Und nehmen wir mal an, es sei eine feste Freundschaft von einem Paar, das nicht verheiratet ist, aber zusammenlebt. Welche von diesen drei Möglichkeiten würden Sie da für die beste halten?

S.: Die dritte.

I.: Die dritte. Und die zweite wieder am schlechtesten? Was stört Sie so am zweiten?

S.: Weil das ja Betrug ist. Jeder spielt dem anderen eben was vor.

I.: Ja. Würden Sie meinen, daß man sich in einer festen Partnerschaft alles sagen muß voneinander?

S.: Ja doch, glaube ich schon.

I.: Ja. Auch, wenn es den anderen verletzen könnte?

S.: Ja, der muß dann eben damit fertig werden. Das ist besser, als wenn man in Betrug miteinander lebt.

I.: Sollte man auch sagen, daß man – ohne jetzt sexuelle Beziehungen zu anderen zu haben – daß man also gerne mit anderen schlafen möchte? Oder daß man einen anderen ganz besonders doll oder attraktiv findet?

S.: Ja, vermutlich.

I.: Würden Sie die Ehrlichkeit und die völlige Aufgeschlossenheit einander gegenüber als einen sehr wichtigen Bestandteil einer Freundschaft sehen?

S.: Ja.

I.: Ist das in der Praxis nicht manchmal schwer durchzuhalten?

S.: Natürlich ist es schwer, aber man sollte es eben versuchen.

I.: Haben Sie Ihrem Freund von Ihren früheren sexuellen Erlebnissen erzählt?

S.: Wenn er gefragt hat, ja.

I.: Er auch Ihnen von seinen?

S.: Nein.

I.: Wenn wir nochmal an diese drei Treue-Modelle zurückdenken, was halten Sie in der Kommune für am besten?

S.: Die dritte Möglichkeit. Jeder kann seiner Wege gehen.

I.: Nehmen wir einmal an, eine Freundin fragt Sie, was man am besten machen kann, damit es beim Geschlechtsverkehr nicht zu einer Schwangerschaft kommt. Was würden Sie ihr persönlich raten?

S.: Die Pille zu nehmen.

I.: Jetzt sagt sie o. k., die Pille ist schon gut, aber ich trau' mich nicht, ich mag nicht. Was können Sie ihr dann raten?

S.: Präservativ.

I.: Und wenn sie Sie fragen würde, ja, da gibt's noch so andere Methoden, zum Beispiel Coitus interruptus oder vorher aufhören?

S.: Da würde ich schon sagen, daß das zu unsicher ist.

I.: Ja. Nun gibt es ja auch die Möglichkeit der Selbstbefriedigung. Wie finden Sie es, wenn ein Junge oder ein junger Mann Selbstbefriedigung macht?

S.: Ist doch egal, wenn er das will.

I.: Und wie ist es bei Mädchen?

S.: Ach, genau dasselbe.

I.: Ja. Und nehmen wir einmal an, er ist fest befreundet, hat 'ne Freundin und macht mit der regelmäßig Geschlechtsverkehr. Wie finden Sie das dann, wenn er Selbstbefriedigung macht?

S.: Ja, ist seine Sache.

I.: Sollte er das der Freundin erzählen oder nicht?

S.: Braucht er nicht unbedingt. Wenn sie fragt, sollte er ihr das sagen.

I.: Was wäre Ihnen lieber, wenn Ihr Freund sich ab und zu selbst befriedigt oder nicht selbst befriedigt? Wenn Sie jetzt wählen könnten, was wäre Ihnen rein gefühlsmäßig lieber?

S.: Daß er sich nicht selbst befriedigt.

I.: Und warum?

S.: Ja, dann wär's ja so, daß ich ihm nicht mehr genügen würde. Das finde ich nicht so gut.

I.: Was würden Sie eher in Kauf nehmen, daß er sich ab und zu selbst befriedigt oder daß er mit anderen Mädchen ins Bett geht?

S.: Daß er sich selbst befriedigt. Aber das ist nun wieder Egoismus.

I.: Was würden Sie denn machen, wenn Ihr Freund jetzt eines Tages ankäme und sagte: „Hör mal zu, ich hab' mit der und der geschlafen. Das hat sich so ergeben. Ist vorbei. Ich seh' die nicht wieder."

S.: Nichts.

I.: Wären Sie da ein bißchen vergnatzt?

S.: Nein.

I.: Würden Sie ein bißchen maulen?

S.: Nein. Das kann ich verstehen. Warum nicht?

I.: Wenn er nun sagen würde: „Ich habe mit dem Mädchen geschlafen, ich seh' die auch bald mal wieder. Warum soll ich eigentlich immer nur mit Dir? Ich finde Dich viel besser und Du gibst mir viel mehr, und ich komme mit Dir viel besser aus, aber sexuell finde ich das einfach mal gut, auch ab und zu mit der zu schlafen."

S.: Das soll er. So gut finde ich das aber nicht.

I.: Würden Sie darunter leiden?

S.: So ein bißchen, aber nicht sehr.

I.: Was würden Sie sagen, wenn er es mal ab und zu mit einer anderen triebe, was wäre Ihnen noch relativ lieber, daß das immer eine andere ist, die er danach nicht wiedersieht, oder daß das immer die gleiche ist?

S.: Lieber immer 'ne andere.

I.: Und was würden Sie sagen, wenn er jetzt sagt: „Ich mach' da manchmal was mit 'ner anderen, aber von dir möchte ich gern, daß du mir treu bist"?

S.: Nein, also darauf würde ich nicht eingehen. Es ist ja nicht – wir sind dann nicht gleichberechtigt.

I.: Würden Sie es dann auch machen?

S.: Ja, wenn ich das Verlangen dazu hätte, ja.

I.: Sonst nicht?

S.: Nö.

I.: Nicht nur deshalb, weil er es auch macht?

S.: Nein, nicht aus Trotz. Bestimmt.
I.: Wie alt waren Sie, als Sie sich das erstemal selbst befriedigt haben?
S.: Auch so elf.
I.: Wie sind Sie drauf gekommen?
S.: Das hat mir eine aus meiner Klasse erzählt.
I.: Daß man es machen kann und daß das Spaß macht, oder wie?
S.: Ja, ich weiß nicht. Das kam so, wir sind . . . wir wurden da so großartig aufgeklärt von der Schule und da wurde nicht darauf eingegangen und da hatte sie sich irgendwie gemeldet und so. Und da haben wir nachher auch noch mal so in der Klasse darüber gesprochen, ohne den Lehrer.
I.: Und da haben Sie das auch probiert?
S.: Ja.
I.: Und haben Sie dabei einen Orgasmus bekommen?
S.: Ja, aber nicht so richtig.
I.: War das so Ihr erster Orgasmus?
S.: Ja, eigentlich ja.
I.: Und haben Sie sich im letzten Jahr selbst befriedigt?
S.: Nein. Seitdem ich mit dem Mann da geschlafen habe, nicht.
I.: Und vorher? Wie oft so ungefähr?
S.: Auch nicht oft. Einmal die Woche.
I.: Wie oft sind Sie dann da zum Orgasmus gekommen?
S.: Eigentlich immer.
I.: Und wie fanden Sie es? War es befriedigend?
S.: Nein, nicht so. Seitdem ich mit dem anderen geschlafen habe, fand ich das natürlich besser.
I.: Hatten Sie mal Schuldgefühle deswegen?
S.: Nein.
I.: Welches sind die Gründe, weshalb Sie es jetzt nicht mehr machen?
S.: Ich finde es eben anders besser.
I.: Und haben Sie es manchmal unterdrücken müssen?
S.: Nein.
I.: Nun gibt's ja beim Geschlechtsverkehr eine ganze Reihe von Möglichkeiten, wie man das macht und wie man das anfängt. Finden Sie es gut, wenn das Vorspiel lang ist oder finden Sie besser, wenn es kurz ist?
S.: Je nach Stimmung. Im allgemeinen nicht so lang.
I.: Und was passiert da so im Verlauf des Vorspiels? Haben Sie schon mal das Geschlechtsteil des Mannes geküßt? In den Mund genommen?
S.: Ja.
I.: Und umgekehrt, er auch?
S.: Ja.
I.: Wie finden Sie das?
S.: Ich finde das erregend, aber nicht befriedigend.
I.: Haben Sie schon mal Hasch genommen?
S.: Ja. Mehrmals.
I.: Wie oft haben Sie denn in den letzten drei Monaten Hasch genommen?
S.: Zehnmal.
I.: In der Gruppe?

S.: Nur in der Gruppe.
I.: Und können Sie mal beschreiben, etwas ausführlicher, wenn Sie Hasch genommen haben, wie sich das im allgemeinen auf Ihre Sexualität auswirkte?
S.: (längere Pause) Also das erste Mal überhaupt nicht. Und die nächsten Male positiv.
I.: Waren Sie erregter?
S.: Ja.
I.: Haben Sie stärkere Orgasmen erlebt?
S.: Hm . . . ja.
I.: War Ihr Körper sensibler oder reizbarer?
S.: Ja, das stimmt.
I.: Und hat es auch auf Ihre Phantasie Einfluß gehabt?
S.: Wahrscheinlich nicht.
I.: Ist ein deutlicher Unterschied immer wenn Sie Hasch nehmen zu dem Sex von sonst oder?
S.: Nicht immer. Aber manchmal.
I.: Haben Sie auch manchmal ohne Hasch ähnlich intensive Erlebnisse?
S.: Ja.
I.: Oder ist das beim Hasch immer was ganz Besonderes?
S.: Nö.
I.: Nein. Aber man erreicht diese intensiveren Erlebnisse eher, wenn man Hasch nimmt?
S.: Ja, es kommt drauf an. Wenn es gut ist, ja, glaube ich schon.
I.: Und Sie nehmen's auch weiterhin?
S.: Ab und zu mal.
I.: Was erwarten Sie, was wünschen Sie sich davon?
S.: Daß man sich irgendwie besser fühlt.
I.: Nehmen Sie es dann in Situationen, in denen Sie sich besonders schlecht fühlen?
S.: Das ist ja Verdrängung, nein. Einfach so aus Spaß.
I.: Finden Sie es gut oder schlecht, wenn Jugendliche Haschisch rauchen?
S.: Ja, wenn sie das eben nur so aus Spaß tun, dann ist es gut.
I.: Und wann ist es schlecht?
S.: Wenn sie damit Probleme verdrängen wollen oder sich eine andere Welt schaffen wollen. Das finde ich schlecht.
I.: Kennen Sie solche jungen Leute, die das tun?
S.: Ja.
I.: Auch aus Ihrer Klasse oder wie?
S.: Von meiner Klasse nicht direkt, aber von den Studenten.
I.: Jetzt habe ich noch so ein paar ganz einfache Sachen. Geschlecht ist klar. Alter sechzehn. Sie gehen auf eine reine Mädchenschule?
S.: Ja.
I.: Welchen Beruf möchten Sie mal haben?
S.: Ärztin.
I.: Welche politische Partei finden Sie noch am besten?
S.: Die DKP, wenn sie nicht so rußlandabhängig ist.
I.: In welchem Alter ist man Ihrer Meinung nach erwachsen? Zum Beispiel Männer oder Jungen?
S.: Ach, das. Manche werden's nie, ich weiß es nicht.

I.: Na, was meinen Sie?
S.: Ach, die meisten so mit achtzehn, neunzehn.
I.: Und wie ist es mit Frauen?
S.: Ich glaube, das ist dasselbe.
I.: Wie ist das, fühlen Sie sich selber erwachsen?
S.: Nicht unbedingt.
I.: Aber auch nicht ganz unerwachsen?
S.: Nee.
I.: Konfession – haben Sie irgendeine?
S.: Ja, evangelisch, aber auch nicht überzeugt.
I.: Zur Kirche gehen Sie nie?
S.: Nee.
I.: Und wieviel Geld haben Sie durchschnittlich im Monat zur Verfügung?
S.: Das ist verschieden. Dreißig, fünfzig so.
I.: Ja, jetzt würde ich mich gern noch ein bißchen mit Ihnen darüber unterhalten, wie Sie eine solche Befragung erleben. Was war Ihnen noch verhältnismäßig am peinlichsten, welcher Komplex?
S.: Eigentlich gar keiner. Nein, wirklich gar keiner.
I.: Gar keiner. Und wie finden Sie so ein Gespräch, ist es langweilig oder tut man es, weil man Geld dafür kriegt?
S.: Ach, krieg' ich dafür Geld?
I.: Ja, wissen Sie das gar nicht?
S.: Nee.
I.: Oh, Sie kriegen Geld dafür.
S.: (fröhlich) Das ist ja gut.
I.: Oder hat das auch so ein gewisses Interesse – darüber zu sprechen?
S.: Ja, man sagt, die Untersuchung geht nachher an die Schulen weiter, oder? Und deswegen habe ich das auch gemacht. Um die Leute ein bißchen zu aktivieren.
I.: Und was würden Sie meinen, was fehlt in diesem Fragebogen aus der Sicht des Schülers? Gibt es irgendeinen Aspekt Ihrer Sexualität beispielsweise oder irgend etwas, was mit der Sexualität in Zusammenhang steht, was wir hier nicht gefragt haben?
S.: Ja, Sie haben Homosexualität nicht erwähnt.
I.: Ja, das ist richtig. Gut, daß Sie mich daran erinnern, das müssen wir noch nachholen.
S.: Ja, außerdem der Sexualkundeunterricht in der Schule, der ist ja auch ein bißchen . . .
I.: . . . zu kurz gekommen?
S.: Wir versuchen immer, da was zu erreichen, aber das schaffen wir nicht.
I.: Was machen Sie denn so im Sexualkundeunterricht?
S.: Wir haben es überhaupt nicht. Wir sind mal großartig mit Blümchen aufgeklärt worden, aber mehr nicht.
I.: Na, inzwischen wissen Sie sicher sehr viel mehr als der durchschnittliche Lehrer.
S.: Ja? (lacht) Ich kenn' die Lehrer nicht.
I.: Was meinen Sie denn, sind die meisten in Ihrer Klasse recht gut über Verhütung aufgeklärt?
S.: Nein.

I.: Warum tun Sie das nicht?
S.: Ja, ich versuch' das, aber ich kann ja nicht an die Leute herangehen und sagen hört mal und dann loslegen.
I.: Wieviel sind Sie in der Klasse?
S.: Siebenundzwanzig.
I.: Und was meinen Sie, wie viele wissen davon einigermaßen Bescheid, so daß sie nicht ins offene Messer laufen?
S.: Sehr wenige, sieben vielleicht.
I.: Und warum setzt man sich nicht zusammen und sagt o.k., kommt mal her, wir machen hier heute nachmittag . . .
S.: Ja, das versuchen wir ja die ganze Zeit . . .
I.: . . . eine Diskussion über Empfängnisverhütung, wer dabei sein will, kann kommen.
S.: Die kommen ja dann nicht.
I.: Die kommen nicht. Warum nicht? Genieren die sich, oder?
S.: Das weiß ich nicht, aber wahrscheinlich. Ich finde, die lassen das alles auf sich zukommen.
I.: Wie viele wissen in Ihrer Klasse, daß Sie Geschlechtsverkehr haben?
S.: Ich glaub', die ganze Klasse.
I.: Die ganze Klasse. Und was sind da so für Reaktionen?
S.: Eigentlich tolerant, ja.
I.: Meinen Sie, daß man mit diesen Fragen, die jetzt gestellt worden sind, daß man da ein relativ gutes Bild von Ihrer Sexualität bekommen hat? Oder meinen Sie, haben Sie das Gefühl, daß einfach wichtige Dinge . . .
S.: Nö, ich glaub' schon . . .
I.: . . . fehlen, oder daß man aufgrund der Angaben Sie falsch einschätzen könnte?
S.: Nein.
I.: Hatten Sie das Gefühl, daß die Fragen so Ihre Emotionen, die Sie haben, Ihre Gefühle, die Sie haben, einigermaßen erfaßten?
S.: Ja, doch.
I.: Haben Sie selbst mal homosexuelle Kontakte gehabt mit Mädchen?
S.: Na, so ganz wenig.
I.: Wie alt waren Sie denn da?
S.: Elf.
I.: Bis zum Orgasmus oder?
S.: Nein.
I.: Nein, was haben Sie denn gemacht?
S.: Nur gestreichelt und so. Es war auch mehr aus Quatsch.
I.: War mehr so 'ne Spielerei?
S.: Ja.
I.: Und was finden Sie, wie sollte man Homosexuelle behandeln?
S.: Das steht denen doch frei, was sie tun.
I.: Wie würden Sie es überhaupt einschätzen, ist es – ich sag' jetzt einfach mal – ist es ein Laster, ist es eine Krankheit, ist es eine normale Variation oder was ist das?
S.: Eine normale Variation, glaube ich.
I.: Krankheit?
S.: Nein, glaube ich nicht.
I.: Kennen Sie Homosexuelle?

S.: Ja.
I.: Männer oder Frauen?
S.: Männer.
I.: Was halten Sie von solchen Versuchen, daß man die Sexualität von diesem einfachen Schema Heterosexualität–Homosexualität runterbringt und daß es so jeder mit jedem machen kann. Daß man beispielsweise in der Kommune nicht nur mit Männern schläft, sondern, jetzt von der Frau aus gesehen, auch mal mit einer anderen Frau zärtlich ist?
S.: Wenn die das wollen, bitte, bitte.
I.: Ja. Nun mal weg von dem Wollen. Würden Sie das auch machen?
S.: Nein.
I.: Nein. Warum nicht?
S.: Weil mich das nicht so erregt.
I.: Finden Sie die Heterosexualität das Wünschenswertere oder Normalere?
S.: Das Normalere.

Der Fragebogen

Zur Information über das von uns verwendete Untersuchungsinstrument geben wir im folgenden den Fragebogen wieder, der als Interview-Schema und zum Protokollieren der Antworten diente. Aus Platzgründen beschränken wir uns dabei auf die Wiedergabe der Fassung für Mädchen. Das bietet sich auch an, weil die Fragebogen für Mädchen und Jungen bis auf die Fragen 59, 60 und 127, die nur an Mädchen gestellt wurden, einander vollkommen entsprechen.

Der Fragebogen enthält drei Fragentypen, die sich nach der Art der Beantwortung unterscheiden:
1. Bei Fragen mit durchnumerierten Antwortkategorien (z. B. Frage 1, 2 oder 3) wurde vom Interviewer die zutreffende Kategorie angekreuzt. Mehrfachangaben waren nicht möglich.
2. Bei Fragen ohne vorgegebene Antwortkategorien, das heißt „freien" Fragen (z. B. Frage 28, 35 oder 50), protokollierte der Interviewer die Antwort des Probanden wörtlich mit.
3. Bei Fragenkomplexen mit vorgegebenen Itemlisten (z. B. Frage 5, 6 oder 10) trug der Proband seine Antworten selber in den Fragebogen ein.

Fragebogen für weibliche Probanden

Freie, situationsangepaßte Gesprächseinleitung

Einführung
Wir führen zur Zeit Gespräche mit Jugendlichen über Freizeit, über ihre Meinungen und Einstellungen zur Familie, Ehe, Liebe, Aufklärung usw. Uns geht es darum, einmal zu erfahren, wie Jugendliche *wirklich* darüber denken und was sie *tatsächlich* tun, wie sie sich ihr Leben einrichten wollen.

Ich werde Ihre Antworten hier in einem Fragebogen niederschreiben. Ihr Name wird aber selbstverständlich nicht aufgeschrieben. Sämtliche Angaben, die Sie machen, bleiben also anonym und werden streng vertraulich behandelt. Das sichere ich Ihnen hiermit ausdrücklich zu.

Solche Gespräche führen wir mit sehr vielen Jugendlichen in der ganzen Bundesrepublik. Die Ergebnisse werden von Wissenschaftlern ausgewertet und sollen dazu beitragen, daß man die Probleme und die Situation der Jugendlichen besser versteht.

1. Bei wem wohnen Sie zur Zeit?

   1. bei den Eltern
   2. bei der Mutter
   3. beim Vater
   4. bei anderen Verwandten
   5. zur Untermiete
   6. eigene Wohnung
   7. Wohngemeinschaft mit mehreren Personen (ohne kontrollierende Erwachsene)
   8. beim Freund
   9. bei der Freundin
   10. Internat, Heim

2. Müssen Sie im allgemeinen um Erlaubnis fragen, wenn Sie abends weggehen wollen?

1. nein, komme und gehe wie ich will
2. muß lediglich Bescheid sagen
3. muß direkt um Erlaubnis fragen
4. darf abends nie weggehen

3. Müssen Sie, wenn Sie abends weggegangen sind, zu einer bestimmten Zeit wieder zurück sein?

a) wochentags
1. nein
2. ja, bis . . . Uhr

b) Wochenende
1. nein
2. ja, bis . . . Uhr

4. Nehmen wir einmal an, Sie wollen abends weggehen (z. B. zu einer Party, Tanzveranstaltung) und sagen Ihren Eltern (bzw. Vater oder Mutter), daß Sie erst am nächsten Morgen so zwischen 5 und 6 Uhr zurück sein werden. Wie würden Ihre Eltern reagieren?

1. sie würden mir in diesem Fall das Weggehen verbieten
2. sie würden darauf bestehen, daß ich früher komme
3. sie würden mir Vorhaltungen machen, aber mich gehen lassen
4. sie würden mich ohne weiteres gehen lassen

5. Wie würden Sie im allgemeinen das Verhalten Ihrer Eltern (bzw. des Elternteils, bei dem man wohnt) Ihnen gegenüber beschreiben?
Ich habe hier einige Aussagen von Jugendlichen über Ihre Eltern. Streichen Sie doch bitte an, welche für Sie zutreffen.
(Falls der Proband zwischen dem Verhalten des Vaters und der Mutter deutlich differenziert, soll das Verhalten der *Mutter* beurteilt werden. – Bitte nur ausnahmsweise zulassen und dann vermerken.)

	ja	nein
sie sind gerade richtig	☐	☐
sie mischen sie in alles ein	☐	☐
sie lassen mir genügend Freiheit	☐	☐
sie sind zu streng	☐	☐
sie haben viel Verständnis für mich	☐	☐
sie haben mich sehr gerne	☐	☐
sie vernachlässigen mich	☐	☐
sie wollen nur das Beste für mich	☐	☐
sie unterdrücken mich	☐	☐
sie sind kameradschaftlich und aufgeschlossen	☐	☐
sie behindern mich im Selbständigwerden	☐	☐

6. Wie verhalten sich Ihre Lehrer im allgemeinen? (Wie verhielten sich Ihre Lehrer im allgemeinen?)
Ich habe hier wieder eine Liste mit Aussagen von Jugendlichen. Welche treffen bei Ihnen zu?

	ja	nein
sie sind gerade richtig	□	□
sie sind zu streng	□	□
sie haben viel Verständnis für die Jugend	□	□
sie wollen nur das Beste für ihre Schüler	□	□
sie unterdrücken ihre Schüler	□	□
sie sind kameradschaftlich und aufgeschlossen	□	□
sie sind ungerecht	□	□
man kann viel von ihnen lernen	□	□
sie behindern ihre Schüler im Selbständigwerden	□	□

7. Gehen Sie eigentlich gern zur Schule? (Gingen Sie eigentlich gern zur Schule?)

1. sehr ungern
2. ungern
3. gern
4. sehr gern

8. In letzter Zeit ist ja nun viel über Aufklärung und Sexualerziehung gesprochen worden. Was meinen Sie, wie aufgeklärt sind Sie selbst? Wieviel wissen Sie über die Sexualität?

1. viel zuwenig
2. zuwenig
3. genügend
4. zuviel

9. Was meinen Sie, von wem oder wodurch haben Sie die Dinge über Sexualität erfahren, die *für Sie persönlich* am wichtigsten waren?
(Bitte nur die *wichtigste* Quelle, z. B. Vater, Mutter, Illustrierte, Bücher, Fernsehen usw., protokollieren. Lediglich dann, wenn mehrere Quellen gleich wichtig waren, Mehrfachangaben zulässig.)

. . . .

10. Worüber möchten Sie mehr wissen?
Ich lege Ihnen wieder eine Liste vor. Streichen Sie doch wieder an, was für Sie zutrifft.

	ja	nein
wie die Geschlechtsorgane der Frau aussehen	☐	☐
wie die Geschlechtsorgane des Mannes aussehen	☐	☐
über die Regel, über die Tage der Frau	☐	☐
über Schwangerschaft und Geburt	☐	☐
über die Ehe	☐	☐
über Gruppenehen und Kommunen	☐	☐
über Selbstbefriedigung	☐	☐
ob sexuelle Enthaltsamkeit gesund oder schädlich ist	☐	☐
über die Zusammenhänge von Sexualität und Politik	☐	☐
über Homosexualität	☐	☐
über Empfängnisverhütung	☐	☐
wie man zärtlich zu einem Jungen ist	☐	☐
wie man sich im Sexuellen moralisch richtig verhält	☐	☐
wie man seinen Geschlechtstrieb beherrschen kann	☐	☐
über die Stellungen beim Geschlechtsverkehr	☐	☐
über den sexuellen Höhepunkt (Orgasmus) bei der Frau	☐	☐
wie andere über Sexualität denken	☐	☐
wie man seine sexuellen Wünsche besser befriedigen kann	☐	☐

11. Und von wem oder wodurch möchten Sie am liebsten mehr darüber erfahren? (Bitte nur die am meisten bevorzugte Quelle protokollieren. Lediglich dann, wenn mehrere Quellen gleichermaßen bevorzugt werden, Mehrfachangaben zulässig.)

....

12. Nehmen wir jetzt einmal folgendes an: Drei Schülerinnen unterhalten sich über Sexualkundeunterricht in der Schule.

1. Die erste meint: „Der Lehrer soll empfehlen, daß Jugendliche keinen Geschlechtsverkehr haben."
2. Die zweite meint: „Der Lehrer soll sagen, daß Jugendliche selbst wissen müssen, ob sie Geschlechtsverkehr haben oder nicht."
3. Die dritte meint: „Der Lehrer soll empfehlen, daß Jugendliche Geschlechtsverkehr haben."

Welcher Meinung würden Sie am ehesten zustimmen? Nr. ......
Welche Meinung würden Sie am ehesten ablehnen? Nr. ......

13. Denken Sie doch jetzt bitte einmal ein wenig zurück. Wie alt waren Sie, als Sie sich zum erstenmal mit einem Jungen verabredeten?

.... Jahre

14. Hatten Sie schon einmal einen festen Freund?

1. nein
2. ja, ich war damals .... Jahre

15. Waren Sie schon einmal richtig verliebt?

1. nein
2. ja, ich war damals .... Jahre

16. Haben Sie schon einmal einen Jungen geküßt?

1. nein
2. ja, ich war damals . . . . Jahre

Wenn nein: weiter mit Frage 36

17. Es bleibt ja nun nicht immer beim Küssen, sondern man geht ja weiter. Wie war das bei Ihnen? Hat schon einmal ein Junge Ihre Brust unter der Kleidung berührt?

1. nein
2. ja, ich war damals . . . . Jahre

Wenn nein: weiter mit Frage 36

18. Wenn man sich sexuell näher kommen will, gibt es ja verschiedene Möglichkeiten, z. B. der Junge berührt das Geschlechtsteil des Mädchens mit der Hand. Hat schon einmal ein Junge Ihr Geschlechtsteil unter der Kleidung berührt?

1. nein
2. ja, ich war damals . . . . Jahre

19. Haben Sie schon einmal das Geschlechtsteil eines Jungen unter der Kleidung berührt?

1. nein
2. ja, ich war damals . . . . Jahre

Wenn Fragen 18 und *19 mit nein beantwortet: weiter mit Frage 36*

20. Hatten Sie schon einmal Geschlechtsverkehr?

1. nein
2. ja, ich war damals . . . . Jahre

Nur für Probanden mit Koituserfahrung:
(sonst weiter mit Frage 36)

21. Gingen Sie da noch zur Schule?

1. nein
2. ja, in Klasse . . . .

22. War der Junge, mit dem Sie den ersten Geschlechtsverkehr hatten, ungefähr in Ihrem Alter oder jünger oder älter?

1. etwa gleich alt
2. . . . . Jahre älter
3. . . . . Jahre jünger

23. Hatte der Junge schon vorher mit anderen Geschlechtsverkehr?

1. nein
2. ja
3. weiß nicht

24. Wer fing eigentlich an, wer wollte den Geschlechtsverkehr?

1. der Junge
2. das Mädchen
3. beide gleichermaßen

25. Was war das für ein Junge? War das ein fester Freund, näherer oder zufälliger Bekannter, oder was sonst?

1. Verlobter
2. fester Freund
3. Freund bzw. Bekannter (nicht fest befreundet)
4. Gelegenheitspartner (den man nur flüchtig kannte)

26. Hatten Sie damals den Wunsch, diesen Jungen später einmal zu heiraten?

1. nein
2. ja
3. war unentschieden
4. weiß nicht

27. Haben Sie diesen Jungen richtig geliebt?

1. nein
2. ja
3. weiß nicht

28. Wie kam es eigentlich zum ersten Geschlechtsverkehr? Können Sie das mal beschreiben?
Wenn beantwortet, nachfragen: Warum hatten Sie damals Geschlechtsverkehr?
(Freie Frage, bitte *wörtlich* protokollieren.)

....

....

....

....

....

....

....

....

....

....

29. Jugendliche machen verschiedene Aussagen darüber, wie es zum ersten Geschlechtsverkehr kam. Ich habe hier einige solcher Aussagen. Was spielte bei Ihrem ersten Geschlechtsverkehr eine Rolle?

	ja	nein
ich hatte ein starkes sexuelles Verlangen	☐	☐
der Junge wollte es gern	☐	☐
der Junge hätte mich sonst verlassen	☐	☐
ich war neugierig	☐	☐
ich liebte ihn	☐	☐
ich war eben in diesem Alter	☐	☐
meine Freundinnen taten das ja auch	☐	☐
ich wollte erwachsen werden	☐	☐
ich machte das aus Protest gegen die Erwachsenen	☐	☐
ich ergab mich einfach	☐	☐
ich war durch Alkohol mutiger	☐	☐

30. Nach dem ersten Geschlechtsverkehr, was dachten Sie da, was fühlten Sie? Ich habe hier wieder eine Liste mit verschiedenen Aussagen. Kreuzen Sie bitte wieder an, was für Sie zutrifft.

	ja	nein
das war doch eigentlich nichts Besonderes	☐	☐
es machte Spaß	☐	☐
es war unangenehm	☐	☐
ich kam mir fraulicher vor	☐	☐
ich war enttäuscht	☐	☐
ich hatte ein schlechtes Gewissen	☐	☐
ich war glücklich	☐	☐
ich hatte Angst vor einer Schwangerschaft	☐	☐
ich bedauerte, daß ich es getan hatte	☐	☐
ich wollte es bald wieder machen	☐	☐
ich fand es ekelhaft und widerlich	☐	☐
es war sexuell befriedigend	☐	☐

31. Haben Sie oder der Junge beim ersten Geschlechtsverkehr irgendwie dafür gesorgt, daß es nicht zu einer Schwangerschaft kam? (Mehrfachangaben möglich.)

1. nein
2. weiß nicht
3. Coitus interruptus („abspringen", „vorher aufhören" usw.)
4. Präservativ (Gummischutz)
5. Rhythmusmethode (Knaus-Ogino, „sichere Zeit")
6. Antibabypille
7. chemische oder mechanische Mittel bei der Frau (Cremes, Pessare, Diaphragmen usw.)

32. Mit wie vielen Jungen haben Sie bisher überhaupt Geschlechtsverkehr gehabt?

. . . . (Anzahl aller Partner)

33. Weiß Ihre Mutter, daß Sie Geschlechtsverkehr hatten?

0. entfällt
1. nein, ganz sicher nicht
2. nein, vermutlich nicht
3. sie ahnt etwas
4. ja, sie weiß es

34. Und weiß Ihr Vater, daß Sie Geschlechtsverkehr hatten?

0. entfällt
1. nein, ganz sicher nicht
2. nein, vermutlich nicht
3. er ahnt etwas
4. er weiß es

Wenn in Frage 33 und/oder 34 die Kategorie 4 angegeben wurde:

35. Wie reagierte die Mutter (bzw. der Vater) darauf? Lehnte sie (er) es ab, versuchte sie (er), Sie davon abzubringen, machte sie (er) moralische Vorhaltungen, hat sie (er) irgendwelche Maßnahmen ergriffen oder was sonst?
(Freie Frage)

....

....

....

....

....

....

....

....

Nur für Probanden ohne Koituserfahrung
(sonst weiter mit Frage 39)

36. Nur für Probanden *ohne Kuß-* und *ohne Pettingerfahrung:*
Warum haben Sie noch nie ein Mädchen geküßt?

Nur für Probanden *mit Kuß- oder Pettingerfahrung:*
Warum sind Sie sexuell bisher nicht weitergegangen?

Jugendliche nennen verschiedene Gründe dafür. Ich habe hier eine Liste mit solchen Gründen. Kreuzen Sie doch bitte diejenigen an, die für Sie zutreffen.

	ja	nein
mir fehlte bisher der richtige Junge	☐	☐
mein Interesse daran ist einfach zu gering	☐	☐
ich bin zu schüchtern	☐	☐
dafür bin ich noch zu jung	☐	☐
dadurch bindet man sich zu sehr	☐	☐
ich habe Angst, daß ich mich zu ungeschickt anstelle	☐	☐
ich finde es unmoralisch	☐	☐
der Junge weigerte sich	☐	☐
weil meine Eltern es erfahren könnten	☐	☐
ich muß erst mal etwas lernen	☐	☐

37. Nur für Probanden *ohne Kuß-* und *ohne Pettingerfahrung:*
Wie denken Sie darüber, daß Sie noch nie einen Jungen geküßt haben?

Nur für Probanden *mit Kuß- oder Pettingerfahrung:*
Wie denken Sie darüber, daß Sie bisher sexuell nicht weitergegangen sind?

Ich lege Ihnen jetzt wieder einige Äußerungen Jugendlicher vor. Kreuzen Sie bitte diejenigen an, die für Sie zutreffen.

	ja	nein
ich bin stolz darauf	☐	☐
ich bin unglücklich darüber	☐	☐
das ist doch ganz natürlich	☐	☐
ich mache mir viele Gedanken darüber	☐	☐
ich bin froh darüber	☐	☐
das wird sich schon mit der Zeit ergeben	☐	☐
ich kann mich eben beherrschen	☐	☐
es wird nun wirklich Zeit	☐	☐
ich bin besser als die, die es machen	☐	☐
ich fürchte, daß die anderen mich auslachen	☐	☐
ich mache mir nichts aus Jungen	☐	☐

38. Möchten Sie eigentlich mehr sexuelle Erfahrung haben?

1. nein
2. unentschieden
3. ja, welche . . . . ?

Nur für Probanden mit Pettingerfahrung (mehr als Küssen) oder Koituserfahrung (sonst weiter mit Frage 68)

39. Jetzt wollen wir uns einmal den letzten 12 Monaten zuwenden, also der Zeit vom letzten Mai bis jetzt. Wie gesagt, kommt man sich ja auch körperlich näher, *ohne* eigentlichen Geschlechtsverkehr zu haben, z. B. man schmust, berührt die Brust oder die Geschlechtsteile. Das nennt man auch, wie Sie vielleicht wissen, Petting. Haben Sie das in den letzten 12 Monaten gemacht?

1. nein
2. ja

Wenn nein: weiter mit Frage 52

Bei Probanden mit Koituserfahrung weiter mit Frage 52

40. Und wie oft haben Sie das in den letzten 4 Wochen gemacht?

1. nie
2. einmal
3. zweimal
4. 3–5mal
5. 6–10mal
6. 11–15mal
7. 16–20mal
8. 21–30mal
9. über 30mal

41. Was machten Sie eigentlich bei den Pettings in den letzten 12 Monaten? Ich habe hier eine Liste, in der einige Möglichkeiten aufgeführt sind. Kreuzen Sie doch bitte an, ob und wie oft Sie das beim Petting gemacht haben.

	nie gemacht	gelegentlich beim Petting gemacht	bei jedem oder fast jedem Petting gemacht
der Junge hat meine nackte Brust angefaßt			
der Junge hat mein Geschlechtsteil angefaßt			
ich habe das Geschlechtsteil des Jungen angefaßt			
der Junge und ich waren ganz nackt oder fast nackt			

42. Kamen Sie in den letzten 12 Monaten beim Petting zum sexuellen Höhepunkt (Orgasmus)?

1. nie
2. selten (bis 25 % aller Pettings)
3. manchmal (25–50 %)
4. häufig (50–75 %)
5. fast immer oder immer (75–100%)
6. weiß nicht, ob Orgasmus hatte

43. Mit wie vielen Jungen haben Sie insgesamt in dieser Zeit, also in den letzten 12 Monaten, Pettings gemacht? (Gleichgültig, ob mit oder ohne sexuellen Höhepunkt.)

. . . .

44. Was waren das für Jungen? (Was war das für ein Junge?)

☐ Verlobter
☐ fester Freund
☐ Freund bzw. Bekannter (nicht fest befreundet)
☐ Gelegenheitspartner (den man nur flüchtig kannte)

45. Was meinen Sie, haben Sie diese Jungen (diesen Jungen) geliebt, gerne gehabt oder waren sie (er) Ihnen gleichgültig?

. . . . geliebt (Anzahl der Partner)
. . . . gerne gehabt (Anzahl der Partner)
. . . . gleichgültig (Anzahl der Partner)

46. Nach dem Petting gehen einem ja die verschiedensten Dinge durch den Kopf. Ich lege Ihnen jetzt wieder einige Äußerungen von Jugendlichen vor. Sagen Sie mir bitte, ob Sie das auch gedacht haben.

	ja	nein
das war doch eigentlich nichts Besonderes	□	□
es machte Spaß	□	□
ich hatte ein schlechtes Gewissen	□	□
das habe ich nur dem Jungen zuliebe getan	□	□
es war sexuell befriedigend	□	□
hoffentlich war er zufrieden	□	□
man ist hinterher erregter als vorher	□	□
ich möchte das mal mit einem anderen Jungen machen	□	□
es war unangenehm	□	□
ich habe mich sicher ungeschickt angestellt	□	□
ich hätte lieber Geschlechtsverkehr gemacht	□	□
ich freute mich schon auf das nächste Mal	□	□

47. Haben Sie mit den (dem) Jungen darüber gesprochen, ob man sexuell weitergehen sollte oder nicht? (letzte 12 Monate)

1. mit keinem Pettingpartner
2. ja, mit jedem Pettingpartner
3. ja, mit einigen Pettingpartnern

48. Spielt Angst vor einer Schwangerschaft bei Ihnen selbst gegenwärtig eine große, geringe oder gar keine Rolle? Sind Sie deswegen sexuell nicht weitergegangen?

1. spielt gar keine Rolle
2. spielt eine geringe Rolle
3. spielt eine große Rolle

49. Wenn Sie Pettings hatten, fühlten Sie sich dann ganz ungestört oder mußten Sie Angst haben, daß Sie jemand überrascht oder stört? (letzte 12 Monate)

1. immer ungestört gefühlt
2. meistens ungestört gefühlt
3. Angst vor Störung/ungestört gefühlt etwa gleich häufig
4. meistens Angst vor Störung
5. immer Angst vor Störung

50. *Nur für Probanden, die in Frage 49 die Kategorien 2, 3, 4 oder 5 angegeben haben:*
Wenn Sie sich beim Petting nicht ganz ungestört fühlten oder Angst vor dem Überraschtwerden hatten, wie wirkte sich das dann aus? Manche sagen, man ist dann gehemmt, man will sich gar nicht ausziehen, man macht es ganz schnell und gehetzt, man hat nicht viel davon, usw. Wie war das bei Ihnen?
(Freie Frage.)

. . . .

. . . .

. . . .

. . . .

. . . .

. . . .

51. Wenn es zum Petting mit einem Jungen kommt, wer fängt dann eigentlich damit an? (letzte 12 Monate)

1. immer der Junge
2. meistens der Junge
3. beide ungefähr gleich häufig
4. meistens das Mädchen
5. immer das Mädchen

52. *Nur für Probanden mit Koituserfahrung*
(Sonst weiter mit Frage 68)
Haben Sie in den letzten 12 Monaten Geschlechtsverkehr gehabt?

1. nein
2. ja

Wenn nein: weiter mit Frage 68

53. Und wie oft haben Sie in den letzten 4 Wochen Geschlechtsverkehr gehabt?

1. nie
2. einmal
3. zweimal
4. 3–5mal
5. 6–10mal
6. 11–15mal
7. 16–20mal
8. 21–30mal
9. über 30mal

54. Mit wie vielen Jungen haben Sie in den letzten 12 Monaten Geschlechtsverkehr gehabt?

....

55. Was waren das für Jungen? (Was war das für ein Junge?)

- ☐ Verlobter
- ☐ fester Freund
- ☐ Freund bzw. Bekannter (nicht fest befreundet)
- ☐ Gelegenheitspartner (den man nur flüchtig kannte)

56. Was meinen Sie, haben Sie diese Jungen (diesen Jungen) geliebt, gerne gehabt oder waren sie (er) Ihnen gleichgültig?

.... geliebt (Anzahl der Partner)
.... gerne gehabt (Anzahl der Partner)
.... gleichgültig (Anzahl der Partner)

57. Nach dem Geschlechtsverkehr gehen einem ja die verschiedensten Dinge durch den Kopf. Ich lege Ihnen jetzt wieder einige Äußerungen von Jugendlichen vor. Sagen Sie mir bitte, ob Sie das auch gedacht haben.

	ja	nein
das war doch eigentlich nichts Besonderes	☐	☐
es machte Spaß	☐	☐
ich hatte ein schlechtes Gewissen	☐	☐
das habe ich nur dem Jungen zuliebe getan	☐	☐
hoffentlich gibt es kein Kind	☐	☐
es war sexuell befriedigend	☐	☐
hoffentlich war er zufrieden	☐	☐
ich möchte mal mit einem anderen Jungen schlafen	☐	☐
es war unangenehm	☐	☐
ich habe mich sicher ungeschickt angestellt	☐	☐
ich freute mich schon auf das nächste Mal	☐	☐

58. Möchten Sie selbst häufiger oder seltener Geschlechtsverkehr haben als es jetzt der Fall ist?

1. häufiger
2. gerade richtig
3. seltener

59. Wie oft erreichen Sie beim Geschlechtsverkehr den sexuellen Höhepunkt bzw. Orgasmus?

1. nie
2. selten (bis 25 % aller Koitus)
3. manchmal (25–50 %)
4. häufig (50–75 %)
5. fast immer oder immer (75–100 %)
6. weiß nicht, ob Orgasmus hatte

60. Was denken und fühlen Sie, wenn Sie beim Geschlechtsverkehr nicht zum sexuellen Höhepunkt bzw. Orgasmus gekommen sind?
(Freie Frage.)

....

....

....

....

....

....

....

....

....

....

61. Wie oft haben Sie oder der Junge beim Geschlechtsverkehr in den letzten 12 Monaten irgendwie dafür gesorgt, daß es nicht zu einer Schwangerschaft kommt?

1. nie
2. selten (bis 25 %)
3. manchmal (25–50 %)
4. häufig (50–75 %)
5. sehr häufig (über 75 %)
6. immer (100 %)

62. *Wenn in Frage 61 die Kategorien 2 bis 6 zutreffen:*
Was haben Sie in den letzten 12 Monaten vorwiegend gemacht, um zu verhindern, daß es zu einer Schwangerschaft kommt?

1. Coitus interruptus („abspringen", „vorher aufhören" usw.)
2. Präservativ (Gummischutz)
3. Rhythmusmethode (Knaus-Ogino, „sichere Zeit")
4. Antibabypille
5. chemische oder mechanische Mittel bei der Frau (Cremes, Pessare, Diaphragmen usw.)

63. Wenn Sie Geschlechtsverkehr hatten, fühlten Sie sich dann ganz ungestört oder mußten Sie Angst haben, daß Sie jemand überrascht oder stört? (letzte 12 Monate)

1. immer ungestört gefühlt
2. meistens ungestört gefühlt
3. Angst vor Störung/ungestört gefühlt etwa gleich häufig
4. meistens Angst vor Störung
5. immer Angst vor Störung

64. *Nur für Probanden, die in Frage 63 die Kategorien 2, 3, 4 oder 5 angegeben haben:*
Wenn Sie sich beim Geschlechtsverkehr nicht ganz ungestört fühlten oder Angst vor dem Überraschtwerden hatten, wie wirkte sich das dann aus? Manche sagen, man ist dann gehemmt, man will sich gar nicht ausziehen, man macht es schnell und gehetzt, man hat nicht viel davon usw. Wie war das bei Ihnen?
(Freie Frage.)

....

....

....

....

....

....

....

....

65. Wenn es zum Geschlechtsverkehr kommt, wer fängt dann eigentlich damit an? (letzte 12 Monate)

1. immer der Junge
2. meistens der Junge
3. beide ungefähr gleich häufig
4. meistens das Mädchen
5. immer das Mädchen

66. Wer legt eigentlich mehr Wert auf Zärtlichkeiten, z. B. Küssen, Streicheln, zärtliche Gespräche usw., der Junge oder Sie?

1. das Mädchen viel mehr
2. das Mädchen etwas mehr
3. beide gleich
4. der Junge etwas mehr
5. der Junge viel mehr
6. beide legen keinen Wert darauf

67. Wo haben Sie im allgemeinen Geschlechtsverkehr? (letzte 12 Monate)

1. in der Wohnung der Eltern des Jungen
2. in der Wohnung der Eltern des Mädchens
3. sonstige Privatwohnung
4. Internat, Heim
5. Hotel
6. im Freien
7. im Auto
8. Zelt, Scheune u. ä.
9. Sonstiges

Für alle Probanden:

68. Haben Sie zur Zeit einen Freund, d. h. einen Jungen, mit dem Sie schon einige Zeit gehen bzw. zusammen sind?

1. nein
2. ja, ohne Heiratsabsicht
3. ja, mit Heiratsabsicht
4. verlobt

Nur für Probanden, die gegenwärtig keinen Freund haben:
(sonst weiter mit Frage 72)

69. Möchten Sie gerne einen Freund haben?

1. nein
2. ja
3. weiß nicht

70. *Wenn ja in Frage 69 geantwortet:*
Warum möchten Sie gerne einen Freund haben? Ich lege Ihnen jetzt wieder einige Aussagen vor, bitte streichen Sie an, was für Sie zutrifft.

	ja	nein
man hat dann jemanden, mit dem man sich aussprechen kann	☐	☐
man hat dann jemanden, mit dem man seine Freizeit verbringen kann . . .	☐	☐
man hat dann jemanden, den man lieb haben kann	☐	☐
man hat dann jemanden, mit dem man küssen und schmusen kann	☐	☐
man hat dann jemanden, mit dem man Geschlechtsverkehr haben kann . . .	☐	☐
man ist dann nicht so allein	☐	☐
es ist so üblich, daß man einen Freund hat	☐	☐
man hat mehr Ansehen, wenn man einen Freund hat	☐	☐

71. *Wenn nein in Frage 69 geantwortet:*
Warum möchten Sie keinen Freund? Ich lege Ihnen jetzt wieder einige Aussagen vor, bitte streichen Sie an, was für Sie zutrifft.

	ja	nein
weil man seine Freiheit verliert	☐	☐
dafür bin ich noch zu jung	☐	☐
weil mich ein Freund schon mal enttäuscht hat	☐	☐
dafür habe ich zuwenig Zeit	☐	☐
ich bin zu schüchtern	☐	☐
ich muß erst mal etwas lernen	☐	☐
weil die Jungen doch nur Sex machen wollen	☐	☐
mir fehlt jedes Interesse daran	☐	☐
ohne Freund kann man mehr sexuelle Abwechslung haben	☐	☐

Nur für Probanden, die einen Freund haben
(sonst weiter mit Frage 89)

72. Wie lange sind Sie mit Ihrem jetzigen Freund schon befreundet?

..........Jahre ....Monate

73. Was meinen Sie, lieben Sie Ihren Freund, haben Sie ihn gerne oder ist er Ihnen gleichgültig?

1. ich liebe ihn
2. ich habe ihn gerne
3. er ist mir gleichgültig

74. Was machen Sie mit Ihrem Freund in sexueller Hinsicht?
(Bitte auf die bereits angegebene sexuelle Erfahrung achten, vgl. Fragen 16–20.)

1. gar nichts
2. Küssen, Umarmen
3. Brustpetting
4. Genitalpetting
5. Geschlechtsverkehr

(nur intensivste Praktik anstreichen)

75. War Ihr Freund der erste Junge, mit dem Sie das machten?

1. ja
2. nein

76. Sprechen Sie mit Ihrem Freund über sexuelle Dinge? Z. B. über Aufklärung, über die eigenen sexuellen Erfahrungen, über Empfängnisverhütung usw.?

1. nie
2. gelegentlich
3. häufig

77. *Wenn Kategorien 2 oder 3 in Frage 76 angegeben:*
Und worüber sprechen Sie?
(Freie Frage.)

....

....

....

....

....

....

....

....

78. Haben Sie andere Jungen geküßt, seitdem Sie mit Ihrem Freund befreundet sind?

1. nein
2. einmal
3. mehrmals

Nur für Probanden mit Petting- und/oder Koituserfahrung:
(sonst weiter mit Frage 81)

79. Haben Sie mit anderen Jungen Pettings gemacht, seitdem Sie mit Ihrem Freund befreundet sind?

1. nein
2. einmal
3. mehrmals

80. *Nur für Probanden mit Koituserfahrung:*
Haben Sie mit anderen Jungen Geschlechtsverkehr gehabt, seitdem Sie befreundet sind?

1. nein
2. einmal
3. mehrmals

Für alle Befreundeten:

81. Was würden Sie tun, wenn Ihr Freund eine andere küßt?

1. ich fände das gut
2. ich hätte nichts dagegen
3. ich würde auf einer Aussprache bestehen
4. ich würde Vorhaltungen machen
5. ich würde es (aus Rache) ebenso machen
6. ich würde Schluß machen

82. Wären Sie eifersüchtig oder nicht?

1. ja, sehr
2. ja, etwas
3. kommt drauf an
4. nein

83. Was würden Sie tun, wenn Ihr Freund mit einer anderen Pettings macht?

1. ich fände das gut
2. ich hätte nichts dagegen
3. ich würde auf einer Aussprache bestehen
4. ich würde Vorhaltungen machen
5. ich würde es (aus Rache) ebenso machen
6. ich würde Schluß machen

84. Wären Sie dann eifersüchtig oder nicht?

1. ja, sehr
2. ja, etwas
3. kommt drauf an
4. nein

85. Was würden Sie tun, wenn Ihr Freund mit einer anderen Geschlechtsverkehr hätte?

1. ich fände das gut
2. ich hätte nichts dagegen
3. ich würde auf einer Aussprache bestehen
4. ich würde Vorhaltungen machen
5. ich würde es (aus Rache) ebenso machen
6. ich würde Schluß machen

86. Wären Sie dann eifersüchtig?

1. ja, sehr
2. ja, etwas
3. kommt drauf an
4. nein

87. Haben Sie Ihrem Freund schon einmal ausdrücklich gesagt, daß Sie ihn lieben?

1. ja
2. nein

88. Hat Ihr Freund Ihnen schon einmal ausdrücklich gesagt, daß er Sie liebt?

1. ja
2. nein

Für alle Probanden:

89. Welche Eigenschaften müßte Ihrer Meinung nach ein wirklich idealer Freund haben?

	ja	nein
er soll älter sein	☐	☐
er soll jünger sein	☐	☐
er soll gut aussehen	☐	☐
er soll reich sein	☐	☐
er soll klüger sein als ich	☐	☐
er soll weniger klug sein als ich	☐	☐
er soll aus gutem Hause sein	☐	☐
er soll sich mehr für Politik als für Mode interessieren . . .	☐	☐
er soll sparsam und ordentlich sein	☐	☐
er soll selbständig und selbstbewußt sein	☐	☐
er soll liebevoll und zärtlich sein	☐	☐
er soll zum Geschlechtsverkehr bereit sein	☐	☐
er soll sexuell unerfahren sein	☐	☐
er soll sich mir unterordnen	☐	☐
er soll treu sein	☐	☐
er soll gleiche Interessen haben wie ich	☐	☐
andere Mädchen sollen mich um ihn beneiden	☐	☐
er soll mir bei wichtigen Entscheidungen das letzte Wort lassen .	☐	☐

90. Nehmen wir einmal an, Sie lernen einen Jungen kennen, den Sie nett finden und den Sie eigentlich gern zum Freund haben würden. Nun erfahren Sie, daß dieser Junge schon mit anderen Mädchen Geschlechtsverkehr hatte. Was würden Sie tun?

1. ich würde mich nicht befreunden
2. ich würde es bedauern, mich aber trotzdem befreunden
3. das wäre mir egal
4. ich würde es begrüßen und mich befreunden

91. Falls Sie später einmal heiraten: Sollte der Mann, den Sie später einmal heiraten werden, schon mit anderen Frauen Geschlechtsverkehr gehabt haben oder nicht?

1. nein, auf keinen Fall
2. möglichst nicht
3. gleichgültig
4. ja, soll erfahren sein

92. Was meinen Sie, von welchem Alter ab darf ein Junge bzw. ein Mädchen Geschlechtsverkehr haben?

Jungen ab . . . . Jahre	☐ 0. weiß nicht ☐ 1. nur wenn verheiratet ☐ 2. sobald man das Verlangen hat ☐ 3. sobald man „reif" ist
Mädchen ab . . . . Jahre	☐ 0. weiß nicht ☐ 1. nur wenn verheiratet ☐ 2. sobald man das Verlangen hat ☐ 3. sobald man „reif" ist

93. Welche Voraussetzungen sollten gegeben sein, wenn man Geschlechtsverkehr machen will (Ort, Zeit und Alter einmal ausgenommen)?

(Spontane Nennungen wie z. B. Liebe, Empfängnisverhütung, gegenseitiges Einverständnis usw.) protokollieren:

1. ....
2. ....
3. ....
4. ....
5. ....

94. Nehmen wir einmal folgendes an: Vier Mädchen unterhalten sich über sexuelle Beziehungen zu Jungen.

---

1. Die erste sagt: Ich will mit dem Geschlechtsverkehr warten, bis ich verheiratet bin.
2. Die zweite sagt: Ich will nur Geschlechtsverkehr mit Jungen haben, die ich richtig liebe.
3. Die dritte sagt: Ich will hauptsächlich Geschlechtsverkehr mit Jungen haben, die ich richtig liebe, aber wenn sich die Gelegenheit ergibt, würde ich auch mit Jungen schlafen, die ich nicht liebe.
4. Die vierte sagt: Ich will mit jedem Jungen Geschlechtsverkehr haben, der mir gefällt und der dazu bereit ist, ob ich ihn nun liebe oder nicht.

Was entspricht am ehesten Ihrem Standpunkt? Nr. ......
Was entspricht am wenigsten Ihrem Standpunkt? Nr. ......

95. Finden Sie es richtig oder nicht richtig, wenn ein *Junge* Geschlechtsverkehr mit seiner Verlobten hat?

1. richtig
2. nicht richtig

96. . . . und mit einem Mädchen, das er liebt?

1. richtig
2. nicht richtig

97. . . . und wenn ein Junge mit jedem Mädchen, das ihm gefällt und das dazu bereit ist, Geschlechtsverkehr hat, auch wenn er dieses Mädchen nicht liebt?

1. richtig
2. nicht richtig

98. Finden Sie es richtig oder nicht richtig, wenn ein *Mädchen* Geschlechtsverkehr mit ihrem Verlobten hat?

1. richtig
2. nicht richtig

99. . . . und mit einem Jungen, den sie liebt?

1. richtig
2. nicht richtig

100. . . . und wenn ein Mädchen mit jedem Jungen, der ihr gefällt und der dazu bereit ist, Geschlechtsverkehr hat, auch wenn sie diesen Jungen nicht liebt?

1. richtig
2. nicht richtig

101. Manchmal hört man die Ansicht, daß man richtig „beglückende“ sexuelle Erlebnisse nur mit einem Partner haben kann, den man richtig liebt. Was meinen Sie dazu?

1. ja (Zustimmung)
2. nein (Ablehnung)
3. weiß nicht

102. Andere wiederum sind der Meinung, daß Geschlechtsverkehr ein angenehmer Zeitvertreib ist, ob man den Partner nun liebt oder nicht. Was meinen Sie dazu?

1. ja (Zustimmung)
2. nein (Ablehnung)
3. weiß nicht

103. Welche Bedeutung hat Ihrer Meinung nach Sexualität überhaupt? Warum macht man das überhaupt?
(Nachfragen: Ist Sexualität vor allem zur Fortpflanzung da oder weil es Freude macht oder weil es zwei Menschen näherbringt?)
(Freie Frage.)

. . . .

. . . .

. . . .

. . . .

. . . .

. . . .

. . . .

. . . .

104. Wie sehen Sie eigentlich die Frage der Treue, z. B. in der festen Freundschaft? Stellen Sie sich einmal vor, ein Junge und ein Mädchen sind fest befreundet und haben auch Geschlechtsverkehr. Für die beiden gibt es ja nun verschiedene Möglichkeiten. Ich lege Ihnen hier mal einige vor.

---

1. Man verspricht sich Treue und ist sich auch treu.
2. Man verspricht sich Treue, aber jeder hat gelegentlich doch mal mit einem anderen Partner Geschlechtsverkehr.
3. Man vereinbart, daß jeder ruhig auch mal mit anderen Partnern Geschlechtsverkehr haben kann, wenn er das möchte.

Was entspricht am ehesten Ihrem Standpunkt? Nr. . . . . . .
Was entspricht am wenigsten Ihrem Standpunkt? Nr. . . . . . .

105. Und wie würden Sie das für Eheleute sehen?

Was ist bei Eheleuten das beste? Nr. ......
... und was das schlechteste? Nr. ......

106. Haben Ihrer Meinung nach Mädchen im allgemeinen ein geringeres, gleichgroßes oder größeres sexuelles Verlangen als junge Männer?

1. Männer viel mehr
2. Männer etwas mehr
3. gleich groß
4. Frauen etwas mehr
5. Frauen viel mehr
6. weiß nicht

107. Man hört manchmal die Ansicht, daß Mädchen bei der Anknüpfung sexueller Beziehungen zurückhaltender sein sollten als junge Männer. Was meinen Sie dazu?

1. nein, Mädchen sollten nicht zurückhaltender sein
2. ja, sollten zurückhaltender sein
3. weiß nicht

108. Haben Ihrer Meinung nach Frauen beim Geschlechtsverkehr mehr, genausoviel oder weniger Lustempfindungen als Männer?

1. mehr
2. genausoviel
3. weniger
4. weiß nicht

109. Sind Ihrer Meinung nach Frauen von Natur aus treuer als Männer?

1. nein
2. ja
3. weiß nicht

110. Man hört manchmal die Ansicht, daß Frauen mehr Liebe und Zärtlichkeit, Männer dagegen mehr Sexualität haben wollen. Finden Sie diese Ansicht richtig oder nicht?

1. richtig
2. nicht richtig
3. weiß nicht

111. Möchten Sie später einmal heiraten?

1. nein
2. ja
3. weiß nicht

112. *Wenn ja in Frage 111 geantwortet:*
Und in welchem Alter ungefähr?

.... Jahre

113. *Wenn nein in Frage 111 geantwortet:*
Wie stellen Sie sich in dieser Hinsicht Ihr späteres Leben vor? Wollen Sie ledig blei-

ben und enthaltsam leben? Oder wollen Sie mit einem Freund zusammenleben, ohne verheiratet zu sein? Oder denken Sie daran, mit mehreren Männern und Frauen in einer Gruppenehe oder Kommune zu leben?
(Freie Frage.)

....

....

....

....

....

....

....

....

114. Möchten Sie einmal Kinder haben?

1. nein
2. eins
3. zwei
4. drei
5. vier
6. fünf und mehr

115. Es gibt ja nun verschiedene Möglichkeiten, eine Ehe zu führen. Ich habe hier wieder eine Liste mit solchen Möglichkeiten.

---

1. Der Man geht seinem Beruf nach und sorgt für den Unterhalt der Familie; die Frau versorgt Haushalt und Kinder.
2. Der Mann geht seinem Beruf nach und sorgt für den Unterhalt der Familie; die Frau versorgt Haushalt und Kinder, arbeitet aber zeitweise mit, um das Einkommen aufzubessern.
3. Mann und Frau gehen beide ihrem Beruf nach und sind beide gleichermaßen für Haushalt und Kindererziehung verantwortlich, so daß jeder für seinen Beruf die gleiche Zeit hat.

Was ist Ihrer Meinung nach am besten? Nr. ......
Was ist Ihrer Meinung nach am schlechtesten? Nr. ......

116. Können Sie mir jetzt einmal beschreiben, was eine Kommune ist?
(Freie Frage.)

....

....

....

....

....

....

117. Können Sie sich vorstellen, daß Sie später einmal in einer Kommune leben?

1. nein
2. ja, könnte es mir vorstellen
3. ja, möchte später darin leben
4. weiß nicht

118. Finden Sie es richtig oder nicht richtig, wenn ein verheirateter Mann Geschlechtsverkehr mit anderen Frauen hat?

1. richtig
2. kommt darauf an
3. nicht richtig

119. Finden Sie es richtig oder nicht richtig, wenn eine verheiratete Frau Geschlechtsverkehr mit anderen Männern hat?

1. richtig
2. kommt darauf an
3. nicht richtig

120. Nehmen wir jetzt einmal an, eine gute Freundin fragt Sie, was man am besten machen kann, damit es beim Geschlechtsverkehr nicht zu einer Schwangerschaft kommt. Was würden Sie ihr raten?

....

Und wenn das nicht in Frage kommt, was dann?

....

121. Nun gibt es ja auch die Möglichkeit der Selbstbefriedigung oder Onanie. Finden Sie es richtig oder nicht richtig, wenn ein Junge Selbstbefriedigung macht?

1. richtig
2. kommt darauf an
3. nicht richtig

122. Finden Sie es richtig oder nicht richtig, wenn ein Mädchen Selbstbefriedigung macht?

1. richtig
2. kommt darauf an
3. nicht richtig

123. Finden Sie es richtig oder nicht richtig, wenn ein Junge, der mit seiner Freundin Geschlechtsverkehr hat, außerdem auch Selbstbefriedigung macht?

1. richtig
2. kommt darauf an
3. nicht richtig

124. Finden Sie es richtig oder nicht richtig, wenn ein Mädchen, das mit ihrem Freund Geschlechtsverkehr hat, außerdem auch Selbstbefriedigung macht?

1. richtig
2. kommt darauf an
3. nicht richtig

125. Wie war das bei Ihnen, wie alt waren Sie, als Sie sich das erstemal selbst befriedigten?

.... Jahre

126. Haben Sie sich in den letzten 12 Monaten selbst befriedigt?

1. nein
2. ja
3. weiß nicht

Nur für Probanden, die sich in den letzten 12 Monaten selbst befriedigten
(sonst weiter mit Frage 130)

127. Wie oft erreichen Sie bei der Selbstbefriedigung den sexuellen Höhepunkt bzw. Orgasmus?

1. nie
2. selten (bis 25% aller Masturbationen)
3. manchmal (25-50%)
4. häufig (50-75%)
5. fast immer oder immer (75-100%)
6. weiß nicht, ob Orgasmus hatte

128. Wie oft haben Sie sich in den letzten 4 Wochen selbst befriedigt?

1. nie
2. einmal
3. zweimal
4. 3-5 mal
5. 6-10 mal
6. 11-15 mal
7. 16-20 mal
8. 21-30 mal
9. über 30 mal

129. Was fühlten und dachten Sie nach der Selbstbefriedigung? Ich lege Ihnen wieder einige Aussagen vor. Bitte kreuzen Sie die zutreffenden an.

	ja	nein
das war doch eigentlich nichts Besonderes	☐	☐
es machte Spaß	☐	☐
ich hatte ein schlechtes Gewissen	☐	☐
es war sexuell befriedigend	☐	☐
das gehört mit zu den Dingen, die mir am meisten Freude machen	☐	☐
es war unangenehm	☐	☐
ich fühlte mich richtig fraulich	☐	☐
ich fürchtete, daß es ungesund ist	☐	☐
ich nahm mir vor, es nicht wieder zu machen	☐	☐
ich bin froh, daß es diese Möglichkeit gibt, sexuelle Spannungen zu beseitigen .	☐	☐
ich freute mich schon auf das nächste Mal	☐	☐
ich hätte lieber Geschlechtsverkehr gehabt	☐	☐

130. *Nur für Probanden, die sich in den letzten 12 Monaten nicht selbst befriedigt haben:*

Jugendliche nennen ganz verschiedene Gründe dafür, warum sie sich nicht selbst befriedigen. Wie ist das bei Ihnen?
(Freie Frage.)

. . . .

. . . .

. . . .

. . . .

. . . .

. . . .

. . . .

. . . .

131. Nehmen wir einmal an, drei Mädchen unterhalten sich über Selbstbefriedigung

---

Die erste sagt: „Selbstbefriedigung ist in jedem Fall völlig unschädlich."
Die zweite sagt: „Selbstbefriedigung ist nur dann schädlich, wenn man es zu oft macht."
Die dritte sagt: „Selbstbefriedigung ist in jedem Fall schädlich."

Welcher Meinung würden Sie am ehesten zustimmen?

Nr. . . . . . .

Welche Meinung würden Sie am ehesten ablehnen?

Nr. . . . . . .

132. Nun gibt es ja auch die Möglichkeit, daß zwei Mädchen Sex miteinander machen. Haben Sie das mal gemacht?

1. nein
2. ja

Nur wenn in Frage 132 Ja geantwortet
(sonst weiter mit Frage 136)

133. Wie alt waren Sie, als es beim ersten Mal vorkam?

. . . . Jahre

134. Wann haben Sie es zum letzten Mal gemacht?

vor . . . . Tagen . . . . Wochen . . . . Monaten . . . . Jahren

135. Sind Sie dabei mal zum sexuellen Höhepunkt bzw. Orgasmus gekommen?

1. nein
2. ja
3. weiß nicht

136. Finden Sie es richtig oder nicht richtig, wenn erwachsene Männer, die homosexuell sind, sexuelle Beziehungen haben?

1. richtig
2. kommt drauf an
3. nicht richtig

137. Finden Sie es richtig oder nicht richtig, wenn erwachsene Frauen, die homosexuell sind, sexuelle Beziehungen haben?

1. richtig
2. kommt drauf an
3. nicht richtig

138. Haben Sie schon einmal Haschisch genommen?

1. nein
2. ja, einmal
3. ja, mehrmals

Nur für Probanden, die schon mehrmals Haschisch genommen haben:
(sonst weiter mit Frage 141)

139. Wie oft haben Sie in den letzten drei Monaten gehascht?

1. nicht in diesem Zeitraum
2. einmal
3. 2-3 mal
4. 4-5 mal
5. 6-10 mal
6. 11-20 mal
7. 21-50 mal
8. mehr als 50 mal

140. Wenn Sie gehascht hatten, wie wirkte sich das auf Ihre Sexualität aus?
(Freie Frage.)

....

....

....

....

....

....

....

....

141. Finden Sie es richtig oder nicht richtig, wenn Jugendliche Haschisch nehmen?

1. richtig
2. kommt drauf an
3. nicht richtig

Jetzt möchte ich nur noch einige allgemeine Dinge von Ihnen wissen.

142. Befragungsort ....

143. Geschlecht

1. männlich
2. weiblich

144. Alter .... Jahre

145. Schulart I (bei Schülern: gegenwärtig besuchte Schule;
bei Lehrlingen: Schulbildung)

1. Volksschule
2. Mittelschule
3. Oberschule

146. Schulart II (bei Schülern: gegenwärtig;
bei Lehrlingen: letzte Klasse)

1. Jungenschule
2. Mädchenschule
3. Jungen- und Mädchenschule (Koedukation)

147. Beruf

1. geht noch zur Volks-, Mittel- oder Oberschule
welche Klasse? ....
2. ist in einer Lehre
welche? ....
3. hat Lehre abgeschlossen
welche? ....
4. un- oder angelernte Tätigkeit
welche? ....
5. geht auf eine weiterbildende Schule, z. B. Handelsschule, Frauenfachschule
welche? ....

148. Gehören Sie zur Zeit einer politischen Jugendorganisation an?

1. nein
2. sozialistische Schülergruppen (z. B. AUSS, USG, USSG, USSB, SSG, SSB)
3. Jungsozialisten
4. Junge Union
5. Jungdemokraten
6. andere, welche? ....

149. Interessieren Sie sich überhaupt für Politik?

1. ja, sehr
2. ja, etwas
3. nein, eigentlich nicht
4. nein, überhaupt nicht

150. Welche politische Partei finden Sie am besten?

1. SPD
2. CDU/CSU
3. FDP
4. NPD
5. DKP
6. alle sind schlecht
7. weiß nicht

151. Finden Sie es richtig oder nicht richtig, wenn Schüler politisch aktiv sind, d. h. z. B. demonstrieren?

1. richtig
2. kommt darauf an
3. nicht richtig

152. Fühlen Sie sich selber erwachsen?

1. ja
2. teils teils, eher erwachsen
3. teils teils, eher nicht erwachsen
4. nein

153. Konfession

1. keine
2. protestantisch
3. katholisch
4. andere

154. Kirchenbesuch in den letzten 3 Monaten

1. nie
2. nur zu besonderen Anlässen
3. unregelmäßig
4. regelmäßig

155. Würden Sie sich als religiös überzeugt bezeichnen oder nicht?

1. ja
2. unentschieden
3. nein, gleichgültig
4. nein, ablehnend

156. Wieviel Geld geben Sie durchschnittlich pro Monat für Hobbies, Freizeit, Modeartikel usw. aus? (Unterhaltskosten wie Miete, Essen usw. nicht mitrechnen)

.... DM

157. Interviewerrating: Körperliche Attraktivität des Probanden

1. ausgesprochen attraktiv
2. überdurchschnittlich attraktiv
3. durchschnittlich attraktiv
4. unterdurchschnittlich
5. ausgesprochen unattraktiv

Tabellen

Tabelle 1 Hintergrunddaten

	Jungen (N = 302) %	*Mädchen* (N = 300) %
Befragungsort		
Hamburg	19	20
Köln	21	20
Frankfurt/M.	20	20
Stuttgart/Tübingen	20	20
München	20	20
Alter		
16 Jahre	48	57
17 Jahre	52	43
Schulart		
Hauptschule	31	30
Realschule	33	34
Gymnasium	36	36
Koedukation		
ja	71	59
nein	29	41
Konfession		
keine	8	3
protestantisch	47	53
katholisch	43	42
andere	1	2
Kirchenbesuch in den letzten 3 Monaten		
nie	66	58
selten (nur zu besonderen Anlässen)	19	13
unregelmäßig	8	16
regelmäßig	7	13
*Parteipräferenz**		
SPD	49	46
CDU/CSU	11	10
FDP	6	4
NPD	1	0
DKP	7	2
alle sind schlecht	16	15
weiß nicht	10	22
Mitglied einer politischen Jugendorganisation		
nein	84	92
sozialistische und kommunistische Schülergruppen	6	3
Jungsozialisten	1	1
Jungdemokraten	0	0
Junge Union	0	1
andere	9	4

* Antworten auf die Frage 150 (vgl. Fragebogen im Anhang)

Tabelle 2 Beruf

	Jungen				*Mädchen*			
	Haupt-schule (N=94) %	Real-schule (N=100) %	Gym-nasium (N=108) %	Gesamt (N=302) %	Haupt-schule (N=89) %	Real-schule (N=103) %	Gym-nasium (N=108) %	Gesamt (N=300) %
geht noch zur Haupt- oder Realschule oder zum Gymnasium	17	78	99	66	12	59	99	60
ist in einer Lehre	62	17	1	26	60	12	0	22
hat Lehre abgeschlossen	3	1	0	1	1	0	0	0
un- oder angelernte Tätigkeit	8	1	0	3	6	8	0	4
geht auf eine weiterbildende Schule (z. B. Handelsschule, Frauenfachschule)	10	3	0	4	21	21	1	13

Tabelle 3 Monatlich verfügbares Geld für Hobbies, Freizeit, Modeartikel usw. in DM (Median)

	Jungen	*Mädchen*
Hauptschüler	75 (N = 94)	57 (N = 89)
Realschüler	42 (N = 100)	41 (N = 103)
Gymnasium	36 (N = 108)	24 (N = 108)
Gesamt	44 (N = 302)	35 (N = 300)

Tabelle 4 Soziosexuelle Erfahrungen: Alter bei der Aufnahme verschiedener heterosexueller Aktivitäten (kumulative Verbreitungen)

Alter (Jahre)	*Verabredung* J %	M %	p	*Feste Freundschaft* J %	M %	p	*Verliebtsein* J %	M %	p	*Küssen* J %	M %	p
12 (vor dem 13. Geburtstag)	27	29	ns	16	2	ns	5	6	ns	12	14	ns
13 (vor dem 14. Geburtstag)	45	57	0,01	17	13	ns	13	16	ns	25	33	0,05
14 (vor dem 15. Geburtstag)	77	83	ns	33	36	ns	25	36	0,01	52	68	0,001
15 (vor dem 16. Geburtstag)	91	98	0,001	57	64	ns	48	65	0,001	77	89	0,001
16 (vor dem 17. Geburtstag)	97	100	–	72	84	0,05	61	81	0,001	87	99	0,001
17 (bis 17,5 Jahre*)	98	100	–	81	89	0,05	75	90	0,001	92	100	0,001
Median (Jahre;Monate)	14;2	13;9		15;9	15;6		16;2	15;6		14;11	14;5	

Alter (Jahre)	*Brustpetting* J %	M %	p	*Genitalpetting Junge aktiv* J %	M %	p	*Genitalpetting Mädchen aktiv* J %	M %	p	*Koitus* J %	M %	p
12 (vor dem 13. Geburtstag)	3	1	–	2	0	–	1	0	–	1	0	–
13 (vor dem 14. Geburtstag)	6	7	ns	3	2	–	3	1	–	2	0	–
14 (vor dem 15. Geburtstag)	20	19	ns	14	9	ns	10	7	ns	5	2	ns
15 (vor dem 16. Geburtstag)	46	53	ns	33	29	ns	23	23	ns	14	10	ns
16 (vor dem 17. Geburtstag)	67	79	0,05	53	58	ns	46	45	ns	35	30	ns
17 (bis 17,5 Jahre*)	80	90	0,05	68	80	0,05	60	66	ns	50	45	ns
Median (Jahre;Monate)	16;2	15;11		16;10	16;9		17;2	17;1		17;6	ca. 17;9	

Fallzahlen: Mit Ausnahme der Kategorien 16 Jahre und 17 Jahre N = 302 bei den Jungen und N = 300 bei den Mädchen. Die Kategorien 16 Jahre und 17 Jahre basieren nur auf den Probanden, die bereits 17 Jahre alt waren, also N = 158 bei den Jungen und N = 128 bei den Mädchen.
Signifikanz der Geschlechtsunterschiede nach chi-Quadrat.
Erklärung der Abkürzungen: J = Jungen, M = Mädchen, p = p-Wert.

* Die Angaben in dieser Kategorie sind die Prozentsätze aller befragten 17jährigen, die Erfahrung in der jeweiligen soziosexuellen Aktivität hatten. Diese Prozentsätze können als Schätzwerte für die kumulative Verbreitung bis zum Alter von 17 1/2 Jahren angesehen werden. Über die kumulative Verbreitung bis zum 18. Geburtstag können wir anhand unserer Daten keine Aussage machen.

Tabelle 5 Motive für fehlende oder begrenzte heterosexuelle Erfahrung

Frage: „Warum sind Sie sexuell bisher nicht weitergegangen?"*	*Jungen* Gruppe 1 ** (N = 120) %	Gruppe 2 *** (N = 64) %	Gesamt (N = 184) %	*Mädchen* Gruppe 1 ** (N = 112) %	Gruppe 2 *** (N = 91) %	Gesamt (N = 203) %
1. mir fehlte bisher das richtige Mädchen (der richtige Junge)	70	52	63	63	46	56
2. mein Interesse daran ist einfach zu gering	5	5	5	39	16	29
3. ich bin zu schüchtern	44	17	34	19	13	16
4. dafür bin ich noch zu jung	9	25	15	51	44	49
5. dadurch bindet man sich zu sehr	34	28	32	50	51	50
6. ich habe Angst, daß ich mich ungeschickt anstelle	34	14	27	19	18	18
7. ich finde es unmoralisch	2	5	3	6	1	4
8. das Mädchen (der Junge) weigerte sich	24	33	28	4	2	3
9. weil meine Eltern es erfahren könnten	15	14	15	17	17	17
10. ich muß erst mal etwas lernen	23	22	22	30	21	26

Signifikanz der Geschlechtsunterschiede (Gesamtgruppen) nach chi-Quadrat: Item Nr. 2, 3, 4, 5 und 8: p = 0,001; Item Nr. 6: p = 0,05; alle anderen Items: ns

* Antworten auf den Fragenkomplex 36 (vgl. Anhang)

** Probanden ohne heterosexuelle Erfahrung oder mit Kußerfahrung oder mit Kuß- und Brustpettingerfahrung

*** Probanden mit Genitalpettingerfahrung, aber ohne Koituserfahrung

Tabelle 6 Emotionale Reaktionen auf fehlende oder begrenzte heterosexuelle Erfahrung

Frage: „Wie denken Sie darüber, daß Sie bisher sexuell nicht weitergegangen sind?“ *	*Jungen* Gruppe 1 ** (N = 118) %	Gruppe 2 *** (N = 55) %	Gesamt (N = 173) %	*Mädchen* Gruppe 1 ** (N = 111) %	Gruppe 2 *** (N = 90) %	Gesamt (N = 201) %
1. ich bin stolz darauf	3	11	6	29	15	23
2. ich bin unglücklich darüber	25	22	24	7	5	6
3. das ist doch ganz natürlich	40	42	41	58	53	56
4. ich mache mir viele Gedanken darüber	60	64	61	45	58	51
5. ich bin froh darüber	11	18	13	43	37	40
6. das wird sich schon mit der Zeit ergeben	91	82	88	87	92	90
7. ich kann mich eben beherrschen	31	40	34	48	45	47
8. es wird nun wirklich Zeit	37	35	36	9	15	12
9. ich bin besser als die, die es machen	5	0	3	3	6	4
10. ich fürchte, daß die anderen mich auslachen	14	5	11	5	1	3
11. ich mache mir nichts aus Mädchen (Jungen)	5	2	4	9	6	8

Signifikanz der Geschlechtsunterschiede (Gesamtgruppen) nach chi-Quadrat: Item Nr. 1, 2, 5 und 8: p = 0,001; Item Nr. 3 und 10: p = 0,01; Item Nr. 7: p = 0,05; alle anderen Items: ns

* Antworten auf den Fragenkomplex 37 (vgl. Anhang)

** Probanden ohne heterosexuelle Erfahrung oder mit Kußerfahrung oder mit Kuß- und Brustpettingerfahrung

*** Probanden mit Genitalpettingerfahrung, aber ohne Koituserfahrung

Tabelle 7 Heterosexuelle Praxis in den letzten 12 Monaten vor der Untersuchung

	Gesamt Jungen (N = 302) %	Mädchen (N = 300) %		*16jährige* Jungen (N = 144) %	Mädchen (N = 172) %		*17jährige* Jungen (N = 158) %	Mädchen (N = 128) %	
Heterosexuell abstinent	37	35		47	47		28	19	
Petting ohne Orgasmus	11	22		14	23		8	20	
Petting mit Orgasmus	18	15		19	12		16	20	
Koitus	34	28		20	19		47	41	

	Gesamt Jungen	Gesamt Mädchen	16jährige Jungen	16jährige Mädchen	17jährige Jungen	17jährige Mädchen
Petting ohne + mit Orgasmus (zusammengefasst)	29	37	33	35	24	40

Signifikanz der Geschlechtsunterschiede nach chi-Quadrat: p = 0,05 (Gesamtgruppe), ns (16jährige), p = 0,05 (17jährige)

Tabelle 8 Petting- und Koitusverhalten in den letzten 12 Monaten vor der Untersuchung

	Pettingaktive, koitusabstinente Probanden Jungen (N = 89)	Mädchen (N = 111)	p-Wert	*Koitusaktive Probanden* Jungen (N = 105)	Mädchen (N = 86)	p-Wert
Durchschnittliche monatliche Frequenz (Median)	1,6	2,0	ns	1,5	2,2	ns
Anzahl der Partner	%	%		%	%	
1	35	55		44	67	
2	35	24	0,01	21	17	0,01
3–4	22	16		22	10	
5+	8	6		13	5	
Art der Partner*	%	%		%	%	
feste(r) Freund(in)	63	81	0,05	69	86	0,05
Freund(in) bzw. Bekannte(r)	40	36	ns	34	22	ns
Gelegenheitspartner	30	5	0,001	30	3	0,001

Signifikanz der Geschlechtsunterschiede nach chi-Quadrat
* Mehrfachangaben möglich

Tabelle 9 Pettingverhalten in den 12 Monaten vor der Untersuchung*

	Jungen (N = 86) %	*Mädchen* (N = 111) %	*p-Wert*
Praktik (zumindest gelegentlich angewendet)			
Brustpetting	98	96	ns
Genitalpetting, Junge aktiv	74	78	ns
Genitalpetting, Mädchen aktiv	48	54	ns
Nacktheit beider Partner	48	57	ns
Orgasmus bzw. Ejakulation			
nie	38	53	
manchmal (bis 50 % aller Pettings)	42	24	0,05
häufig (über 50 % aller Pettings)	20	17	
weiß nicht	–	5	
Angst vor Schwangerschaft als Motiv für Koitusabstinenz			
spielt gar keine Rolle	17	17	
spiel eine geringe Rolle	49	35	0,05
spielt eine große Rolle	34	57	

Signifikanz der Geschlechtsunterschiede nach chi-Quadrat
* Nur pettingaktive, koitusabstinente Probanden

Tabelle 10 auf den Seiten 156 und 157

Tabelle 11 Häufigkeit des Orgasmus beim Koitus in den letzten 12 Monaten vor der Untersuchung (aktive Gruppe)

	Mädchen (N = 86) %
nie	9
selten (bis 25 % aller Koitus)	16
manchmal (25–50 %)	16
häufig (50–75 %)	19
fast immer oder immer (75–100 %)	31
weiß nicht, ob Orgasmus hatte	8

Anmerkungen zu Tabelle 12

Signifikanz der Gruppenunterschiede nach chi-Quadrat

* Nach den Antworten auf Frage 2 (vgl. Anhang); freizügig = „komme und gehe, wann ich will" oder „muß lediglich Bescheid sagen"; streng = „muß direkt um Erlaubnis fragen" oder „darf abends nie weggehen"

** Nach den Antworten auf Frage 4 (vgl. Anhang); freizügig = „sie würden mir Vorhaltungen machen, aber mich gehen lassen" oder „sie würden mich ohne weiteres gehen lassen"; streng = „sie würden mir das Weggehen verbieten" oder „sie würden darauf bestehen, daß ich früher komme"

*** Nach dem Interviewer-Rating (vgl. Fragebogen im Anhang, Nr. 157); hoch = „ausgesprochen attraktiv" oder „überdurchschnittlich attraktiv"; niedrig = „unterdurchschnittlich attraktiv" oder „ausgesprochen unattraktiv"

Tabelle 12 Prozentsätze der in den letzten 12 Monaten vor der Untersuchung heterosexuell Abstinenten (A), Pettingaktiven (P) und Koitusaktiven (K) in verschiedenen Gruppen

	Jungen					*Mädchen*				
	A %	P %	K %	p-Wert	N	A %	P %	K %	p-Wert	N
Schulart										
Hauptschule	37	23	39		94	38	37	25		89
Realschule	31	32	37	ns	100	29	42	29	ns	103
Gymnasium	42	29	29		108	36	33	31		108
Konfession										
protestantisch	32	34	35	ns	142	28	41	32	0,05	158
katholisch	43	24	33		131	43	32	25		127
Kirchenbesuch										
nie	30	25	44	0,001	200	27	36	36	0,001	175
regelmäßig/unregelmäßig	59	30	11		46	49	32	19		85
Religiöse Überzeugung										
nein	32	24	44	0,001	145	29	32	39	0,05	116
ja/unentschieden	51	35	15		69	36	41	23		112
Parteipräferenz										
SPD	37	37	25		147	27	41	32		139
CDU/CSU	52	27	21	0,01	33	55	33	13	0,05	31
alle schlecht	31	14	54		48	25	40	34		44
*Ausgangskontrolle I**										
freizügig	33	27	40	0,001	243	27	39	34	0,01	163
streng	56	34	10		59	44	35	21		137
*Ausgangskontrolle II***										
freizügig	27	27	47	0,001	173	23	33	43	0,001	98
streng	52	32	16		123	40	40	21		199
*Attraktivität****										
hoch	28	32	40	0,01	104	26	38	36	0,001	94
niedrig	57	21	23		53	53	33	14		43

Anmerkungen auf Seite 154

Tabelle 10 Emotionale Reaktionen auf Masturbation, Petting, ersten Koitus und Koitus (aktive Gruppen)

	Masturbation (letzte 12 Monate)* J (N=232) %	M (N=74) %	p-Wert
ich war glücklich	–	–	–
es war sexuell befriedigend	76	66	ns
es machte Spaß	71	66	ns
ich freute mich schon auf das nächste Mal	19	18	ns
ich wollte es bald wieder machen	–	–	–
das gehört mit zu den Dingen, die mir am meisten Freude machen	24	15	ns
ich bin froh, daß es diese Möglichkeit gibt, sexuelle Spannungen zu beseitigen	87	74	0,05
ich fühlte mich richtig männlich (fraulich)	9	14	ns
das war doch eigentlich nichts Besonderes	50	49	ns
hoffentlich war sie (er) zufrieden	–	–	–
ich möchte das mal mit einem anderen Mädchen (Jungen) machen	–	–	–
ich hätte lieber Geschlechtsverkehr gehabt	91	58	0,001
man ist hinterher erregter als vorher	–	–	–
ich habe mich sicher ungeschickt angestellt	–	–	–
das habe ich nur dem Mädchen (Jungen) zuliebe getan	–	–	–
ich war enttäuscht	–	–	–
ich hatte Angst vor einer Schwangerschaft	–	–	–
ich fürchtete, daß es ungesund ist	15	8	ns
ich bedauerte, daß ich es getan hatte	20	11	ns
ich hatte ein schlechtes Gewissen	14	13	ns
es war unangenehm	5	6	ns
ich fand es ekelhaft und widerlich	–	–	–

Signifikanz der Geschlechtsunterschiede nach chi-Quadrat
Erklärung der Abkürzungen: J = Jungen, M = Mädchen

* Antworten auf den Fragenkomplex 129 (vgl. Anhang)
** Antworten auf den Fragenkomplex 46 (vgl. Anhang)
*** Antworten auf den Fragenkomplex 30 (vgl. Anhang)
\+ Antworten auf den Fragenkomplex 57 (vgl. Anhang)

Petting (letzte 12 Monate) ** J (N=86) %	M (N=109) %	p-Wert	*Erster Koitus* *** J (N=112) %	M (N=91) %	p-Wert	*Koitus* (letzte 12 Monate) + J (N=105) %	M (N=85) %	p-Wert
–	–	–	77	76	ns	–	–	–
64	71	ns	83	56	0,001	97	73	0,001
97	84	0,05	86	62	0,001	95	82	0,01
91	67	0,001	–	–	–	90	75	0,01
–	–	–	92	70	0,001	–	–	–
–	–	–	–	–	–	–	–	–
–	–	–	–	–	–	–	–	–
–	–	–	46	33	ns	–	–	–
27	25	ns	24	31	ns	16	22	ns
69	55	ns	–	–	–	83	56	0,001
63	23	0,001	–	–	–	59	14	0,001
53	16	0,001	–	–	–	–	–	–
48	42	ns	–	–	–	–	–	–
15	13	ns	–	–	–	13	21	ns
3	8	ns	–	–	–	6	12	ns
–	–	–	13	19	ns	–	–	–
–	–	–	26	47	0,01	43	42	ns
–	–	–	–	–	–	–	–	–
–	–	–	5	6	ns	–	–	–
2	17	0,01	17	16	ns	4	7	ns
2	2	ns	7	26	0,001	0	8	–
–	–	–	1	4	–	–	–	–

Tabelle 13 Homosexuelle Erfahrung*

	Jungen Heterosexuell Abstinente (N = 112) %	Pettingaktive (N = 86) %	Koitusaktive (N = 104) %	Gesamt (N = 302) %	*Mädchen* Heterosexuell Abstinente (N = 103) %	Pettingaktive (N = 110) %	Koitusaktive (N = 85) %	Gesamt (N = 298) %
ja	13	13	27	18	2	7	11	6
nein	87	87	73	82	98	93	89	94

Signifikanz des Unterschiedes zwischen den Gruppen „heterosexuell Abstinente", „Pettingaktive" und „Koitusaktive" nach chi-Quadrat: p = 0,05 (Jungen) und p = 0,05 (Mädchen). Signifikanz des Geschlechtsunterschiedes: p = 0,001.
* Antworten auf die Frage 132 (vgl. Anhang)

Tabelle 14 Homosexuelles Verhalten*

	Jungen (N = 302) %	*Mädchen* (N = 298) %
Erfahrung überhaupt	18	6
Erfahrung bis zum Orgasmus	10	1
Vorkommen in den letzten 12 Monaten	4	1

* Antworten auf die Fragen 132, 134 und 135 (vgl. Anhang)

Tabelle 15 Einstellungen zur Homosexualität*

	Homosexuelles Verhalten erwachsener Männer		*Homosexuelles Verhalten erwachsener Frauen*	
	Jungen (N = 299) %	Mädchen (N = 299) %	Jungen (N = 299) %	Mädchen (N = 299) %
richtig	61	53	60	52
kommt darauf an	20	21	22	20
nicht richtig	19	27	18	28

Signifikanz der Geschlechtsunterschiede nach chi-Quadrat: p = 0,05 (Männer), p = 0,05 (Frauen)
* Antworten auf die Fragen 136 und 137 (vgl. Anhang)

Tabelle 16 Alter bei der ersten Masturbation (kumulative Verbreitungen)

Alter (Jahre)	*Jungen* (N = 302) * %	*Mädchen* (N = 300) * %	*p-Wert*
13 (vor dem 14. Geburtstag)	61	28	0,001
14 (vor dem 15. Geburtstag)	82	39	0,001
15 (vor dem 16. Geburtstag)	92	49	0,001
16 (vor dem 17. Geburtstag)	93	50	0,001
17 (bis 17,5 Jahre **)	94	53	0,001

Signifikanz der Geschlechtsunterschiede nach chi-Quadrat

* Die Kategorien 16 Jahre und 17 Jahre basieren nur auf den Probanden, die bereits 17 Jahre alt waren, also N = 158 bei den Jungen und N = 128 bei den Mädchen

** Die Angaben in dieser Kategorie sind die Prozentsätze aller befragten 17jährigen, die Masturbationserfahrung hatten. Diese Prozentsätze können als Schätzwerte für die kumulative Verbreitung bis zum Alter von 17 $^1/_2$ Jahre angesehen werden. Über die kumulative Verbreitung bis zum 18. Geburtstag können wir anhand unserer Daten keine Aussage machen

Tabelle 17 Masturbationsvorkommen in den letzten 12 Monaten vor der Untersuchung

	Jungen				*Mädchen*			
	Heterosexuell Abstinente (N = 112) %	Pettingaktive (N = 85) %	Koitusaktive (N = 104) %	Gesamt (N = 301) %	Heterosexuell Abstinente (N = 104) %	Pettingaktive (N = 111) %	Koitusaktive (N = 85) %	Gesamt (N = 300) %
ja	86	79	69	78	20	26	28	25
nein	14	21	31	22	80	74	72	75

Signifikanz des Unterschiedes zwischen den Gruppen „heterosexuell Abstinente", „Pettingaktive" und „Koitusaktive" nach chi-Quadrat: p = 0,01 (Jungen) und ns (Mädchen). Signifikanz des Geschlechtsunterschiedes: p = 0,001

Tabelle 18 Monatliche Häufigkeit der Masturbation in den letzten 12 Monaten vor der Untersuchung (aktive Gruppen)

	Jungen (N = 237) %	*Mädchen* (N = 76) %
1mal und weniger	13	53
2mal	14	11
3–5mal	24	16
6–10mal	31	8
11–15mal	12	7
16–20mal	0	4
21–30mal	3	1
über 30mal	3	1
Median	5,1	1,4

Signifikanz des Geschlechtsunterschiedes nach chi-Quadrat: p = 0,001
Bei den Signifikanzberechnungen wurden die Kategorien „1mal und weniger" und „2mal" sowie die letzten vier Kategorien zusammengefaßt

Tabelle 19 Häufigkeit des Orgasmus bei der Masturbation in den letzten 12 Monaten vor der Untersuchung (aktive Gruppe)

	Mädchen (N = 76) %
nie	20
selten (bis 25 % aller Masturbationen)	13
manchmal (25–50 %)	11
häufig (50–75 %)	12
fast immer oder immer (75–100 %)	38
weiß nicht, ob Orgasmus hatte	7

Tabelle 20 Einstellungen zur Masturbation *

	Masturbation bei Jungen		*Masturbation bei Mädchen*		*Masturbation bei Jungen, die mit ihrer Freundin Koitus haben*		*Masturbation bei Mädchen, die mit ihrem Freund Koitus haben*	
	Jungen (N = 302) %	Mädchen (N = 298) %	Jungen (M = 302) %	Mädchen (N = 298) %	Jungen (N = 302) %	Mädchen (N = 298) %	Jungen (N = 302) %	Mädchen (N = 298) %
richtig	61	44	54	39	35	22	33	21
kommt darauf an	28	35	32	34	32	27	31	25
nicht richtig	11	22	14	28	33	51	36	54

Signifikanz der Geschlechtsunterschiede nach chi-Quadrat: alle vier p = 0,001
* Antworten au: die Fragen 121 bis 124 (vgl. Anhang)

Tabelle 21 Einstellungen zur Schädlichkeit der Masturbation *

	Jungen (N = 302) %	*Mädchen* (N = 294) %
„Selbstbefriedigung ist in jedem Fall völlig unschädlich."	64	60
„Selbstbefriedigung ist dann schädlich, wenn man es zu oft macht."	34	34
„Selbstbefriedigung ist in jedem Fall schädlich."	2	7

Signifikanz des Geschlechtsunterschiedes nach chi-Quadrat: ns
* Antworten auf die Frage 131 (vgl. Anhang)

Tabelle 22 Motive für Masturbationsabstinenz in den letzten 12 Monaten vor der Untersuchung *

	Jungen	*Mädchen* mit Masturbationserfahrung	ohne Masturbationserfahrung	gesamt	p-Wert
	(N = 64) %	(N = 84) %	(N = 138) %	(N = 222) %	
kein Verlangen nach Masturbation	19	30	51	43	0,001
heterosexuelle Betätigung	56	36	10	20	0,001
moralische Vorbehalte, Ablehnung	22	19	34	27	ns
Angst vor Folgen der Masturbation	9	10	4	6	ns
sexuell unbefriedigend	6	4	7	5	ns
Unkenntnis	0	1	10	7	–
sonstige oder keine Angaben	2	7	9	8	–

Signifikanz der Geschlechtsunterschiede nach chi-Quadrat
* Von uns kategorisierte Antworten auf die „freie" Frage 130 (vgl. Anhang). Mehrfachangaben möglich

Tabelle 23 Sexuelle Aktivität von verheirateten Jugendlichen (USA) und ledigen Jugendlichen (BRD)

	Verheiratete Jugendliche (USA)		*Ledige Jugendliche (BRD)*	
	Jungen * (N = 272)	Mädchen ** (N = 578)	Jungen (N = 302)	Mädchen (N = 300)
Durchschnittliche Anzahl (arithmetisches Mittel) aller Orgasmen pro Monat	~ 20	~ 14	~ 7	2–3
Durchschnittliche Häufigkeit (arithmetisches Mittel) des Koitus pro Monat	~ 16	~ 16 ***	1,2	1,2
„Quelle" der Orgasmen +				
Koitus	85 %	85 %	14 %	33 %
Masturbation	10 %	10 %	80 %	33 %
Petting oder andere	5 %	5 %	6 %	33 %

* Verheiratete Jugendliche aller sozialen Schichten, 16 bis 20 Jahre alt (vgl. *Kinsey* et al. 1948, S. 710)
** Verheiratete Jugendliche aller sozialen Schichten, 16 bis 20 Jahre alt (vgl. *Kinsey* et al. 1953, S. 549, 562 und 394)
*** Davon 11 Koitus mit Orgasmus
\+ Die Zahlen geben an, wieviel Prozent aller Orgasmen durch Masturbation, Petting oder Koitus erreicht wurden

Tabelle 24 Beispiele für heterosexuelle Deprivation

	Jungen %	Mädchen %	p-Wert
Koitusunerfahrene Probanden			
Frage: „Möchten Sie eigentlich mehr sexuelle Erfahrung haben?"			
nein	17	42	
unentschieden	20	17	0,001
ja, Petting	17 } 63	14 } 42	
ja, Koitus	46	28	
	(N = 187)	(N = 207)	
Probanden mit Petting, aber ohne Koitus in den letzten 12 Monaten vor der Untersuchung			
Item: „Ich hätte lieber Geschlechtsverkehr (als Petting) gehabt."			
ja	53	16	0,001
nein	47	84	
	(N = 86)	(N = 109)	
Probanden mit Masturbation in den letzten 12 Monaten vor der Untersuchung			
Item: „Ich hätte lieber Geschlechtsverkehr (als Selbstbefriedigung) gehabt."			
ja	91	58	0,001
nein	9	42	
	(N = 232)	(N = 74)	
Probanden mit Koitus in den letzten 12 Monaten vor der Untersuchung			
Frage: „Möchten Sie selbst häufiger oder seltener Geschlechtsverkehr haben als es jetzt der Fall ist?"			
häufiger	56	29	
gerade richtig	41	59	0,001
seltener	3	12	
	(N = 105)	(N = 85)	

Signifikanz der Geschlechtsunterschiede nach chi-Quadrat

Tabelle 25 Motive für eine feste Freundschaft *

	Jungen (N = 119) %	*Mädchen* (N = 67) %	*p-Wert*
man hat dann jemanden, mit dem man sich aussprechen kann	92	94	–
man hat dann jemanden, mit dem man seine Freizeit verbringen kann	93	94	–
man hat dann jemanden, den man lieb haben kann	93	91	ns
man hat dann jemanden, mit dem man küssen und schmusen kann	81	70	ns
man hat dann jemanden, mit dem man Geschlechtsverkehr haben kann	65	28	0,001
man ist dann nicht so allein	65	73	ns
es ist so üblich, daß man eine Freundin (einen Freund) hat	19	18	ns
man hat mehr Ansehen, wenn man eine Freundin (einen Freund) hat	23	15	ns

Signifikanz der Geschlechtsunterschiede nach chi-Quadrat

* Antworten auf den Fragenkomplex 70 (vgl. Anhang). Die Angaben beziehen sich auf nicht-befreundete Probanden, die befreundet sein möchten

Tabelle 26 Emotionale Reaktionen auf die Masturbation in den letzten 12 Monaten vor der Untersuchung; in Abhängigkeit vom „schlechten Gewissen" bei der Masturbation und von der Beurteilung der „Masturbationsschädlichkeit"

	Jungen		*Mädchen*		*Jungen und Mädchen* ***	
	„unschädlich"*	„schädlich"**	„unschädlich"*	„schädlich"**	„schlechtes Gewissen" nein	ja
	(N = 157) %	(N = 77) %	(N = 50) %	(N = 22) %	(N = 264) %	(N = 41) %
es war sexuell befriedigend	80	68	71	55	76	58
es machte Spaß	78	56	73	50	74	39
ich freute mich schon auf das nächste Mal	21	14	26	0	15	20
das gehört zu den Dingen, die mir am meisten Freude machen	29	14	18	9	23	20
ich bin froh, daß es diese Möglichkeit gibt, sexuelle Spannungen zu beseitigen	88	84	82	55	86	71
ich fürchtete, daß es ungesund ist	3	38	0	27	8	49
ich nahm mir vor, es nicht wieder zu machen	10	39	6	23	11	60
es war unangenehm	3	10	6	5	3	17

* Probanden, die die Masturbation als „in jedem Fall völlig unschädlich" bezeichnen
** Probanden, die die Masturbation als „in jedem Fall schädlich" bzw. als „schädlich, wenn man es zu oft macht" bezeichnen
*** Daten für Jungen und Mädchen wegen der geringen Fallzahl zusammengefaßt

Tabelle 27 Emotionale Reaktionen auf Petting und Koitus; in Abhängigkeit vom „schlechten Gewissen“

	Erster Koitus * „schlechtes Gewissen“		*Petting und Koitus (letzte 12 Monate)* ** „schlechtes Gewissen“	
	nein (N = 167) %	ja (N = 33) %	nein (N = 355) %	ja (N = 30) %
ich war glücklich	80	57	–	–
es war sexuell befriedigend	73	61	79	53
es machte Spaß	78	60	91	66
ich wollte es bald wieder machen	87	51	–	–
ich freute mich schon auf das nächste Mal	–	–	83	47
ich war enttäuscht	13	27	–	–
es war unangenehm	11	39	2	17

* Daten für Jungen und Mädchen zusammengefaßt
** Daten für Jungen und Mädchen sowie Petting und Koitus zusammengefaßt

Tabelle 28 Wohnort

	Jungen			*Mädchen*		
	16jährige (N = 144) %	17jährige (N = 158) %	Gesamt (N = 302) %	16jährige (N = 172) %	17jährige (N = 128) %	Gesamt (N = 300) %
bei den Eltern	82	81	81	87	80	84
bei der Mutter oder beim Vater	11	9	10	8	9	9
bei Verwandten	2	1	2	1	4	2
Internat, Heim	3	3	3	4	3	4
allein, bei Freunden (ohne Aufsicht von Erwachsenen)	2	6	4	1	3	1

Tabelle 29 Ausgangsbeschränkung

	Jungen 16jährige (N = 144) %	17jährige (N = 158) %	Gesamt (N = 302) %	*Mädchen* 16jährige (N = 172) %	17jährige (N = 128) %	Gesamt (N = 300) %
Frage: „Müssen Sie im allgemeinen um Erlaubnis fragen, wenn Sie abends weggehen wollen?"						
nein, komme und gehe wie ich will	15	35	25	3	22	11
muß lediglich Bescheid sagen	57	54	55	41	46	43
muß direkt um Erlaubnis fragen	28	11	20	56	32	46
Frage: „Müssen Sie, wenn Sie abends weggegangen sind, zu einer bestimmten Zeit wieder zurück sein?"						
wochentags: bis 22 Uhr oder früher	32	20	25	56	27	44
bis 23 Uhr	33	15	24	23	29	26
bis 24 Uhr oder später	12	18	15	11	14	12
keine Zeitbegrenzung	23	47	36	9	30	18
Wochenende: bis 22 Uhr oder früher	3	3	2	22	9	17
bis 23 Uhr	17	6	11	31	19	26
bis 24 Uhr	29	19	24	27	25	26
bis 2 Uhr oder später	19	13	17	7	13	9
keine Zeitbegrenzung	31	59	46	13	34	22
Frage: „Nehmen wir einmal an, Sie wollen abends weggehen und sagen Ihren Eltern, daß Sie erst so zwischen 5 und 6 Uhr zurück sein werden. Wie würden Ihre Eltern reagieren?"						
sie würden das Weggehen verbieten	16	6	11	34	20	28
sie würden darauf bestehen, daß ich früher komme	41	21	30	45	31	39
sie würden mir Vorhaltungen machen, aber mich gehen lassen	23	34	29	12	30	20
sie würden mich ohne weiteres gehen lassen	20	39	30	9	19	13

Signifikanz der Geschlechtsunterschiede nach chi-Quadrat für die Gesamtgruppen: alle vier p = 0,001
Signifikanz der Altersunterschiede nach chi-Quadrat für Jungen: alle vier p = 0,001; für Mädchen: alle vier p = 0,001

Tabelle 30 Ort, an dem der Koitus stattfindet *

	Jungen (N = 111) %	*Mädchen* (N = 86) %
in der Wohnung der eigenen Eltern oder der Eltern des Partners	65	61
sonstige Privatwohnung	18	23
im Freien, in Auto, Zelt, Scheune usw.	10	10
sonstige	8	5

Signifikanz des Geschlechtsunterschiedes nach chi-Quadrat: ns
* Antworten auf die Frage 67 (vgl. Anhang)

Tabelle 31 Angst vor Störungen oder Überraschtwerden bei Petting und Koitus in den letzten 12 Monaten vor der Untersuchung *

	Petting Jungen (N = 86) %	Mädchen (N = 111) %	*Koitus* Jungen (N = 105) %	Mädchen (N = 86) %
immer ungestört gefühlt	55	52	66	59
meistens ungestört gefühlt	21	25	18	21
Angst vor Störung / ungestört gefühlt etwa gleich häufig	12	10	9	8
meistens Angst vor Störung	8	11	8	7
immer Angst vor Störung	4	2	0	5

Signifikanz der Geschlechtsunterschiede nach chi-Quadrat: ns (Petting), ns (Koitus). Bei den Signifikanzberechnungen wurden die letzten 4 Kategorien zusammengefaßt
* Antworten auf die Fragen 49 und 63 (vgl. Anhang)

Tabelle 32 Auswirkungen der Angst vor Störungen oder Überraschtwerden bei Petting und Koitus in den letzten 12 Monaten vor der Untersuchung *

	Petting Jungen (N = 44) %		Mädchen (N = 54) %		*Koitus* Jungen (N = 31) %		Mädchen (N = 32) %		*Gesamt* Jungen (N = 75) %		Mädchen (N = 86) %	
keine Auswirkung, „macht nichts“	25		11		32		16		28		13	
reduzierte Lust und Befriedigung												
weil Angst	16		13		16		6		16		10	
weil gehemmt	34		43		16		9		27		30	
weil abgelenkt, irritiert	7		7		6		9		7		8	
weil gehetzt, „nervös“	18	75	17	90	16	67	31	83	16	73	22	86
weil ärgerlich, wütend	0		4		0		0		0		2	
ohne Begründung	0		4		13		6		7		5	
Orgasmus- oder Potenzstörungen	0		2		0		22		0		9	

* Von uns kategorisierte Antworten auf die „freien“ Fragen 50 und 64 (vgl. Anhang)

Tabelle 33 Kenntnis der Eltern von der Koituserfahrung ihrer Kinder

	Jungen (N = 111) %	*Mädchen* (N = 92) %
Frage: „Weiß Ihre Mutter, daß Sie Geschlechtsverkehr hatten?“		
nein, ganz sicher nicht	25	35
nein, vermutlich nicht	20	16
sie ahnt etwas	25	17
ja, sie weiß es	31	32
Frage: „Weiß Ihr Vater, daß Sie Geschlechtsverkehr hatten?“		
nein, ganz sicher nicht	25	50
nein, vermutlich nicht	26	17
er ahnt etwas	20	16
ja, er weiß es	28	16

Signifikanz der Geschlechtsunterschiede nach chi-Quadrat: ns (Mutter), p = 0,01 (Vater)

Tabelle 34 Reaktionen der Eltern auf die Koituserfahrung ihrer Kinder *

	Jungen Reaktion der Mutter (N = 33) %	Reaktion des Vaters (N = 25) %	*Mädchen* Reaktion der Mutter (N = 30) %	Reaktion des Vaters (N = 13) %	*Alle Reaktionen* (N = 101) %
Bestätigung, Ermunterung	3	8	0	(0)	3
vorbehaltlose Akzeptierung	21	20	13	(8)	17
resignative Duldung	57	56	60	(54)	57
Vorhaltungen ohne Sanktionen	9	12	13	(15)	12
Versuch, davon abzubringen	3	0	7	(8)	4
Verbote, Sanktionen	3	4	3	(0)	3
Desinteresse	3	0	3	(15)	4

* Von uns kategorisierte Antworten auf die „freie" Frage 35 (vgl. Anhang)

Tabelle 35 Häufigkeit der Anwendung von Kontrazeptionsmitteln und -methoden in den letzten 12 Monaten vor der Untersuchung

	Jungen (N = 104) %	*Mädchen* (N = 86) %
nie	10	12
selten (bis 25 % *)	4	5
manchmal (25–50 % *)	2	5
häufig (50–75 % *)	7	4
sehr häufig (über 75 % *)	12	4
immer (100 % *)	69	72

Signifikanz des Geschlechtsunterschiedes nach chi-Quadrat: ns
* Diese Prozentangaben beziehen sich auf die Gesamtzahl aller Koitus

Tabelle 36 Art der angewendeten Kontrazeptionsmittel und -methoden beim ersten Koitus und beim Koitus in den letzten 12 Monaten vor der Untersuchung

	Erster Koitus		*Koitus in den letzten 12 Monaten* *	
	Jungen (N = 110) %	Mädchen (N = 93) %	Jungen (N = 104) %	Mädchen (N = 86) %
keine Kontrazeption	31	26	10	12
orale Ovulationshemmer	25	16	50	37
Präservativ	26	23	27	23
Coitus interruptus	7	27	7	16
Rhythmusmethode	5	4	3	8
chemische oder mechanische Mittel bei der Frau**	2	1	4	3
weiß nicht	5	3	0	0

* Überwiegend angewendete Mittel oder Methoden
** Cremes, Pessare, Diaphragmen usw.

Tabelle 37 Wissen über Kontrazeptionsmittel und -methoden: Benennung des (der) effektivsten und zweiteffektivsten Mittel(s) (Methode) *

	Jungen (N = 302)			*Mädchen* (N = 300)		
	1 ** %	2 *** %	1 + 2 %	1 ** %	2 *** %	1 + 2 %
orale Ovulationshemmer	78	8	86	84	6	90
Präservativ	11	46	57	4	30	34
Coitus interruptus	2	6	8	0	4	4
Rhythmusmethode	2	9	11	1	18	19
Pessar	0	3	3	0	2	2
andere	3	18	21	4	12	16
keine Angabe	4	10	–	7	28	–

Signifikanz der Geschlechtsunterschiede nach chi-Quadrat: $p = 0{,}01$ (effektivstes Mittel), $p = 0{,}01$ (zweiteffektivstes Mittel). Die Signifikanzberechnungen erfolgten ohne die Kategorie „keine Angabe“
* Antworten auf die Frage 120 (vgl. Anhang)
** Effektivste(s) Mittel (Methode)
*** Zweiteffektivste(s) Mittel (Methode)

Tabelle 38 Beurteilung des eigenen Sexualwissens

	Jungen (N = 302) %	*Mädchen* (N = 300) %
viel zu gering	4	0
zu gering	13	12
genügend	81	86
zu groß	2	1

Signifikanz des Geschlechtsunterschiedes nach chi-Quadrat: p = 0,05

Tabelle 39 Gewünschte Sexualinformationen *

	Jungen (N = 302) %	*Mädchen* (N = 300) %	*p-Wert*
über Kommunen und Gruppenehen	75	72	ns
wie andere über Sexualität denken	72	75	ns
über Empfängnisverhütung	76	66	0,05
über die Zusammenhänge von Sexualität und Politik	71	70	ns
über die Ehe	64	66	ns
über den sexuellen Höhepunkt (Orgasmus) bei der Frau	69	53	0,001
ob sexuelle Enthaltsamkeit gesund oder schädlich ist	55	61	ns
wie man seine sexuellen Wünsche besser befriedigen kann	65	45	0,001
über Schwangerschaft und Geburt	51	55	ns
über Homosexualität	45	52	ns
über die Stellungen beim Geschlechtsverkehr	52	39	0,01
wie man sich im Sexuellen moralisch richtig verhält	51	36	0,001
wie man zärtlich zu einem Mädchen (Jungen) ist	49	30	0,001
wie man seinen Geschlechtstrieb beherrschen kann	43	33	0,05
über Selbstbefriedigung	38	36	ns
über die Regel, über die Tage der Frau	42	22	0,001
wie die Geschlechtsorgane der Frau aussehen	32	13	0,001
wie die Geschlechtsorgane des Mannes aussehen	11	36	0,001

Signifikanz der Geschlechtsunterschiede nach chi-Quadrat
* Antworten auf die Frage 10 (vgl. Anhang)

Tabelle 40 Sexualaufklärung: real wichtigste und präferierte Aufklärungsquelle *

	*Real wichtigste Aufklärungsquelle *** Jungen (N = 302) %	 Mädchen (N = 300) %	*Präferierte Aufklärungsquelle **** Jungen (N = 302) %	 Mädchen (N = 300) %
Mutter	5	19	1	5
Vater	5	1	2	0
Eltern	18	21	12	10
Geschwister	2	6	1	1
Gleichaltrige	31	13	10	8
Gegengeschlechtlicher Partner	2	5	6	7
Bekannte	1	2	0	1
Lehrer, Schule	9	6	11	3
Geistlicher, Kirche	0	0	0	1
Arzt	1	1	8	7
andere Fachleute	0	0	5	5
erfahrene Leute	0	0	5	7
Bücher	22	19	23	25
Illustrierte, Zeitungen	5	6	2	2
Film, Fernsehen	1	0	4	1
eigene Erfahrung	1	1	3	1
weiß genug	–	–	0	1
ohne Angabe	0	1	9	16

* Von uns kategorisierte Antworten auf die „freien" Fragen 9 und 11 (vgl. Anhang)
** Sexualaufklärungsquelle, die für den Probanden persönlich am wichtigsten war
*** Sexualaufklärungsquelle, die der Proband gegenwärtig am stärksten bevorzugt

Tabelle 41 Bevorzugte und abgelehnte Modelle des Lehrerverhaltens im Sexualkundeunterricht *

	Jungen (N = 302) bevorzugt %	abgelehnt %	*Mädchen* (N = 300) bevorzugt %	abgelehnt %
„Der Lehrer soll empfehlen, daß Jugendliche keinen Geschlechtsverkehr haben.“	1	76	2	64
„Der Lehrer soll sagen, daß Jugendliche selbst wissen müssen, ob sie Geschlechtsverkehr haben oder nicht.“	84	1	93	1
„Der Lehrer soll empfehlen, daß Jugendliche Geschlechtsverkehr haben.“	15	22	5	35

Signifikanz der Geschlechtsunterschiede nach chi-Quadrat: p = 0,001 (bevorzugt), p = 0,001 (abgelehnt)
* Antworten auf die Frage 12 (vgl. Anhang)

Tabelle 42 Haschisch-Erfahrung

	Jungen Gesamt (N=301) %	*Mädchen* Gesamt (N=300) %	*Jungen* Haupt-schule (N=93) %	Real-schule (N=100) %	Gym-nasium (N=108) %	*Mädchen* Haupt-schule (N=89) %	Real-schule (N=103) %	Gym-nasium (N=108) %	*Jungen* 16jährige (N=143) %	17jährige (N=158) %	*Mädchen* 16jährige (N=172) %	17jährige (N=128) %
keine	49	73	47	47	53	74	71	73	50	49	76	69
einmal	14	8	15	15	12	9	6	8	14	14	8	8
mehrmals	37	20	38	38	35	17	23	19	36	37	16	23

Signifikanzberechnungen nach chi-Quadrat: p = 0,001 (Geschlechtsunterschied, Gesamtgruppen); ns (Schulbildungsunterschiede bei Jungen und Mädchen); ns (Altersunterschiede bei Jungen und Mädchen)

Tabelle 43 Häufigkeit des Haschisch-Konsums in den letzten 3 Monaten vor der Untersuchung

	Jungen (N = 302) %	*Mädchen* (N = 300) %
nie	62	81
1–3mal	15	10
4–10mal	11	4
11–20mal	5	2
20–50mal	3	2
50mal +	4	1

Signifikanz des Geschlechtsunterschiedes nach chi-Quadrat: p = 0,001.
Bei der Signifikanzberechnung wurden die letzten drei Kategorien zusammengefaßt

Tabelle 44 Einstellung zum Haschisch-Konsum Jugendlicher *

	Jungen Gesamt (N=297) %	*Mädchen* Gesamt (N=297) %	*Jungen* Haupt-schule (N=91) %	Real-schule (N=99) %	Gym-nasium (N=107) %	*Mädchen* Haupt-schule (N=88) %	Real-schule (N=101) %	Gym-nasium (N=108) %	*Jungen* 16jährige (N=141) %	17jährige (N=156) %	*Mädchen* 16jährige (N=172) %	17jährige (N=128) %
richtig	28	18	30	24	29	10	22	19	26	29	14	22
kommt darauf an	42	38	41	43	43	30	38	45	42	43	40	35
nicht richtig	30	44	30	32	28	60	41	35	32	28	46	43

Signifikanzberechnungen nach chi-Quadrat: p = 0,001 (Geschlechtsunterschied, Gesamtgruppen); ns (Schulbildungsunterschied, Jungen); p = 0,01 (Schulbildungsunterschied, Mädchen); ns (Altersunterschied, Jungen und Mädchen)
* Antworten auf die Frage 141 (vgl. Anhang)

Tabelle 45 Einfluß von Haschisch auf die Sexualität *

	Jungen (N = 104) %		*Mädchen* (N = 56) %	
kein Einfluß auf die Sexualität	42		43	
gesteigerte Erregung, gesteigertes Verlangen	22	38	21	44
gesteigerte Lustempfindung, gesteigerte Sensibilität	12		7	
freier, ungehemmter, gelöster	4		16	
geminderte(s) oder gedämpfte(s) Erregung und Verlangen	15		9	
unterschiedlicher Einfluß	4		4	

* Von uns kategorisierte Antworten der Probanden, die schon mehrmals gehascht und unter Haschisch-Wirkung Masturbation, Petting oder Koitus gemacht hatten, auf die „freie" Frage 140 (vgl. Anhang)

Tabelle 46 Haschisch-Erfahrene und -Unerfahrene: Hintergrunddaten

	Jungen Haschisch nie (N = 148) %	Haschisch mehrmals (N = 111) %	p-Wert	*Mädchen* Haschisch nie (N = 218) %	Haschisch mehrmals (N = 59) %	p-Wert
Konfession						
evangelisch	48	56	ns	55	56	ns
katholisch	52	44		45	44	
Kirchenbesuch						
nie	56	76		52	73	
selten	21	15	0,001	15	10	0,05
manchmal/häufig	23	9		33	17	
Religiöse Überzeugung						
ja	13	11		19	15	
unentschieden	19	5	0,001	21	17	0,05
gleichgültig	31	19		25	15	
ablehnend	37	66		35	53	
Parteipräferenz						
weiß nicht	15	4		27	4	
NPD	0	1		0	0	
CDU/CSU	13	6		12	5	
FDP	8	3	–	5	2	–
SPD	54	42		43	60	
DKP	4	14		1	7	
„alle Parteien sind schlecht“	6	31		13	23	

Signifikanz der Gruppenunterschiede (Haschisch nie / Haschisch mehrmals) nach chi-Quadrat

Tabelle 47 Haschisch-Erfahrene und -Unerfahrene: Sexualverhalten

	Jungen Haschisch nie (N = 148) %	Haschisch mehrmals (N = 111) %	p-Wert	*Mädchen* Haschisch nie (N = 218) %	Haschisch mehrmals (N = 59) %	p-Wert
Sexuelle Erfahrungen						
Küssen	88	94	ns	96	100	–
Brustpetting	60	86	0,001	73	97	0,001
Genitalpetting, Junge aktiv	43	74	0,001	55	86	0,001
Genitalpetting, Mädchen aktiv	31	66	0,001	41	80	0,001
Koitus	24	53	0,001	24	56	0,001
Masturbation	92	95	ns	51	61	ns
homosexuelle Kontakte	12	25	0,01	4	14	–
Sexuelle Aktivität in den letzten 12 Monaten vor der Untersuchung						
heterosexuell abstinent	51	23		41	14	
Petting	26	26	0,001	36	35	0,001
Koitus	22	50		23	51	
Masturbation	78	82	ns	21	37	0,05
Anzahl der Koituspartner *						
1–2	56	37	ns	80	54	0,05
3 +	44	63		20	46	
	(N = 38)	(N = 54)		(N = 54)	(N = 33)	

Signifikanz der Gruppenunterschiede (Haschisch nie / Haschisch mehrmals) nach chi-Quadrat
* Die Prozentsätze beziehen sich auf Probanden, die in den letzten 12 Monaten vor der Untersuchung Koitus hatten

Tabelle 48 Haschisch-Erfahrene und -Unerfahrene: Sexualideologie

	Jungen Haschisch nie (N = 148) %	Haschisch mehrmals (N = 111) %	p-Wert	*Mädchen* Haschisch nie (N = 218) %	Haschisch mehrmals (N = 59) %	p-Wert
*Voreheliche Standards **						
Koitus nur, wenn verheiratet	4	2		7	0	
Koitus nur bei Liebe	55	35	0,001	83	66	0,001
Koitus hauptsächlich bei Liebe	35	35		7	27	
Koitus auch ohne Liebe	6	28		3	7	
*Treue ***						
man verspricht Treue und ist treu	70	32		78	47	
heimliche „Untreue“	12	16	0,001	5	9	0,001
mutuelle „Untreue“	18	52		17	44	
Heiratswunsch						
nein	7	21		5	19	
ja	84	52	0,001	85	56	0,001
unentschieden	9	27		10	25	
*Einstellung zur Kommune ****						
möchte nicht darin leben	61	22		64	26	
könnte mir vorstellen, darin zu leben	26	48	0,001	28	51	0,001
möchte darin leben	8	27		2	21	
weiß nicht	4	3		7	2	

Signifikanz der Gruppenunterschiede (Haschisch nie / Haschisch mehrmals) nach chi-Quadrat
* Nach Frage 94 (vgl. Anhang)
** Nach Frage 104 (vgl. Anhang)
*** Nach Frage 117 (vgl. Anhang)

Tabelle 49 Funktionen der Sexualität *

	Jungen (N = 302) %	*Mädchen* (N = 300) %	*p-Wert*
Lustfunktion (Lust, Spaß, Freude, Befriedigung usw.)	61	55	ns
Soziale Funktion (bringt die Menschen näher, verbindet, stärkt Beziehungen usw.)	52	62	ns
Psychische Funktion (Psychohygiene, emotionale Stabilität, Reduktion von Aggressivität usw.)	9	12	ns
Fortpflanzungsfunktion	37	27	0,05

Signifikanz der Geschlechtsunterschiede nach chi-Quadrat
* Von uns kategorisierte Antworten auf die „freie" Frage 103 (vgl. Anhang). Mehrfachangaben möglich

Tabelle 50 Altersgrenze für die Billigung von Koitus im Jugendalter *

	Koitus für Jungen		*Koitus für Mädchen*	
	Jungen (N = 302) %	Mädchen (N = 300) %	Jungen (N = 302) %	Mädchen (N = 300) %
14 Jahre und jünger	12	2	19	3
15 Jahre	11	4	16	11
16 Jahre	19	17	13	21
17 Jahre	9	14	7	12
18–19 Jahre	7	19	4	9
20 Jahre und älter	2	2	1	1
sobald sie Verlangen haben	16	13	16	12
sobald sie „reif" sind	24	28	22	30
nur nach der Heirat	0	1	2	1

Signifikanz der Geschlechtsunterschiede nach chi-Quadrat: p = 0,001 (Koitus für Jungen), p = 0,001 (Koitus für Mädchen). Bei den Signifikanzberechnungen wurden die Kategorien 14 und 15 Jahre sowie 17 bis 20 Jahre zusammengefaßt. Die Kategorie „nur nach der Heirat" wurde nicht berücksichtigt
* Antworten auf die Frage 92 (vgl. Anhang)

Tabelle 51 Voraussetzungen für die Aufnahme von Koitusbeziehungen im Jugendalter (spontane Nennungen) *

	Jungen (N = 302) %	*Mädchen* (N = 300) %	*p-Wert*
Heirat	1	1	ns
Heiratsabsicht	2	3	
personale Beziehung (Liebe, Zuneigung, sich gerne haben, Freundschaft, sich gut verstehen usw.)	61	84	0,001
mutuelles Einverständnis oder Verlangen	42	22	0,001
Empfängnisverhütung	50	48	ns
„hedonistische" Motive (Lust, Orgasmus usw.)	4	6	0,05

Signifikanz der Geschlechtsunterschiede nach chi-Quadrat
* Von uns kategorisierte Antworten auf die „freie" Frage 93 (vgl. Anhang). Mehrfachangaben möglich

Tabelle 52 auf Seite 182

Tabelle 53 Einstellungen zu Koitusbeziehungen im Jugendalter (nach der Klassifikation von *Reiss*) *

	Jungen (N = 302) %	*Mädchen* (N = 300) %
egalitär		
Freizügigkeit bei Liebe	56	73
Freizügigkeit ohne Liebe	31	15
Restriktivität	2	1
nichtegalitär		
Doppelmoral, transitional	12	11
Doppelmoral, orthodox	0	1

Signifikanz des Geschlechtsunterschiedes nach chi-Quadrat: p = 0,001. Bei der Signifikanzberechnung wurden die Einstellungen „Restriktivität" und „Doppelmoral, orthodox" nicht berücksichtigt

Erklärung:

Freizügigkeit bei Liebe: Koitusbeziehungen unverheirateter junger Leute werden für Jungen und Mädchen gleichermaßen akzeptiert, wenn eine Liebesbeziehung besteht

Freizügigkeit ohne Liebe: Koitusbeziehungen unverheirateter junger Leute werden für Jungen und Mädchen gleichermaßen akzeptiert, auch wenn keine Liebesbeziehung besteht

Restriktivität, egalitär: Koitusbeziehungen unverheirateter junger Leute werden für Jungen und Mädchen gleichermaßen abgelehnt, unabhängig davon, ob eine Liebesbeziehung besteht oder nicht

Doppelmoral, transitional: Koitusbeziehungen unverheirateter junger Leute werden für Jungen in jedem Fall akzeptiert, für Mädchen nur unter bestimmten Umständen (z. B., wenn eine Liebesbeziehung besteht)

Doppelmoral, orthodox: Koitusbeziehungen unverheirateter junger Leute werden für Jungen akzeptiert, für Mädchen jedoch in jedem Fall und unter allen Umständen abgelehnt

* Auswertung der Fragen 95 bis 100 (vgl. Anhang)

Tabelle 52 Voraussetzungen für die Aufnahme von Koitusbeziehungen im Jugendalter (Modelle) *

	Jungen hetero-sexuell Absti-nente (N=112) %	Petting-aktive (N=86) %	Koitus-aktive (N=104) %	Gesamt (N=302) %	*Mädchen* hetero-sexuell Absti-nente (N=104) %	Petting-aktive (N=111) %	Koitus-aktive (N=85) %	Gesamt (N=300) %
„Ich will mit dem Geschlechtsverkehr warten, bis ich verheiratet bin."	6	2	1	3	13	1	1	5
„Ich will nur Geschlechtsverkehr mit Mädchen (Jungen) haben, die ich richtig liebe."	62	50	25	46	81	87	69	80
„Ich will hauptsächlich Geschlechtsverkehr mit Mädchen (Jungen) haben, die ich richtig liebe; aber wenn sich die Gelegenheit ergibt, würde ich auch mit Mädchen (Jungen) schlafen, die ich nicht liebe."	26	38	40	34	5	9	22	11
„Ich will mit jedem Mädchen (Jungen) Geschlechtsverkehr haben, das (der) mir gefällt und das (der) dazu bereit ist, ob ich sie (ihn) nun liebe oder nicht."	6	9	34	17	1	3	7	3

Signifikanzen nach chi-Quadrat: p = 0,001 (Geschlechtsunterschied der Gesamtgruppen), p = 0,001 (Gruppenunterschiede bei den Jungen), p = 0,001 (Gruppenunterschiede bei den Mädchen)
* Antworten auf die Frage 94 (vgl. Anhang)

Tabelle 54 Einstellungen zum Zusammenhang von Sexualität und Liebe

	Jungen (N = 302) %	*Mädchen* (N = 300) %	*p-Wert*
Frage: „Manchmal hört man die Ansicht, daß man richtig ‚beglückende' sexuelle Erlebnisse nur mit einem Partner haben kann, den man richtig liebt. Was meinen Sie dazu?"			
Zustimmung	52	59	
Ablehnung	25	22	ns
weiß nicht	23	19	
Frage: „Andere wiederum sind der Meinung, daß Geschlechtsverkehr ein angenehmer Zeitvertreib ist, ob man den Partner nun liebt oder nicht. Was meinen Sie dazu?"			
Zustimmung	22	6	
Ablehnung	62	87	0,001
weiß nicht	17	7	

Signifikanz der Geschlechtsunterschiede nach chi-Quadrat

Tabelle 55 Einstellungen zur sexuellen Treue *

	Präferiertes Treue-Modell für die feste Freundschaft		*Präferiertes Treue-Modell für die Ehe*	
	Jungen (N = 302) %	Mädchen (N = 300) %	Jungen (N = 302) %	Mädchen (N = 300) %
„Man verspricht sich Treue und ist sich auch treu."	56	73	68	79
„Man verspricht sich Treue, aber jeder hat gelegentlich doch mal mit einem anderen Partner Geschlechtsverkehr."	13	6	11	7
„Man vereinbart, daß jeder ruhig auch mal mit einem anderen Partner Geschlechtsverkehr haben kann, wenn er das möchte."	30	21	21	15

Signifikanz der Geschlechtsunterschiede nach chi-Quadrat: p = 0,001 (feste Freundschaft), p = 0,01 (Ehe)

* Antworten auf die Fragen 104 und 105 (vgl. Anhang)

Tabelle 56 Einstellungen zu außerehelichen Koitusbeziehungen

	Jungen (N = 302) %	*Mädchen* (N = 300) %	*p-Wert*
Frage: „Finden Sie es richtig oder nicht richtig, wenn ein verheirateter *Mann* Geschlechtsverkehr mit anderen Frauen hat?"			
richtig	18	3	
kommt darauf an	43	39	0,001
nicht richtig	39	58	
Frage: „Finden Sie es richtig oder nicht richtig, wenn eine verheiratete *Frau* Geschlechtsverkehr mit anderen Männern hat?"			
richtig	16	3	
kommt darauf an	37	36	0,001
nicht richtig	47	61	

Signifikanz der Geschlechtsunterschiede nach chi-Quadrat

Tabelle 57 Einstellungen zur sexuellen Vorerfahrung einer präsumtiven Freundin (eines präsumtiven Freundes) und eines präsumtiven Ehepartners

	Jungen (N = 302) %	*Mädchen* (N = 300) %
Frage: „Nehmen wir einmal an, Sie lernen ein Mädchen (einen Jungen) kennen, das (den) Sie nett finden und das (den) Sie eigentlich gerne zur Freundin (zum Freund) haben würden. Nun erfahren Sie, daß dieses Mädchen (dieser Junge) schon mit anderen Jungen (Mädchen) Geschlechtsverkehr hatte. Was würden Sie tun?"		
ich würde mich nicht befreunden	5	4
ich würde es bedauern, mich aber trotzdem befreunden	25	19
das wäre mir egal	56	65
ich würde es begrüßen	14	12
Frage: „Falls Sie später einmal heiraten: Sollte die Frau (der Mann), die (den) Sie später einmal heiraten werden, schon mit anderen Männern (Frauen) Geschlechtsverkehr gehabt haben oder nicht?"		
nein, auf keinen Fall	4	2
möglichst nicht	28	10
gleichgültig	36	24
ja, soll erfahren sein	32	63

Signifikanz der Geschlechtsunterschiede nach chi-Quadrat: ns (Freund bzw. Freundin), p = 0,001 (Ehepartner)

Tabelle 58 Feste Freundschaft zum Zeitpunkt der Untersuchung

	Jungen				*Mädchen*			
	hetero-sexuell Absti-nente (N=112) %	Petting-aktive (N=86) %	Koitus-aktive (N=104) %	Gesamt (N=302) %	hetero-sexuell Absti-nente (N=104) %	Petting-aktive (N=111) %	Koitus-aktive (N=85) %	Gesamt (N=300) %
fest befreundet	32	60	69	53	45	69	80	64
nicht fest befreundet, möchte es aber sein	60	35	19	39	40	16	8	22
nicht fest befreundet, möchte es auch nicht sein	8	5	12	8	14	14	12	14

Signifikanzen nach chi-Quadrat: p = 0,001 (Geschlechtsunterschiede, Gesamtgruppen), p = 0,001 (Gruppenunterschiede, Jungen), p = 0,001 (Gruppenunterschiede, Mädchen)

Tabelle 59 Einige Details zur festen Freundschaft *

	Jungen (N = 159) %	*Mädchen* (N = 190) %	*p-Wert*
Frage: „Sprechen Sie mit Ihrer Freundin (Ihrem Freund) über sexuelle Dinge?"			
nie	19	11	
gelegentlich	51	57	ns
häufig	30	33	
Frage: „Was machen Sie mit Ihrer Freundin (Ihrem Freund) in sexueller Hinsicht?" (Intensivste Praktik)			
gar nichts	3	1	
Küssen, Umarmen	21	31	
Brustpetting	17	17	ns
Genitalpetting	21	21	
Koitus	39	29	
Frage: „War Ihre Freundin (Ihr Freund) das erste Mädchen (der erste Junge), mit dem Sie das (diese Praktik) machten?"			
ja	25	42	0,001
nein	75	58	

Signifikanz der Geschlechtsunterschiede nach chi-Quadrat
* Probanden, die zur Zeit der Untersuchung befreundet waren

Tabelle 60 Kommunikation über Sexualität in der festen Freundschaft: am häufigsten genannte Inhalte *

	Jungen (N = 158) %	*Mädchen* (N = 190) %	*p-Wert*
Empfängnisverhütung	47	53	ns
Aufklärung	12	16	ns
Geschlechtsverkehr allgemein	11	9	ns
ob man sexuell weitergehen soll	9	15	ns
sexuelle Empfindungen, Befriedigung	11	12	ns
sexuelle Praktiken, Stellungen beim Geschlechtsverkehr	8	7	ns
eigene sexuelle Erfahrungen	7	7	ns
Moral, sexuelle Einstellungen	9	4	0,05
Schwangerschaft	8	4	ns
Ehe	4	7	ns

Signifikanz der Geschlechtsunterschiede nach chi-Quadrat
* Von uns kategorisierte Antworten auf die „freie" Frage 77 (vgl. Anhang). Die Prozentangaben beziehen sich auf die Gesamtgruppe der befreundeten Jungen bzw. Mädchen. Mehrfachangaben möglich

Tabelle 61 Liebe in der gegenwärtigen festen Freundschaft und zum Partner beim ersten Geschlechtsverkehr

	Jungen %	*Mädchen* %	*p-Wert*
Feste Freundschaft *			
Frage: „Was meinen Sie, lieben Sie Ihre Freundin (Ihren Freund), haben Sie sie (ihn) gern, oder ist sie (er) Ihnen gleichgültig?"			
lieben	40	47	
gern haben	57	52	ns
gleichgültig	3	1	
	(N = 156)	(N = 189)	
Frage: „Haben Sie Ihrer Freundin (Ihrem Freund) schon einmal ausdrücklich gesagt, daß Sie sie (ihn) lieben?"			
ja	54	53	ns
nein	46	47	
	(N = 156)	(N = 189)	
Frage: „Hat Ihre Freundin (Ihr Freund) Ihnen schon einmal ausdrücklich gesagt, daß sie (er) sie liebt?"			
ja	66	70	ns
nein	34	30	
	(N = 156)	(N = 189)	
Erster Koituspartner **			
Frage: „Haben Sie dieses Mädchen (diesen Jungen) richtig geliebt?"			
ja	38	67	
nein	46	18	0,001
weiß nicht	16	15	
	(N = 112)	(N = 93)	

Signifikanz der Geschlechtsunterschiede nach chi-Quadrat
* Probanden, die zur Zeit der Untersuchung befreundet waren
** Probanden mit Koituserfahrung

Tabelle 62 Treue in der festen Freundschaft

	Jungen %	*Mädchen* %	*p-Wert*
Frage: „Haben Sie andere Mädchen (Jungen) geküßt, seitdem Sie mit Ihrer Freundin (Ihrem Freund) befreundet sind?" *			
nein	46	59	0,01
ja	54	41	
	(N = 157)	(N = 190)	
Frage: „Haben Sie mit anderen Mädchen (Jungen) Petting gemacht, seitdem Sie mit Ihrer Freundin (Ihrem Freund) befreundet sind?" **			
nein	69	91	0,001
ja	31	9	
	(N = 130)	(N = 152)	
Frage: „Haben Sie mit anderen Mädchen (Jungen) Geschlechtsverkehr gehabt, seitdem Sie mit Ihrer Freundin (Ihrem Freund) befreundet sind?" ***			
nein	77	95	0,001
ja	23	5	
	(N = 78)	(N = 74)	

Signifikanz der Geschlechtsunterschiede nach chi-Quadrat
* Probanden, die zur Zeit der Untersuchung befreundet waren
** Probanden, die zur Zeit der Untersuchung befreundet waren und Petting- und/oder Koituserfahrung hatten
*** Probanden, die zur Zeit der Untersuchung befreundet waren und Koituserfahrung hatten

Tabelle 63 Präsumtive Sanktionen bei sexuellen Kontakten der Freundin (des Freundes) mit anderen Partnern *

	Küssen		*Petting*		*Koitus*	
	Jungen (N = 159) %	Mädchen (N = 190) %	Jungen (N = 159) %	Mädchen (N = 190) %	Jungen (N = 159) %	Mädchen (N = 190) %
keine Sanktionen	31	22	14	7	10	4
Aussprache verlangen	45	59	26	54	10	32
Vorhaltungen machen	18	13	21	10	14	13
Freundschaft beenden	7	5	39	29	66	52

Signifikanz der Geschlechtsunterschiede nach chi-Quadrat: p = 0,05 (Küssen) p = 0,001 (Petting), p = 0,001 (Koitus)
* Antworten der Probanden, die zur Zeit der Untersuchung befreundet waren, auf die Fragen 81, 83 und 85 (vgl. Anhang)

Tabelle 64 Präsumtive Eifersuchtsreaktionen bei sexuellen Kontakten der Freundin (des Freundes) mit anderen Partnern *

	Küssen		*Petting*		*Koitus*	
	Jungen (N = 159) %	Mädchen (N = 190) %	Jungen (N = 159) %	Mädchen (N = 190) %	Jungen (N = 159) %	Mädchen (N = 190) %
ja, sehr eifersüchtig	30	42	47	66	56	71
ja, etwas eifersüchtig	29	26	16	16	13	9
kommt darauf an	18	15	18	7	8	7
nein, nicht eifersüchtig	23	16	19	10	24	13

Signifikanz der Geschlechtsunterschiede: ns (Küssen), 0,001 (Petting), 0,05 (Koitus)
* Antworten der Probanden, die zur Zeit der Untersuchung befreundet waren, auf die Fragen 82, 84 und 86 (vgl. Anhang)

Tabelle 65 Heirats- und Kinderwunsch

	Jungen (N = 302) %	*Mädchen* (N = 300) %
Heiratswunsch		
nein	14	9
ja	70	77
weiß nicht	16	14
Kinderwunsch		
nein	12	8
ein Kind	7	6
zwei Kinder	56	51
drei Kinder und mehr	25	35

Signifikanz der Geschlechtsunterschiede nach chi-Quadrat: ns (Heiratswunsch), ns (Kinderwunsch)

Tabelle 66 Gewünschtes Heiratsalter *

	Jungen (N = 208) %	*Mädchen* (N = 231) %
20 Jahre oder jünger	6	28
21–22 Jahre	8	20
23–24 Jahre	12	19
25–26 Jahre	35	25
27–30 Jahre	34	8
31 Jahre oder älter	4	0
Median (Jahre)	25,9	23,2

Signifikanz des Geschlechtsunterschiedes nach chi-Quadrat: p = 0,001
* Probanden, die einen Heiratswunsch äußerten

Tabelle 67 Kinderwunsch in Abhängigkeit vom Heiratswunsch

	Jungen Heiratswunsch ja (N=212) %	weiß nicht (N=48) %	nein (N=42) %	*Mädchen* Heiratswunsch ja (N=231) %	weiß nicht (N=42) %	nein (N=27) %
Kinderwunsch	94	90	53	98	77	62
kein Kinderwunsch	6	10	47	2	23	38

Signifikanz der Gruppenunterschiede nach chi-Quadrat: p = 0,001 (Jungen), p = 0,001 (Mädchen)

Tabelle 68 Das Bild vom idealen Partner *

	Jungen (N = 301) %	*Mädchen* (N = 299) %	*p-Wert*
sie (er) soll liebevoll und zärtlich sein	98	99	–
sie (er) soll selbständig und selbstbewußt sein	92	97	0,01
sie (er) soll treu sein	86	89	ns
sie (er) soll gut aussehen	92	64	0,001
sie (er) soll zum Geschlechtsverkehr bereit sein	79	73	ns
sie (er) soll die gleichen Interessen haben wie ich	65	71	ns
sie (er) soll sparsam und ordentlich sein	56	52	ns
sie (er) soll sich mehr für Politik interessieren als für Mode	39	58	0,001
sie (er) soll aus gutem Haus sein	42	50	ns
andere Jungen (Mädchen) sollen mich um ihn (sie) beneiden	44	40	ns
sie (er) soll mir bei wichtigen Entscheidungen das letzte Wort lassen	36	27	0,05
sie (er) soll reich sein	13	13	ns
sie (er) soll sexuell unerfahren sein	14	7	0,01
sie (er) soll sich mir unterordnen	17	2	0,001
sie (er) soll älter sein als ich	13	86	0,001
sie (er) soll jünger sein als ich	53	1	0,001
sie (er) soll klüger sein als ich	11	68	0,001
sie (er) soll weniger klug sein als ich	26	2	0,001

Signifikanz der Geschlechtsunterschiede nach chi-Quadrat
* Antworten auf den Fragenkomplex 89 (vgl. Anhang)

Tabelle 69 Präferiertes Ehemodell *

	Jungen (N = 302) %	*Mädchen* (N = 300) %
„Der Mann geht seinem Beruf nach und sorgt für den Unterhalt der Familie; die Frau versorgt Haushalt und Kinder."	34	20
„Der Mann geht seinem Beruf nach und sorgt für den Unterhalt der Familie; die Frau versorgt Haushalt und Kinder, arbeitet aber zeitweise mit, um das Einkommen aufzubessern."	22	23
„Mann und Frau gehen beide ihrem Beruf nach und sind beide gleichermaßen für Haushalt und Kindererziehung verantwortlich, so daß jeder für seinen Beruf die gleiche Zeit hat."	44	57

Signifikanz des Geschlechtsunterschiedes nach chi-Quadrat: p = 0,001
* Antworten auf die Frage 115 (vgl. Anhang)

Tabelle 70 Präferiertes Ehe- und Treuemodell *

Ehemodell	Treuemodell	*Jungen* (N = 302) %	*Mädchen* (N = 300) %
traditionell	traditionell	46	38
traditionell	progressiv	6	3
progressiv	traditionell	22	41
progressiv	progressiv	15	11
nicht klassifizierbar		11	7

Signifikanz des Geschlechtsunterschiedes nach chi-Quadrat: p = 0,001

Erklärung:
Traditionelles Ehemodell: vollständige oder weitgehende horizontale Arbeitsteilung (vgl. die ersten beiden Modelle in Tab. 69)
Progressives Ehemodell: Aufgabe der horizontalen Arbeitsteilung (vgl. das dritte Modell in Tab. 69)
Traditionelles Treuemodell: Treue versprechen und halten (vgl. das erste Modell in Tab. 55)
Progressives Treuemodell: gegenseitig vereinbarter Verzicht auf Treue (vgl. das dritte Modell in Tab. 55)

* Kombinierte Auswertung der Fragen 105 und 115 (vgl. Anhang)

Tabelle 71 Alternativen zur Ehe *

	Jungen (N = 54) %	*Mädchen* (N = 38) %
alleine und abstinent leben	4	0
alleine leben mit wechselnden sexuellen Kontakten	6	0
mit fester Freundin (festem Freund) zusammenleben	48	55
mit fester Freundin (festem Freund) in einer Wohngemeinschaft leben	11	11
in einer Kommune leben	22	13
mit fester Freundin (festem Freund) zusammenleben oder in einer Kommune leben	7	13
weiß nicht	2	8

* Von uns klassifizierte Antworten der Probanden, die einen Heiratswunsch verneinten, auf die „freie" Frage 113 (vgl. Anhang)

Tabelle 72 Einstellungen zur Kommune

	Jungen (N = 302) %	*Mädchen* (N = 300) %
Frage: „Können Sie sich vorstellen, daß Sie später einmal in einer Kommune leben?"		
nein	45	54
ja, könnte es mir vorstellen	37	34
ja, möchte später darin leben	15	6
weiß nicht	4	6

Signifikanz des Geschlechtsunterschiedes nach chi-Quadrat: p = 0,001

Tabelle 73 Beschreibung der Kommune: am häufigsten genannte Merkmale *

	Jungen (N = 302) %	*Mädchen* (N = 300) %	*p-Wert*
Partnertausch, keine festen sexuellen Beziehungen	48	53	ns
Wirtschaftsgemeinschaft	18	21	ns
politisch progressiv, politisch engagiert	22	12	0,01
gemeinsame Kindererziehung	12	17	ns
gemeinsame Haushaltsführung	8	10	ns
kein Privateigentum in der Gruppe	6	9	ns
feste sexuelle Zweierbeziehungen	6	7	ns
nicht arbeiten, gammeln	7	3	ns
völlige Gleichberechtigung aller Mitglieder	7	3	ns
Drogenkonsum	4	5	ns

Signifikanz der Geschlechtsunterschiede nach chi-Quadrat
* Von uns kategorisierte Antworten auf die „freie" Frage 116 (vgl. Anhang)

Tabelle 74 Einstellungen zur „männlichen“ und „weiblichen“ Sexualität

	Jungen (N = 302) %	*Mädchen* (N = 300) %	*p-Wert*
Frage: „Haben Ihrer Meinung nach Mädchen im allgemeinen ein geringeres, gleichgroßes oder größeres sexuelles Verlangen als junge Männer?“			
Männer viel mehr	8	12	
Männer etwas mehr	30	44	
gleich groß	46	37	
Frauen etwas mehr	7	2	0,001
Frauen viel mehr	1	0	
weiß nicht	7	4	
Frage: „Man hört manchmal die Ansicht, daß Mädchen bei der Anknüpfung sexueller Beziehungen zurückhaltender sein sollten als junge Männer. Was meinen Sie dazu?“			
Ablehnung	60	42	
Zustimmung	34	49	0,001
weiß nicht	6	9	
Frage: „Haben Ihrer Meinung nach Frauen beim Geschlechtsverkehr mehr, genausoviel oder weniger Lustempfindungen als Männer?“			
mehr	17	2	
genausoviel	63	71	
weniger	9	16	0,001
weiß nicht	12	10	
Frage: „Sind Ihrer Meinung nach Frauen von Natur aus treuer als Männer?“			
nein	45	46	
ja	38	43	ns
weiß nicht	18	11	
Frage: „Manchmal hört man die Ansicht, daß Frauen mehr Liebe und Zärtlichkeit, Männer dagegen mehr Sexualität wollen. Finden Sie diese Ansicht richtig oder nicht richtig?“			
richtig	52	53	
nicht richtig	38	40	ns
weiß nicht	10	7	

Signifikanz der Geschlechtsunterschiede nach chi-Quadrat

Tabelle 75 Sexuelle Initivative bei Petting und Koitus

	Jungen %	*Mädchen* %
*Initiative beim Petting (letzte 12 Monate) **		
immer der Junge	21	44
meistens der Junge	50	35
beide ungefähr gleich häufig	28	21
meistens das Mädchen	0	1
immer das Mädchen	1	0
	(N = 86)	(N = 110)
*Initiative beim ersten Koitus ***		
der Junge	32	40
das Mädchen	14	2
beide gleichermaßen	53	58
	(N = 111)	(N = 93)
*Initiative beim Koitus (letzte 12 Monate) ****		
immer der Junge	13	16
meistens der Junge	30	24
beide ungefähr gleich häufig	55	56
meistens das Mädchen	1	3
immer das Mädchen	0	0
	(N = 105)	(N = 86)

Signifikanzen der Geschlechtsunterschiede nach chi-Quadrat: p = 0,001 (Petting; bei der Berechnung wurden die letzten drei Kategorien zusammengefaßt); p = 0,01 (erster Koitus); ns (Koitus; bei der Berechnung wurden die letzten drei Kategorien zusammengefaßt)

* Pettingaktive Probanden ohne Koituserfahrung

** Koituserfahrene Probanden

*** Koitusaktive Probanden

Tabelle 76 Schulbildungsunterschiede: Sexualverhalten

	Jungen Haupt-schule (N=94) %	Real-schule (N=100) %	Gym-nasium (N=108) %	p-Wert	*Mädchen* Haupt-schule (N=89) %	Real-schule (N=103) %	Gym-nasium (N=108) %	p-Wert
Erfahrung *								
Verabredung	99	98	99	–	100	99	99	–
feste Freundschaft	74	81	79	ns	79	83	82	ns
Verliebtsein	68	68	76	ns	88	81	87	ns
Küssen	95	94	86	ns	98	96	98	–
Brustpetting	79	77	69	ns	79	82	87	ns
Genitalpetting, Junge aktiv	68	57	51	0,01	62	69	57	ns
Genitalpetting, Mädchen aktiv	55	46	43	ns	40	59	47	0,05
Koitus	46	37	30	0,05	29	33	31	ns
Masturbation	94	96	93	ns	34	59	62	0,001
homosexuelle Kontakte	20	15	19	ns	6	5	8	ns
Sexuelle Praxis in den letzten 12 Monaten								
heterosexuell abstinent	37	31	42		38	29	36	
pettingaktiv	23	32	29	ns	37	42	33	ns
koitusaktiv	39	37	29		25	29	31	
masturbationsaktiv	70	82	81	0,05	11	31	30	0,01

Signifikanz der Schulbildungsunterschiede nach chi-Quadrat

* Prozentsätze der Probanden, die die entsprechende soziosexuelle oder sexuelle Erfahrung mindestens einmal in ihrem Leben gemacht haben

Tabelle 77 Schulbildungsunterschiede: Einstellungen zu Koitusbeziehungen im Jugendalter (nach der Klassifikation von *Reiss*) *

	Jungen			*Mädchen*		
	Haupt-schule (N=94) %	Real-schule (N=100) %	Gym-nasium (N=108) %	Haupt-schule (N=89) %	Real-schule (N=103) %	Gym-nasium (N=108) %
egalitär						
Freizügigkeit bei Liebe	47	54	64	78	73	68
Freizügigkeit ohne Liebe	41	30	22	10	15	19
Restriktivität	3	1	1	1	2	0
nichtegalitär						
Doppelmoral, transitional	9	15	13	9	11	12
Doppelmoral, orthodox	0	0	0	1	0	1

Signifikanz der Schulbildungsunterschiede nach chi-Quadrat: p = 0,05 (Jungen), ns (Mädchen). Bei den Signifikanzberechnungen wurden die Kategorien „Restriktivität" und „Doppelmoral, orthodox" nicht berücksichtigt
* Auswertung der Fragen 95 bis 100 (vgl. Anhang); Erklärung der Standards siehe Tabelle 53

Tabelle 78 Schulbildungsunterschiede: Einstellungen zur sexuellen Treue *

	Jungen			*Mädchen*		
	Haupt-schule (N=94) %	Real-schule (N=100) %	Gym-nasium (N=108) %	Haupt-schule (N=89) %	Real-schule (N=103) %	Gym-nasium (N=108) %
Präferiertes Treue-Modell für die feste Freundschaft						
„Man verspricht sich Treue und ist sich auch treu."	62	55	53	82	77	62
„Man verspricht sich Treue, aber jeder hat gelegentlich doch mal mit einem anderen Partner Geschlechtsverkehr."	13	16	11	4	9	6
„Man vereinbart, daß jeder ruhig auch mal mit einem anderen Partner Geschlechtsverkehr haben kann, wenn er das möchte."	26	29	36	13	15	32

Signifikanz der Schulbildungsunterschiede nach chi-Quadrat: ns (Jungen), p = 0,01 (Mädchen)
* Antworten auf die Frage 104 (vgl. Anhang)

Tabelle 79 Schulbildungsunterschiede: Einstellungen zur Masturbation, zur Homosexualität und zu außerehelichen Beziehungen *

	Jungen Haupt-schule (N=94) %	Real-schule (N=100) %	Gym-nasium (N=108) %	p-Wert	*Mädchen* Haupt-schule (N=89) %	Real-schule (N=103) %	Gym-nasium (N=108) %	p-Wert
Masturbation bei Jungen								
richtig	59	60	64		30	51	48	
kommt darauf an	28	27	28	ns	30	32	40	0,001
nicht richtig	13	13	8		39	17	12	
Masturbation bei Mädchen								
richtig	52	53	57		21	45	48	
kommt darauf an	33	29	33	ns	30	35	35	0,001
nicht richtig	15	18	9		48	20	18	
Homosexuelles Verhalten erwachsener Männer								
richtig	48	67	67		39	58	58	
kommt darauf an	26	13	22	0,01	20	17	25	0,01
nicht richtig	26	20	11		40	25	17	
Homosexuelles Verhalten erwachsener Frauen								
richtig	48	66	64		37	57	59	
kommt darauf an	24	13	29	0,001	19	18	22	0,01
nicht richtig	28	21	7		44	25	19	
Außereheliche Koitusbeziehungen verheirateter Männer								
richtig	15	18	21		0	7	3	
kommt darauf an	39	37	43	ns	30	37	47	0,05
nicht richtig	46	35	36		70	56	50	
Außereheliche Koitusbeziehungen verheirateter Frauen								
richtig	12	16	19		0	7	3	
kommt darauf an	34	41	36	ns	25	36	44	0.01
nicht richtig	54	43	45		75	57	53	

Signifikanz der Schulbildungsunterschiede nach chi-Quadrat
* Antworten auf die Fragen 121 und 122, 136 und 137, 118 und 119 (vgl. Anhang)

Tabelle 80 Schulbildungsunterschiede: Einstellungen zu Ehe, Familie und Kommune *

	Jungen Haupt-schule (N=94) %	Real-schule (N=100) %	Gym-nasium (N=108) %	p-Wert	*Mädchen* Haupt-schule (N=89) %	Real-schule (N=103) %	Gym-nasium (N=108) %	p-Wert
Heiratswunsch								
ja	67	78	66		84	83	67	
nein	17	8	17	ns	6	7	13	0,05
weiß nicht	16	14	18		10	11	20	
Gewünschtes Heiratsalter **								
Median (Jahre)	25,7	25,7	26,5	ns	22,7	23,1	24,7	0,001
Kinderwunsch								
ja	91	92	81	0,05	92	93	91	ns
nein	9	8	19		8	7	9	
Präferiertes Ehe-Modell								
„Der Mann geht seinem Beruf nach und sorgt für den Unterhalt der Familie; die Frau versorgt Haushalt und Kinder."	40	28	34		29	23	9	
„Der Mann geht seinem Beruf nach und sorgt für den Unterhalt der Familie; die Frau versorgt Haushalt und Kinder, arbeitet aber zeitweise mit, um das Einkommen aufzubessern."	27	20	21	ns	26	27	18	0,001
„Mann und Frau gehen beide ihrem Beruf nach und sind beide gleichermaßen für Haushalt und Kindererziehung verantwortlich, so daß jeder für seinen Beruf die gleiche Zeit hat."	33	52	46		45	50	73	
Einstellungen zur Kommune								
möchte später darin leben	12	13	19		1	10	7	
könnte es mir vorstellen	32	43	35	ns	33	30	38	ns
kann es mir nicht vorstellen	52	41	42		57	56	48	
weiß nicht	4	3	5		9	4	6	

Signifikanz der Schulbildungsunterschiede nach chi-Quadrat
* Antworten auf die Fragen 111, 112, 114, 115 und 117 (vgl. Anhang)
** Nur Probanden, die einen Heiratswunsch äußerten, also N = 62 (Hauptschüler), N = 78 (Realschüler), N = 68 (Gymnasiasten), N = 75 (Hauptschülerinnen), N = 85 (Realschülerinnen), N = 71 (Gymnasiastinnen)

Tabelle 81 Schulbildungsunterschiede: Bild vom idealen Partner *

	Jungen Haupt-schule (N=93) %	Real-schule (N=100) %	Gym-nasium (N=108) %	p-Wert	*Mädchen* Haupt-schule (N=89) %	Real-schule (N=102) %	Gym-nasium (N=108) %	p-Wert
sie (er) soll gut aussehen	90	95	91	ns	76	64	53	0,001
sie (er) soll weniger klug sein als ich	33	29	17	0,05	3	3	0	–
sie (er) soll sich mehr für Politik als für Mode interessieren	34	35	47	ns	44	61	66	0,01
sie (er) soll sparsam und ordentlich sein	71	54	44	0,001	67	51	38	0,001
sie (er) soll sexuell unerfahren sein	14	16	13	ns	2	5	12	0,05
sie (er) soll treu sein	88	93	78	0,01	97	91	80	0,001

Signifikanz der Schulbildungsunterschiede nach chi-Quadrat

* Antworten auf den Fragenkomplex 89 (vgl. Anhang); es sind nur die Items wiedergegeben, bei denen zumindest für ein Geschlecht signifikante Schulbildungsunterschiede auftraten

Tabelle 82 Veränderungen der Jugendsexualität: Übersicht über die Stichproben

Untersuchung	Schul-bildung *	Alter bei der Untersuchung (Jahre)	Geburtsjahr	16 Jahre alt im Jahr	N Männer	N Frauen
Universitätsstudenten (Untersuchungsjahr 1966)						
Altersgruppe 1	13+ (hoch)	20–21	1945–46	1961–62	395	212
Altersgruppe 2	13+ (hoch)	22–23	1943–44	1959–60	838	266
Altersgruppe 3	13+ (hoch)	24–25	1941–42	1957–58	881	208
Altersgruppe 4	13+ (hoch)	26–30	1936–40	1952–56	649	92
Un- und angelernte Industriearbeiter (Untersuchungsjahr 1968)	9 (niedrig)	20–21	1947–48	1963–64	150	150
Schüler (Untersuchungsjahr 1970)						
Hauptschüler	9 (niedrig)	16–17	1953–54	1969–70	94	89
Realschüler	10 (mittel)	16–17	1953–54	1969–70	100	103
Gymnasiasten	13+ (hoch) **	16–17	1953–54	1969–70	108	108

* Dauer der Schulbildung in Jahren

** Zur Zeit der Untersuchung 10 bis 12 Jahre. Nach offiziellen Statistiken werden über 90 % dieser Gruppe eine Universität besuchen und damit in die Schulbildungsgruppe „13+“ kommen

Tabelle 83 Veränderungen der Jugendsexualität: Alter bei der ersten Masturbation (kumulative Verbreitungen); nach Geburtsjahr *

	Studenten-Untersuchung (1966)				Schüler-Untersuchung (1970)
Alter (Jahre)	geboren 1936–40	geboren 1941–42	geboren 1943–44	geboren 1945–46	geboren 1953–54
	Männer (N = 649) %	(N = 881) %	(N = 838) %	(N = 395) %	(N = 108) %
13	40	46	46	53	60
14	57	60	60	67	83
15	69	71	71	76	89
16	76	77	78	82	92
	Frauen (N = 92) %	(N = 208) %	(N = 266) %	(N = 212) %	(N = 108) %
13	17	20	18	19	37
14	21	23	23	22	48
15	25	28	26	28	58
16	29	32	29	30	58

* Probanden mit hoher Schulbildung (vgl. Tabelle 82)

Tabelle 84 Veränderungen der Jugendsexualität: Alter bei der ersten Masturbation (kumulative Verbreitungen); nach Geburtsjahr *

	Männer Arbeiter-Untersuchung (1968)	Schüler-Untersuchung (1970)	*Frauen* Arbeiter-Untersuchung (1968)	Schüler-Untersuchung (1970)
	geboren 1947–48	geboren 1953–54	geboren 1947–48	geboren 1953–54
Alter (Jahre)	(N = 150) %	(N = 94) %	(N = 150) %	(N = 89) %
13	40	54	17	16
14	61	74	23	24
15	82	89	27	31
16	89	96	33	31

* Probanden mit niedriger Schulbildung (vgl. Tabelle 82)

Tabelle 85 Veränderungen der Jugendsexualität: Alter beim ersten Koitus (kumulative Verbreitungen); nach Geburtsjahr *

	Studenten-Untersuchung (1966)				Schüler-Untersuchung (1970)
Alter (Jahre)	geboren 1936–40	geboren 1941–42	geboren 1943–44	geboren 1945–46	geboren 1953–54
	Männer (N = 649) %	(N = 881) %	(N = 838) %	(N = 395) %	(N = 108) %
13	2	1	1	1	1
14	3	3	2	2	2
15	5	4	4	4	10
16	9	7	7	6	38
17	14	11	11	12	–
18	21	18	20	21	–
	Frauen (N = 92) %	(N = 208) %	(N = 266) %	(N = 212) %	(N = 108) %
13	0	0	1	1	1
14	0	0	1	1	1
15	1	1	2	1	7
16	1	1	3	3	26
17	2	4	7	7	–
18	4	12	11	14	–

* Probanden mit hoher Schulbildung (vgl. Tabelle 82)

Tabelle 86 Veränderungen der Jugendsexualität: Alter beim ersten Koitus (kumulative Verbreitungen); nach Geburtsjahr *

	Männer Arbeiter-Untersuchung (1968)	Schüler-Untersuchung (1970)	*Frauen* Arbeiter-Untersuchung (1968)	Schüler-Untersuchung (1970)
	geboren 1947–48	geboren 1953–54	geboren 1947–48	geboren 1953–54
Alter (Jahre)	(N = 150) %	(N = 94) %	(N = 150) %	(N = 89) %
13	4	3	5	0
14	9	10	5	7
15	15	18	7	16
16	25	40	19	25
17	44	–	33	–
18	60	–	53	–

* Probanden mit niedriger Schulbildung (vgl. Tabelle 82)

Tabelle 87 Veränderungen der Jugendsexualität: Kumulative Verbreitungen von fünf soziosexuellen Aktivitäten; nach Geburtsjahr *

		Männer Arbeiter-Untersuchung (1968)	Schüler-Untersuchung (1970)	*Frauen* Arbeiter-Untersuchung (1968)	Schüler-Untersuchung (1970)
		geboren 1947–48	geboren 1953–54	geboren 1947–48	geboren 1953–54
Soziosexuelle Aktivität	Alter (Jahre)	(N = 150) %	(N = 94) %	(N = 150) %	(N = 89) %
Dating	15	58	93	57	99
	16	78	98	80	100
Kissing	15	47	86	54	89
	16	72	92	79	97
Stimulation der Brüste unter der	15	31	53	20	55
Kleidung	16	55	76	47	79
aktive Stimulation der	15	23	40	5	21
Genitalien	16	41	64	18	36
passive Stimulation der	15	21	27	11	27
Genitalien	16	30	52	29	48

* Probanden mit niedriger Schulbildung (vgl. Tabelle 82)

Tabelle 88 Veränderungen der Jugendsexualität: Einstellungen zum „vorehelichen" Koitus (nach der Klassifikation von *Reiss*); nach Geburtsjahr

	Probanden mit hoher Schulbildung				*Probanden mit niedriger Schulbildung*			
	Männer Studenten-Untersuchung (1966)	Schüler-Untersuchung (1970)	*Frauen* Studenten-Untersuchung (1966)	Schüler-Untersuchung (1970)	*Männer* Arbeiter-Untersuchung (1968)	Schüler-Untersuchung (1970)	*Frauen* Arbeiter-Untersuchung (1968)	Schüler-Untersuchung (1970)
	geboren 1945–46	geboren 1953–54	geboren 1945–46	geboren 1953–54	geboren 1947–48	geboren 1953–54	geboren 1947–48	geboren 1953–54
	(N = 395) %	(N = 108) %	(N = 212) %	(N = 108) %	(N = 150) %	(N = 94) %	(N = 150) %	(N = 89) %
Freizügigkeit bei Liebe	82	64	73	68	47	47	56	78
Freizügigkeit ohne Liebe		22		19	34	41	20	10
Doppelmoral, transitional	7	13	11	12	18	9	20	9
Doppelmoral, orthodox	2	0	6	1	1	0	1	1
Restriktivität, egalitär	9	1	10	0	1	3	3	1

Tabelle 89 Veränderungen der Jugendsexualität: Einstellungen zur Virginität eines präsumtiven Ehepartners; nach Geburtsjahr

	Probanden mit hoher Schulbildung				*Probanden mit niedriger Schulbildung*			
	Männer Studenten-Untersuchung (1966)	Schüler-Untersuchung (1970)	*Frauen* Studenten-Untersuchung (1966)	Schüler-Untersuchung (1970)	*Männer* Arbeiter-Untersuchung (1968)	Schüler-Untersuchung (1970)	*Frauen* Arbeiter-Untersuchung (1968)	Schüler-Untersuchung (1970)
	geboren 1945–46	geboren 1953–54	geboren 1945–46	geboren 1953–54	geboren 1947–48	geboren 1953–54	geboren 1947–48	geboren 1953–54
	(N = 395) %	(N = 108) %	(N = 212) %	(N = 108) %	(N = 150) %	(N = 94) %	(N = 150) %	(N = 89) %
Eine Frau (ein Mann), die (der) koituserfahren ist, wird als präsumtiver Ehepartner . . .								
abgelehnt	4	2	2	0	7	7	3	6
akzeptiert, aber ein unerfahrener Partner würde präferiert	48	28	30	12	37	32	16	6
vorbehaltlos akzeptiert	44	41	50	23	35	33	26	26
bevorzugt	3	29	18	65	20	28	55	63

Tabelle 90 Veränderungen der Jugendsexualität: Details zum ersten Koitus; nach Geburtsjahr

	Männer Arbeiter-Unter-suchung (1968)	Schüler-Unter-suchung (1970)	*Frauen* Arbeiter-Unter-suchung (1968)	Schüler-Unter-suchung (1970)
	geboren 1947–48	geboren 1953–54	geboren 1947–48	geboren 1953–54
	(N = 115) %	(N = 43) %	(N = 113) %	(N = 26) %
erster Koitus unter Alkoholeinfluß	32	19	30	0
erster Koitus unter erpresserischem Zwang	6	7	14	4
starkes sexuelles Verlangen beim ersten Koitus	59	69	26	50
nach dem ersten Koitus glücklich gefühlt	50	69	35	84
über den ersten Koitus enttäuscht	35	12	51	4
nach dem ersten Koitus schlechtes Gewissen gehabt	23	19	36	23
erster Koitus war unangenehm	12	10	53	24
erster Koitus war ekelhaft und widerlich	3	2	15	4
Partner beim ersten Koitus war eine feste Freundin (ein fester Freund)	48	44	79	96
Initiative beim ersten Koitus war mutuell	37	50	34	65

* Probanden mit niedriger Schulbildung (vgl. Tabelle 82)

Literatur

Amendt, G.: Sexualverhalten von Jugendlichen in der Drogensubkultur. Diss. Gießen 1973

Bell, R. R., J. B. Chaskes: Premarital sexual experience among coeds, 1958 and 1968. J. Marr. Fam. 32 (1970) 81–84

Bundesärztekammer: Ovulationshemmer für junge Mädchen? Leitsätze der Bundesärztekammer für die Verordnung. Dtsch. Ärztebl. 67 (1970) 2907–2908

Burgess, E. W., P. Wallin: Engagement and marriage. New York 1953

Christensen, H. T.: Scandinavian and american sex norms: Some comparisons with sociological implications. J. Soc. Iss. 22 (2) (1966) 60–75

Christensen, H. T.: Sexualverhalten und Moral. Eine kulturvergleichende Untersuchung. Reinbek bei Hamburg 1971

Christensen, H. T., C. F. Gregg: Changing sex norms in America and Scandinavia. J. Marr. Fam. 32 (1970) 616–627

Clark, K.: The dark ghetto. New York 1965

Croak, J.W., B.E. James: A four year comparison of premarital sexual attitudes. J.Sex Res. 9 (1973) 91–96

Ehrmann, W. W.: Premarital dating behavior. New York 1959

Ellis, A.: Questionnaire versus interview methods in the study of human love relationships. Amer. Sociol. Rev. 12 (1947) 541–553

Ellis, A.: Questionnaire versus interview methods in the study of human love relationships. II. Uncategorized responses. Amer. Sociol. Rev. 13 (1948) 61–65

Ford, C. S., F. A. Beach: Patterns of sexual behavior. New York 1951

Friedeburg, L. v.: Die Umfrage in der Intimsphäre. Beiträge zur Sexualforschung, Heft 4. Stuttgart 1953

Gebhard, P. H.: Factors in marital orgasm. J. Soc. Iss. 22 (2) (1966) 88–95

Giese, H., G. Schmidt: Studenten-Sexualität. Verhalten und Einstellung. Reinbek bei Hamburg 1968

Hallermann, W., J. Schwarz, R. Wille: Keine Ovulationshemmer für junge Mädchen? Schleswig-holst. Ärztebl., Heft 4, 1971 (Sonderdruck ohne nähere Angaben)

Hertoft, P.: Undersøgelser over unge mænds seksuelle adfærd viden og holdning. 2 Bde. Kopenhagen 1968

Israel, J., N. Gustavsson, R.-M. Eliasson, G. Lindberg: Sexuelle Verhaltensformen der schwedischen Großstadtjugend. In: Bergström-Walan, M.-B., u. a.: Modellfall Skandinavien? Sexualität und Sexualpolitik in Dänemark und Schweden. Reinbek bei Hamburg 1970

Karlsson, G.: Sexualundersökning bland folkhögskoleelever – en replikation. Sociol. Forsk. 10 (1965) 169–176

Kepp, R.: Ovulationshemmer für junge Mädchen. Dtsch. Ärztebl. 67 (1970) 3679

Kinsey, A. C., W. B. Pomeroy, C. E. Martin: Sexual behavior in the human male. Philadelphia and London 1948

Kinsey, A. C., W. B. Pomeroy, C. E. Martin, P. H. Gebhard: Sexual behavior in the human female. Philadelphia and London 1953

Marshall, D. S., R. C. Suggs (eds.): Human sexual behavior. Variations in the ethnographic spectrum. New York and London 1971

Reiss, I. L.: Premarital sexual standards in America. New York 1960

Reiss, I. L.: Sexual codes in teen-age culture. Ann. Acad. Polit. Soc. Sci. November (1961) 53–62

Robinson, I. E., K. King, J. O. Balswick: The premarital sexual revolution among college females. Fam. Coord. 21 (1972) 189–194

Schmidt, G.: Empirisch-psychologische Ergebnisse zur Sexualforschung. In: Giese, H. (Hrsg.): Die Sexualität des Menschen. 2. Aufl. Stuttgart 1971

Schmidt, G., V. Sigusch: Arbeiter-Sexualität. Neuwied und Berlin 1971

Schmidt, G., V. Sigusch: Changes in sexual behavior among young males and females between 1960–1970. Arch. Sex. Beh. 2 (1972) 27–45

Schofield, M: The sexual behaviour of young people. London 1965

Vetter, H.: Ethische Einstellungen westdeutscher Studenten. Köln. Z. Soz. Sozialpsychol. 17 (1965) 198–326

Sachregister

Über die Verfasser

Volkmar Sigusch, Prof. Dr. med., geb. 1940 in Bad Freienwalde, studierte Medizin und Psychologie in Berlin, Frankfurt am Main und Hamburg. Promotion 1966, Habilitation für das Fach Sexualwissenschaft 1972 in Hamburg. Von 1967 bis 1972 tätig am Institut für Sexualforschung an der Universität Hamburg und an der Psychiatrischen Universitätsklinik Hamburg-Eppendorf. Seit 1973 Geschäftsführender Direktor des Zentrums der Psychosozialen Grundlagen der Medizin und Leiter der Abteilung für Sexualwissenschaft des Klinikums der Universität Frankfurt am Main

Gunter Schmidt, Priv.-Doz. Dr. phil., Dipl.-Psych., geb. 1938 in Hamburg, studierte Psychologie in Münster und Hamburg. Promotion 1967 in Hamburg. Habilitation für das Fach Sexualpsychologie und -soziologie 1971 im Fachbereich Medizin der Universität Hamburg. Seit 1964 tätig am Institut für Sexualforschung an der Universität Hamburg.